全国中医药行业高等教育"十四五"规划教材

全国高等中医药院校规划教材（第十一版）

安宁疗护

（供护理学、临床医学专业用）

主　编　邸淑珍　陆静波

中国中医药出版社

·北京·

图书在版编目（CIP）数据

安宁疗护 / 邸淑珍，陆静波主编 . —北京：中国中医药
出版社，2023.12
全国中医药行业高等教育"十四五"规划教材
ISBN 978-7-5132-8523-0

Ⅰ.①安… Ⅱ.①邸…②陆… Ⅲ.①临终关怀学—
中医学院—教材 Ⅳ.① R48

中国国家版本馆 CIP 数据核字（2023）第 207709 号

融合出版数字化资源服务说明

全国中医药行业高等教育"十四五"规划教材为融合教材，各教材相关数字化资源（电子教材、PPT 课件、
视频、复习思考题等）在全国中医药行业教育云平台"医开讲"发布。

资源访问说明

扫描右方二维码下载"医开讲 APP"或到"医开讲网站"（网址：www.e-lesson.cn）注
册登录，输入封底"序列号"进行账号绑定后即可访问相关数字化资源（注意：序列号
只可绑定一个账号，为避免不必要的损失，请您刮开序列号立即进行账号绑定激活）。

资源下载说明

本书有配套 PPT 课件，供教师下载使用，请到"医开讲网站"（网址：www.e-lesson.cn）认证教师身份后，
搜索书名进入具体图书页面实现下载。

中国中医药出版社出版

北京经济技术开发区科创十三街 31 号院二区 8 号楼
邮政编码　100176
传真　010-64405721
万卷书坊印刷（天津）有限公司印刷
各地新华书店经销

开本 889×1194　1/16　印张 16.75　字数 449 千字
2023 年 12 月第 1 版　2023 年 12 月第 1 次印刷
书号　ISBN 978-7-5132-8523-0

定价　64.00 元
网址　www.cptcm.com

服 务 热 线　010-64405510　　微信服务号　zgzyycbs
购 书 热 线　010-89535836　　微商城网址　https://kdt.im/LIdUGr
维 权 打 假　010-64405753　　天猫旗舰店网址　https://zgzyycbs.tmall.com

如有印装质量问题请与本社出版部联系（010-64405510）
版权专有　侵权必究

全国中医药行业高等教育"十四五"规划教材
全国高等中医药院校规划教材（第十一版）

《安宁疗护》
编委会

主 编
邸淑珍（河北中医药大学）　　　　　　陆静波（上海中医药大学）

副主编
郭　红（北京中医药大学）　　　　　　王　燕（天津中医药大学）
何桂娟（浙江中医药大学）　　　　　　蒋运兰（成都中医药大学）
岳　鹏（首都医科大学）　　　　　　　张银华（湖南中医药大学）
张桂娟（暨南大学护理学院）

编　委（以姓氏笔画为序）
叶建亚（河北中医药大学）　　　　　　朱元嫒（南京中医药大学）
肖文莉（广州中医药大学）　　　　　　李　博（河南大学护理与健康学院）
李　娜（山东中医药大学）　　　　　　李　嫒（贵州中医药大学）
张　敏（黑龙江中医药大学）　　　　　周　雪（山西医科大学汾阳学院）
林艳侠（上海中医药大学）　　　　　　郭　趣（云南中医药大学）
黄丽群（陕西中医药大学）　　　　　　董　雪（长春中医药大学）

学术秘书
纪敬敏（河北中医药大学）

全国中医药行业高等教育"十四五"规划教材
全国高等中医药院校规划教材（第十一版）

专家指导委员会

名誉主任委员

余艳红（国家卫生健康委员会党组成员，国家中医药管理局党组书记、局长）

王永炎（中国中医科学院名誉院长、中国工程院院士）

陈可冀（中国中医科学院研究员、中国科学院院士、国医大师）

主任委员

张伯礼（天津中医药大学教授、中国工程院院士、国医大师）

秦怀金（国家中医药管理局副局长、党组成员）

副主任委员

王　琦（北京中医药大学教授、中国工程院院士、国医大师）

黄璐琦（中国中医科学院院长、中国工程院院士）

严世芸（上海中医药大学教授、国医大师）

高　斌（教育部高等教育司副司长）

陆建伟（国家中医药管理局人事教育司司长）

委　员（以姓氏笔画为序）

丁中涛（云南中医药大学校长）

王　伟（广州中医药大学校长）

王东生（中南大学中西医结合研究所所长）

王维民（北京大学医学部副主任、教育部临床医学专业认证工作委员会主任委员）

王耀献（河南中医药大学校长）

牛　阳（宁夏医科大学党委副书记）

方祝元（江苏省中医院党委书记）

石学敏（天津中医药大学教授、中国工程院院士）

田金洲（北京中医药大学教授、中国工程院院士）

仝小林（中国中医科学院研究员、中国科学院院士）

宁　光（上海交通大学医学院附属瑞金医院院长、中国工程院院士）

匡海学（黑龙江中医药大学教授、教育部高等学校中药学类专业教学指导委员会主任委员）

吕志平（南方医科大学教授、全国名中医）

吕晓东（辽宁中医药大学党委书记）

朱卫丰（江西中医药大学校长）

朱兆云（云南中医药大学教授、中国工程院院士）

刘　良（广州中医药大学教授、中国工程院院士）

刘松林（湖北中医药大学校长）

刘叔文（南方医科大学副校长）

刘清泉（首都医科大学附属北京中医医院院长）

李可建（山东中医药大学校长）

李灿东（福建中医药大学校长）

杨　柱（贵州中医药大学党委书记）

杨晓航（陕西中医药大学校长）

肖　伟（南京中医药大学教授、中国工程院院士）

吴以岭（河北中医药大学名誉校长、中国工程院院士）

余曙光（成都中医药大学校长）

谷晓红（北京中医药大学教授、教育部高等学校中医学类专业教学指导委员会主任委员）

冷向阳（长春中医药大学校长）

张忠德（广东省中医院院长）

陆付耳（华中科技大学同济医学院教授）

阿吉艾克拜尔·艾萨（新疆医科大学校长）

陈　忠（浙江中医药大学校长）

陈凯先（中国科学院上海药物研究所研究员、中国科学院院士）

陈香美（解放军总医院教授、中国工程院院士）

易刚强（湖南中医药大学校长）

季　光（上海中医药大学校长）

周建军（重庆中医药学院院长）

赵继荣（甘肃中医药大学校长）

郝慧琴（山西中医药大学党委书记）

胡　刚（江苏省政协副主席、南京中医药大学教授）

侯卫伟（中国中医药出版社有限公司董事长）

姚　春（广西中医药大学校长）

徐安龙（北京中医药大学校长、教育部高等学校中西医结合类专业教学指导委员会主任委员）

高秀梅（天津中医药大学校长）

高维娟（河北中医药大学校长）

郭宏伟（黑龙江中医药大学校长）

唐志书（中国中医科学院副院长、研究生院院长）

彭代银（安徽中医药大学校长）

董竞成（复旦大学中西医结合研究院院长）

韩晶岩（北京大学医学部基础医学院中西医结合教研室主任）

程海波（南京中医药大学校长）

鲁海文（内蒙古医科大学副校长）

翟理祥（广东药科大学校长）

秘书长（兼）

陆建伟（国家中医药管理局人事教育司司长）

侯卫伟（中国中医药出版社有限公司董事长）

办公室主任

周景玉（国家中医药管理局人事教育司副司长）

李秀明（中国中医药出版社有限公司总编辑）

办公室成员

陈令轩（国家中医药管理局人事教育司综合协调处处长）

李占永（中国中医药出版社有限公司副总编辑）

张岷宇（中国中医药出版社有限公司副总经理）

芮立新（中国中医药出版社有限公司副总编辑）

沈承玲（中国中医药出版社有限公司教材中心主任）

前　言

为全面贯彻《中共中央 国务院关于促进中医药传承创新发展的意见》和全国中医药大会精神，落实《国务院办公厅关于加快医学教育创新发展的指导意见》《教育部 国家卫生健康委 国家中医药管理局关于深化医教协同进一步推动中医药教育改革与高质量发展的实施意见》，紧密对接新医科建设对中医药教育改革的新要求和中医药传承创新发展对人才培养的新需求，国家中医药管理局教材办公室（以下简称"教材办"）、中国中医药出版社在国家中医药管理局领导下，在教育部高等学校中医学类、中药学类、中西医结合类专业教学指导委员会及全国中医药行业高等教育规划教材专家指导委员会指导下，对全国中医药行业高等教育"十三五"规划教材进行综合评价，研究制定《全国中医药行业高等教育"十四五"规划教材建设方案》，并全面组织实施。鉴于全国中医药行业主管部门主持编写的全国高等中医药院校规划教材目前已出版十版，为体现其系统性和传承性，本套教材称为第十一版。

本套教材建设，坚持问题导向、目标导向、需求导向，结合"十三五"规划教材综合评价中发现的问题和收集的意见建议，对教材建设知识体系、结构安排等进行系统整体优化，进一步加强顶层设计和组织管理，坚持立德树人根本任务，力求构建适应中医药教育教学改革需求的教材体系，更好地服务院校人才培养和学科专业建设，促进中医药教育创新发展。

本套教材建设过程中，教材办聘请中医学、中药学、针灸推拿学三个专业的权威专家组成编审专家组，参与主编确定，提出指导意见，审查编写质量。特别是对核心示范教材建设加强了组织管理，成立了专门评价专家组，全程指导教材建设，确保教材质量。

本套教材具有以下特点：

1.坚持立德树人，融入课程思政内容

将党的二十大精神进教材，把立德树人贯穿教材建设全过程、各方面，体现课程思政建设新要求，发挥中医药文化育人优势，促进中医药人文教育与专业教育有机融合，指导学生树立正确世界观、人生观、价值观，帮助学生立大志、明大德、成大才、担大任，坚定信念信心，努力成为堪当民族复兴重任的时代新人。

2.优化知识结构，强化中医思维培养

在"十三五"规划教材知识架构基础上，进一步整合优化学科知识结构体系，减少不同学科教材间相同知识内容交叉重复，增强教材知识结构的系统性、完整性。强化中医思维培养，突出中医思维在教材编写中的主导作用，注重中医经典内容编写，在《内经》《伤寒论》等经典课程中更加突出重点，同时更加强化经典与临床的融合，增强中医经典的临床运用，帮助学生筑牢中医经典基础，逐步形成中医思维。

3.突出"三基五性",注重内容严谨准确

坚持"以本为本",更加突出教材的"三基五性",即基本知识、基本理论、基本技能,思想性、科学性、先进性、启发性、适用性。注重名词术语统一,概念准确,表述科学严谨,知识点结合完备,内容精炼完整。教材编写综合考虑学科的分化、交叉,既充分体现不同学科自身特点,又注意各学科之间的有机衔接;注重理论与临床实践结合,与医师规范化培训、医师资格考试接轨。

4.强化精品意识,建设行业示范教材

遴选行业权威专家,吸纳一线优秀教师,组建经验丰富、专业精湛、治学严谨、作风扎实的高水平编写团队,将精品意识和质量意识贯穿教材建设始终,严格编审把关,确保教材编写质量。特别是对32门核心示范教材建设,更加强调知识体系架构建设,紧密结合国家精品课程、一流学科、一流专业建设,提高编写标准和要求,着力推出一批高质量的核心示范教材。

5.加强数字化建设,丰富拓展教材内容

为适应新型出版业态,充分借助现代信息技术,在纸质教材基础上,强化数字化教材开发建设,对全国中医药行业教育云平台"医开讲"进行了升级改造,融入了更多更实用的数字化教学素材,如精品视频、复习思考题、AR/VR等,对纸质教材内容进行拓展和延伸,更好地服务教师线上教学和学生线下自主学习,满足中医药教育教学需要。

本套教材的建设,凝聚了全国中医药行业高等教育工作者的集体智慧,体现了中医药行业齐心协力、求真务实、精益求精的工作作风,谨此向有关单位和个人致以衷心的感谢!

尽管所有组织者与编写者竭尽心智,精益求精,本套教材仍有进一步提升空间,敬请广大师生提出宝贵意见和建议,以便不断修订完善。

国家中医药管理局教材办公室
中国中医药出版社有限公司
2023 年 6 月

编写说明

习近平总书记在党的二十大报告中提出，"推进健康中国建设，把保障人民健康放在优先发展的战略位置，完善人民健康促进政策"。健康保障贯穿全生命周期。安宁疗护作为生命最后一程温暖的医学专业服务，关乎患者和家属的生命质量和生命尊严，关乎医学的价值取向和社会的文明进步，也是一个重要的民生福祉和社会问题。2016 年，中共中央 国务院印发《"健康中国 2030"规划纲要》，明确提出全民健康是建设健康中国的根本目的，要实现从胎儿到生命终点的全程健康服务和健康保障，全面维护人民健康。2017 年原国家卫生和计划生育委员会（现国家卫生健康委员会）出台安宁疗护中心基本标准、管理规范及安宁疗护实践指南文件，并在 2017 年、2019 年、2023 年分三批在全国各城市地区启动试点工作，标志着安宁疗护进入了政府作为责任主体的有力推动阶段。2021 年国务院办公厅发布的《"十四五"全民医疗保障规划》，提出地方政府要聚焦重点人群健康需求，补齐健康教育、康复医疗、老年长期照护和安宁疗护等领域短板，全面提高全方位全生命周期健康服务能力。

面对民众日益增长的善终需求和我国政府政策的引领指导，安宁疗护临床实践工作急需专业的安宁疗护人才培养，迫切要求安宁疗护从业人员学习和掌握安宁疗护的理论知识和实践技能，提高安宁疗护的职业素养，为处于疾病晚（末）期的患者和家属提供优质的安宁疗护服务。因此撰写《安宁疗护》教材，在医学生中开设安宁疗护课程势在必行。通过本课程的学习，使医学生不但能够掌握安宁疗护专业的基本理论与实践技能知识，而且能做到以人为本、尊重患者、善待生命，满足临终患者及家属这一特殊群体人文化、专业化及科学化的服务；有利于培养安宁疗护专业人才，有利于提升安宁疗护从业人员的知识技能，有利于构建中国特色的安宁疗护教育体系，有利于推动我国安宁疗护的专业发展和学科建设。

安宁疗护是一门融合了多学科理论知识和实践技能的交叉学科，是以临终患者与家属为中心，以提高其生命质量为目标，通过多学科协作模式给予其身体、心理、社会和精神层面的整体照护和人文关怀，帮助临终患者解除躯体上的痛苦、缓解心理上的问题、满足社会和精神的需求，并遵从临终患者意愿，使其安详、舒适、有尊严、无遗憾地抵达人生终点。同时给予临终患者家属关爱支持和哀伤辅导。

本教材编写紧扣安宁疗护专业教育的目标和教学大纲，立足于中国文化和中医药特色安宁疗护的建设，借鉴了英国、美国、加拿大等国安宁疗护的知识体系，参照了中国台湾地区较为成熟的实践经验。撰写内容共分十六章，教材编写知识体系完整并贴近临床实践，重视课程思政建设和学生的职业道德培养，突出创新性、强调专业性、体现科学性、重视实践性、关注人文性、满足需求性、坚持实用性。

　　本教材包括纸质教材和数字化教材。纸质教材共分十六章，编写分工如下：第一章由邱淑珍、纪敬敏编写；第二章由郭趣、岳鹏编写；第三章由岳鹏编写；第四章由朱元媛、肖文莉编写；第五章由何桂娟编写；第六章由周雪编写；第七章由郭红、林艳侠编写；第八章由张银华编写；第九章由董雪、黄丽群编写；第十章由张桂娟、邱淑珍编写；第十一章由王燕、李娜编写；第十二章由陆静波编写；第十三章由李博、李媛编写；第十四章由肖文莉、张敏、邱淑珍编写；第十五章由黄丽群、叶建亚编写；第十六章由蒋运兰编写。上述参编教师及天津中医药大学吴学会、暨南大学龚霓、上海中医药大学附属岳阳中西医结合医院孟彩萍也承担了数字化教材的编写工作。

　　本教材主要供医学院校护理学、临床医学等医学生使用，也适合在医疗机构、养老机构、社区——居家工作的医生、护士、社会工作者等专业人员和从事安宁疗护服务人员的学习和培训。

　　本教材编委会汇集了河北中医药大学、上海中医药大学、天津中医药大学、北京中医药大学等19所大学24名有着丰富专业知识和编写经历的教师，他们付出了大量心血，并得到了所在单位大力支持和帮助，在此一并表示衷心的感谢！

　　由于《安宁疗护》是一本跨学科、具有创新意义的教材，参考资料较少，理论和实践知识内容广泛，因此编写困难大，加之时间紧、任务重，编者的知识水平和能力有限，若有疏漏不当之处，敬请广大专家学者、授课教师、医学生及同仁们惠予指正，以期修订完善。

《安宁疗护》编委会

2023 年 6 月

目　录

扫一扫，查阅
本书数字资源

第一章
安宁疗护绪论

扫一扫，查阅本章数字资源，含PPT、音视频、图片等

案例导入

84岁的张爷爷两年前罹患肺部恶性肿瘤，一年前又经历肝脏转移和脑梗死，近一个月病情明显加重。老人患病后，治疗手段都已尝试，一路陪着父亲救治的儿子也感到心力交瘁。之后，张爷爷与家人商量，主动提出接受安宁疗护服务。在安宁疗护病房里，张爷爷的儿子谈及父亲及家人的选择，眼里泛出泪花，他说："我每天来看望照顾老父亲，一如往常到父母家那样。这里安静温暖、疗护有效、服务周到、父亲心安，再也没有在外治疗的焦虑与折腾。我们家人希望多陪伴在老人身边，最后让老人体面、安静无遗憾无痛苦地走完人生最后一段路。"

请思考：

1. 安宁疗护的服务对象和服务目标是什么？
2. 安宁疗护服务为什么需要团队协作来完成？

随着我国老龄化的加剧、慢性疾病的高发及恶性肿瘤人群数量的增加，民众对善终权利和死亡尊严愈发重视，因此对安宁疗护的需求巨大而迫切。安宁疗护是全生命周期健康服务的最后一程，是实现生命尊严与保证生命质量的重要医学服务，也是一个国家社会文明进步的体现。2014年5月召开的第67届世界卫生大会通过相关决议，包括我国在内的194个会员国承诺将安宁疗护服务纳入本国卫生系统的重点工作。世界卫生组织（World Health Organization，WHO）总干事谭德塞在2023年世界安宁疗护日发表以"齐创关怀友善社区，共建安宁疗护服务"为主题的重要讲话，呼吁所有国家通过更有力的政策、药物支持、专业培训，以及更多的研究，扩大安宁疗护服务的覆盖范围。

第一节 安宁疗护概述

生老病死是自然规律，当疾病无法治愈、死亡不可避免时，安宁疗护可提供积极的对症治疗、支持治疗和人文关怀，给予患者身体、心理、社会及精神层面的整体照护，改善和提升晚（末）期患者及家属的生活质量，维护生命的尊严。

一、安宁疗护的概念与内涵

（一）概念

2017年国家卫生和计划生育委员会颁布《安宁疗护实践指南（试行）》《安宁疗护中心基本

标准和管理规范（试行）》文件，定义安宁疗护（hospice palliative care）是为疾病终末期或老年患者在临终期前提供身体、心理、精神等方面的照料及人文关怀等服务，以控制痛苦和不适症状，提高生命质量，帮助患者舒适、安详、有尊严地离世。安宁疗护实践以临终患者和家属为中心，通过多学科协作模式进行。此概念明确了安宁疗护的服务对象是临终患者和家属，主要服务内容包括疼痛及其他症状控制、舒适护理、心理和精神照护、社会支持及人文关怀等，目的是维护临终患者的生命尊严，提高患者和家属的生命质量。

国际安宁疗护协会（international association for hospice and palliative care，IAHPC）在2019年定义安宁疗护是对因严重疾病而遭受严重健康损害的所有年龄段的个人，特别是对生命末期患者所进行的积极的整体照护，旨在提高患者、家属及照护者的生活质量。

（二）内涵

目前，对于晚（末）期疾病患者的医学照护服务的定义尚还没有达成共识，一般 palliative care、end-of-life care 和 hospice care 都在用，泛指晚（末）期疾病患者照护服务。在安宁疗护的发源地英国，这三个词几乎是同义词。

我国学者多将 palliative care 译为"缓和医疗""安宁缓和医疗""姑息治疗""姑息关怀""舒缓医疗"等；将 hospice care 译为"晚（末）关怀""舒缓疗护""宁养服务""安宁疗护"等；将 end-of-life care 译为"末期关怀"等。2017年国家卫生和计划生育委员会提出，我国将临终关怀、舒缓医疗、姑息治疗等统称为"安宁疗护"。一些具有国际影响力的学会和组织也将 hospice care 和 palliative care 整合并用。如世界安宁疗护联盟（Worldwide Hospice Palliative Care Alliance，WHPCA）、美国国家安宁疗护组织（National Hospice and Palliative Care Organization，NHPCO）、亚太安宁疗护协会（网络）（Asia Pacific Hospice Palliative care network，APHN）、日本安宁疗护基金会（The Japanese Hospice Palliative Care Foundation，JHPF）、中国台湾地区安宁缓和护理学会（Taiwan Association of Hospice Palliative Nursing，TAHPN）等。

但 palliative care 和 hospice care 两个词的侧重点略有不同。

1. palliative care 世界卫生组织将其定义为一种改善面临威胁生命疾病的患者及其家属生活质量的方法，主要通过早期识别评估和治疗疼痛，以及其生理、心理、社会和灵性问题，预防和缓解他们的痛苦。palliative care 着重症状管理和控制，也视患者的需要在疾病早期展开，与其他以延长寿命为目标的治愈性治疗互相结合应用，可以在不同地方提供如医院、养老院、门诊和居家等，服务形式包括住院照护及专科照护等。

2. hospice care 美国国家癌症研究所将其定义为由卫生专业人员和志愿者提供的生命末期照护，包括医疗、心理和精神支持，通过控制疼痛和其他症状，帮助晚（末）期患者获得平和、安慰和尊严，同时为患者家庭提供支持服务。接受 hospice care 的患者预期寿命一般少于6个月，治疗的首要目的由延长寿命过渡为提升舒适度，并会关注家属面临疾病及死亡过程中的各项需要，协助他们调整生活。在 hospice 这个特定服务系统提供的照顾服务当中包括舒适照护及全面的治疗和照顾，如药物治疗、心理社会和灵性照护服务。

由此可见，以上两个名称的理念是相同的，只是服务对象、介入时间和治疗目的等方面略有不同。

【知识拓展】

英国国家末期照护六步骤计划（National end of life Six Steps Programme）：①生命末期到来

时的讨论。②评估，并进行照护计划检讨。③照护协调。④提供高质量照护服务。⑤生命最后日子的照护。⑥死亡后的照护。

（三）安宁疗护的内涵

世界卫生组织于 2002 年制定的安宁疗护内容有 9 条，2018 年修改补充为 14 条。

1. 早期发现问题并全面评估和处理。

2. 提高生活质量，促进尊严和舒适，可对疾病进程产生积极影响。

3. 在整个疾病过程中为患者及其家人提供支持。

4. 与严重或限制生命的疾病问题结合考虑，并加以预防、早期诊断和治疗。

5. 适用于疾病早期，与其他旨在延长生命的治疗共同使用。

6. 对晚（末）疾病阶段价值存疑的疾病缓解和生命维持治疗提供替代方案，并协助关于生命维持治疗的优化利用决策。

7. 适用于患有严重或危及生命疾病并长期遭受身体、心理、社会或灵性痛苦的患者。

8. 如果需要，在患者去世后为家庭成员提供丧亲支持。

9. 旨在减轻因病致贫对患者和家庭的影响，避免因疾病导致经济困难。

10. 不是加速死亡，而是提供必要的治疗，根据患者的需求和价值观为其提供足够的舒适度。

11. 安宁疗护应由包括初级卫生服务提供者，全科医生和专科医生等在内的各级卫生服务系统的医务人员提供，提供不同层次（基础、中等、专业）的安宁疗护技能培训。

12. 鼓励社区和民众积极参与。

13. 在各级卫生服务系统提供门诊、住院和居家照护。

14. 提供连续性服务，从而强化卫生服务系统。

中国台湾地区安宁疗护学者赵可式创意性地概括安宁疗护为：①三善，即临终者善终、失亲者善别、在世者善生。②三平安，即身体、心理、精神平安。③四全照顾，即全人、全家、全程、全队照顾。④"四道"人生，即道谢、道歉、道爱、道别。

日本安宁疗护学者大阪大学柏木哲夫教授，用 HOSPICE 7 个英文字母作字头，引申出七组字词，贴切地表达了安宁疗护的内容，见表 1-1。

表 1-1　HOSPICE 内容表达

HOSPICE	英文	中文
H	hospitality	亲切爱心
O	organized care	团队照护
S	symptom control	症状控制
P	psychological support	精神支持
I	individualized care	个性化照护
C	communication	沟通互动
E	education	教育培训

二、安宁疗护团队

组建一支高质量的安宁疗护团队，开展多学科协作模式，是提供安宁疗护整体照护服务的有力保障。

（一）概念

安宁疗护团队是指由临床医师、执业护士、社会工作者、心理师、临床药师、营养师、康复师或职业治疗师、志愿者、其他人员、患者及家属组成。整个团队分工明确，职责分明，发挥各自的专业特长，又互相协调，发挥团队合作精神，共同制定及实施照护方案。安宁疗护多学科团队的专业人员均应接受过安宁疗护教育培训，掌握或熟悉安宁疗护的理论知识和实践技能。

（二）角色定位

安宁疗护团队成员从医疗、护理、心理、社会及灵性等层面给予患者及家属全程全方位的照护。

1. 临床医师　经过安宁疗护专业学习或培训的全科医师、姑息医学（palliative medicine）专业医师及肿瘤科、老年科、内科、ICU、疼痛科及中医科等临床医师，负责接诊、会诊、评估和收治处于疾病晚（末）期的患者，根据患者病情及患者和家属的需求共同制定优化的整体治疗方案，缓解患者痛苦症状，主持家庭医疗决策会议，提供家属哀伤辅导，担任安宁疗护相关的教育培训工作等。

2. 执业护士　实施以患者为中心的全人全程的整体照护、舒适护理及人文关怀，做好病情变化的动态评估，遵医嘱有效处置患者的疼痛及其他不适症状，注重满足患者和家属的需求，提供良好的沟通和宣教。

3. 社会工作者　评估患者和家属的心理社会需求，协调和获得社会信息及资源，提供必要的经济支持及法律援助等服务，改善家庭功能和人际沟通、协助患者做出意愿选择和心愿达成、提供哀丧辅导及志愿者培训等工作，帮助患者及家属应对目前的困境。

4. 心理师　评估患者及家属因面对死亡、重病及离别等重大负面事件产生的情绪及心理问题如烦躁、失眠、焦虑、抑郁，甚至自残自杀等过激行为。心理师可及时根据其不同状况和需求进行适宜的心理咨询、疏导和治疗，必要时转入精神科。

5. 临床药师　与临床医师协作，指导安全用药。进行药物治疗评估，助力临床医师对患者选择最优的药物治疗处方，保证有效缓解症状的同时，尽量减少药物数量及副作用，避免多重药品伤害。

6. 营养师　配合临床医师动态评估患者的营养状态，制定和实施适宜的个体化的营养目标。选择最佳的热量摄入和有效的营养支持方案。

7. 康复师或职业治疗师　评估患者的身体功能状况，制定适宜的康复治疗方案，利用各种活动、辅助器材和技巧协助晚（末）期患者改善日常活动度，提升舒适度，预防并发症。

8. 志愿者　具有热心、爱心和利他助人之心。通过安宁疗护理念的培训学习，在社会工作者的管理或医护人员的引导下，为患者及家属提供陪伴、帮助和生活照护。

9. 其他人员　随着安宁疗护的发展，参与物理治疗、艺术疗法、芳香疗法及园艺治疗等的专业人员也在安宁疗护团队中起到了一定的作用。对有信仰的患者宗教人员也可提供帮助。这些团队人员的目的是帮助舒缓晚（末）期患者及家属的身心痛苦，获得心理精神慰藉和舒适。

10. 患者及家属 是被服务的对象，也常被列入安宁疗护团队中。尤其是患者家属既是照顾者，更是对患者最重要、最有力的支持者，用爱心、孝心、耐心和关心关爱，配合专业人员照顾好患者，注重了解、知晓和尊重晚（末）期患者的意愿，制定共同决策计划，接受安宁疗护的服务与指导，有效提高晚（末）期患者和自身的生活质量。

【知识拓展】

安宁疗护人员的八大特质

安宁疗护创始人桑德斯博士提出安宁疗护成功的条件是对的人在对的岗位，对的人应具备八大特质：①正向思考。②情绪成熟，能自我反省。③能与人合作。④喜爱学习，有成长动机。⑤有生命的意义感。⑥对别人的需要敏感。⑦喜乐。⑧敬业，负责任，有热情，重视工作伦理。

三、安宁疗护服务模式

为满足晚（末）期患者及家属的个性化需求，根据患者病情程度及个人意愿，开展不同模式的安宁疗护服务，可方便患者在各级医院机构就诊和转诊。国外的安宁疗护的服务模式可分为独立实践模式、多学科实践模式和综合照护模式。依据安宁疗护服务场所不同，国内外安宁疗护服务模式包括医院、社区、居家等多种模式。其中社区—居家安宁疗护服务模式已成为世界许多国家发展的主要趋势，并作为各国医疗制度的发展重点之一。

（一）医院服务模式

1. 独立的安宁疗护医院服务模式 独立的安宁疗护医院所有的硬件设施、工作人员的配备及每日的医疗服务内容等，都是针对晚（末）期患者和家属的需要设计，使其得到专业的整体的跨学科的安宁疗护服务，并享有家庭般温馨的环境，如病房似家中卧室、有安静的谈心室、舒心的沐浴间、特别打造的告别室、祈祷室及活动室等。有的庭院设计还可以让患者徜徉于大自然中享受生活的品质，如英国的圣克里斯多弗安宁关怀医院。我国的安宁疗护中心大多是独立的安宁疗护医院服务模式。

2. 医院安宁疗护病房服务模式 在综合性医院根据实际情况可开设安宁疗护病区或病房。其优点是容易设立，可利用现成的病房设备和专业人员。但应根据安宁疗护服务的特殊需要和规定，内部改扩建为适宜安宁疗护服务的设施设置并重新进行规范化组织管理。

3. 医院安宁疗护小组服务模式 在综合性医院中设立安宁疗护小组，以协助其他专业人员照顾散住在医院各病房的晚（末）期患者，包括会诊、咨询，暂时集中疗护等，以满足晚（末）期患者及家属的疗护需求。

4. 日间安宁疗护及门诊安宁疗护服务模式 有些患者家属需要白天上班，患者无人陪伴，可在日间照顾中心接受安宁疗护，傍晚送至家中，由家属陪伴休息。门诊安宁疗护服务模式适合于安宁疗护患者及家属咨询、开药、管道维护及换药等简易疗护。患者在门诊接受专业团队咨询和安宁疗护医学服务后，可返家享受舒适居家的环境和照护。

（二）社区服务模式

晚（末）期患者若病情许可，多数期待回到离家最近的社区医院或乡镇卫生院接受安宁疗护的专业服务，方便家人陪伴照顾。如上海市 2020 年所有社区卫生服务中心设立了安宁疗护病房，建立了社区居家、机构病房、家庭病床"三床联动"机制，形成了社区肿瘤条块、安宁疗护门诊和病房、家庭医生四位一体的安宁疗护"上海模式"。

（三）居家服务模式

基于民众"落叶归根"的传统观念，在急性症状控制稳定后或临终前，根据患者及家属意愿，可转为居家安宁疗护。居家疗护需要家中至少有一人能陪伴患者身旁，医疗照护由综合医院、社区服务中心或乡镇卫生院的医护人员提供上门服务，将医院的疗护服务延伸至患者家中，提供专业的护理、治疗及宣教指导，使患者能够在最熟悉的家中与亲人度过人生的最后时光。

（四）护理院或医养结合养老院服务模式

随着我国人口老龄化的加剧，失能半失能老人的增加，国家大力推动护理院及医养结合养老院的建设，并对提供安宁疗护服务的内容做了规范要求，为临终老年人接受有效优质的安宁疗护服务提供了保障，避免了转诊的痛苦，满足了善终需求。

【知识拓展】

我国安宁疗护服务模式

2018 年 11 月，国家卫生健康委老龄健康司在上海市召开全国安宁疗护第一批试点工作经验交流会，总结了试点工作建设，指出安宁疗护工作取得了积极进展，初步建立了市、区、街道三级安宁疗护服务体系，形成了医院、社区、居家、医养结合及远程 5 种服务模式。

第二节　安宁疗护起源与发展

现代临终关怀运动在世界的兴起和实践，得到了很多国家和社会的重视，催生并推动了安宁疗护服务的进程，加快了晚（末）期患者善终权利的实现，维护了患者的生命尊严，促进了安宁疗护事业的全面发展。

一、现代安宁疗护起源

安宁疗护起源于 hospice 一词，有"驿站"之意，是提供简单的食物、休息或者养病的场所，由此 hospice "驿站"一词逐渐变成了一个专门收治晚（末）期患者的照顾机构。国际安宁疗护学术界普遍认为，现代安宁疗护事业发端于 1967 年西塞莉·桑德斯博士（Dame Cicely Saunders）在英国伦敦创建的圣克里斯多弗安宁关怀医院（St. christopher Hospice），标志着现代安宁疗护事业的开始，使无法治愈的晚（末）期患者能够实现安宁有尊严地走向死亡，被誉为"点燃了临终关怀运动的灯塔"。桑德斯博士开创性提出整体疼痛理念，建立了多方位治疗相结合的全面护理体系。palliative care 一词源于拉丁文 *"palliare"*，是遮蔽、掩盖、帐篷的意思，于 1974 年由加拿大蒙特医师（Dr. Balfour Mount）提出，视为临终关怀（hospice care）的替代，表达对晚（末）期患者遭受痛苦的缓解或减轻。1982 年被世界卫生组织的癌症小组采用，1990 年，世界卫生组织首次提出 palliative care 的定义，并于 2002 年将定义进行了修改。

二、我国安宁疗护的起源与发展

（一）安宁疗护起源

在我国的传统文化中早已蕴涵着临终关怀的思想和行动，在唐代的"悲田院"，北宋时期所设立的"福田院"，元朝的"济众院"，明朝的"养济院"及清朝在北京设立"普济堂"等专门收养贫穷、没有依靠的老年人或残障人，在此也可得到生命晚（末）期的照料，大多在死亡后还能得到各种仪式的殡葬服务。

（二）安宁疗护发展

1. 中国大陆安宁疗护的发展

中国大陆安宁疗护的发展历程始于理论研究的起步探索阶段、得益于顶层设计的政策引领阶段、成就于临床实践的试点推动阶段，目前开启了科学全面的专业发展阶段。

（1）理论研究的起步探索阶段　中国大陆的安宁疗护发展源于1986年首先在《医学与哲学》杂志上介绍了临终关怀及其概念。1988年7月，天津医学院（现天津医科大学）成立临终关怀研究中心，这是中国大陆第一家临终关怀研究机构，创办了《临终关怀》杂志。1987年北京松堂关怀医院成立，1988年上海市南汇县老年护理院（现为上海市浦东新区老年医院）引入临终关怀理念，开启了临终关怀在机构服务中的探索与实践；1994年"临终关怀科"列入《医疗机构诊疗科目名录》。1998年李嘉诚先生捐资汕头大学医学院第一附属医院建立宁养院。2000年中华人民共和国卫生部下发了《卫生部关于在医疗机构改革中加强护理工作的通知》，提出了将临终关怀在护理范围内予以规范；2006年4月16日，中国第一个关注人的生命晚期生存状态的临终关怀社会团体——中国生命关怀协会成立。2006年6月，中华人民共和国卫生部和国家中医药管理局联合发布《关于印发城市社区卫生服务机构管理办法（试行）的通知》文件中，提出社区卫生服务中心登记的诊疗科目应为预防保健科、全科医疗科、中医科（含民族医学）、康复医学科、医学检验科、医学影像科，有条件的可登记口腔医学科、临终关怀科。2012年1月，上海市13届人大五次会议（政府工作报告）明确把开展社区临终关怀服务作为政府工作目标和任务。

（2）国家规划的政策引领阶段　2016年4月21日，全国政协第49次双周协商座谈会在北京召开，座谈会主题为"推进安宁疗护工作"。提出安宁疗护主要是为患有不可治愈的疾病患者在临终前提供减轻痛苦的医疗护理服务。安宁疗护关乎患者的生命质量，关乎医学的价值取向和社会的文明进步，是一个重要的民生问题。目前，安宁疗护工作存在着社会认知度低、安宁疗护服务供给不足、专业队伍尚未建立、安宁疗护的政策支持不够等问题，需要进一步推进这项工作。全国政协召开的这次关于安宁疗护工作的高规格的双周协商座谈会，既是一次命名解析安宁疗护概念及相关内涵和具体实践的宣介会，更是一次推动国家和社会完善相关制度政策发展的促进会。

2016年8月，全国卫生与健康大会在北京举行。习近平总书记出席会议并发表重要讲话。强调要把人民健康放在优先发展战略地位，努力全方位全周期保障人民健康。随后中共中央国务院，国家卫生和计划生育委员会、国家发展和改革委员会、民政部及教育部等多部委发布的政策文件中对安宁疗护工作做了具体的部署，见表1-2。

表 1–2 2016—2023 年国家层面有关安宁疗护政策文件

时间	政策制定部门	相关政策	相关内容
2016 年 10 月	中共中央、国务院	《"健康中国 2030"规划纲要》	明确提出全民健康是建设健康中国的根本目的，要实现从胎儿到生命终点的全程健康服务和健康保障，全面维护人民健康。要完善医疗卫生服务体系，加强康复、老年病、长期护理、慢性病管理、安宁疗护等医疗机构建设
2016 年 11 月	国家卫生和计划生育委员会	《关于印发全国护理事业发展规划（2016—2020 年）的通知》	以需求为导向，丰富护理专业内涵，大力发展老年护理、慢病管理、康复促进、安宁疗护等服务，满足人民群众多样化、多层次健康需求。"十三五"期间，加强老年护理、医养结合及安宁疗护机构能力建设，切实提升老年护理服务水平
2016 年 12 月	国务院	《关于印发"十三五"卫生与健康规划的通知》	鼓励其根据服务需求增设老年养护、安宁疗护病床。完善治疗—康复—长期护理服务链，发展和加强康复、老年病、长期护理、慢性病管理、安宁疗护等接续性医疗机构
2017 年 2 月	国家卫生和计划生育委员会	《安宁疗护中心基本标准和管理规范（试行）》《安宁疗护实践指南（试行）》	明确安宁疗护中心的准入标准、服务管理和操作规范；规范了安宁疗护的服务实践，促进机构规范化建设和管理
2017 年 3 月	国家卫生和计划生育委员会	《医疗机构管理条例实施细则》修订	在医疗机构的类别中增设安宁疗护中心
2018 年 9 月	国家卫生健康委员会、国家中医药管理局	《关于规范家庭医生签约服务管理的指导意见》	在有条件的地区，针对行动不便、符合条件且有需求的签约居民，家庭医生团队可在服务对象居住场所按规范提供可及的治疗、康复、护理、安宁疗护、健康指导及家庭病床等服务
2019 年 10 月	国家卫生健康委员会、国家发展和改革委员会及教育部等 8 部门联合制定	《关于建立完善老年健康服务体系的指导意见》	构建包括健康教育、预防保健、疾病诊治、康复护理、长期照护、安宁疗护的综合连续、覆盖城乡的老年健康服务
2019 年 11 月	国家卫生健康委员会	《老年医学科建设与管理指南（试行）》	老年医学科应当制定老年综合评估技术规范，老年多学科服务模式，老年患者跌倒、坠床、压疮及误吸、安宁疗护等技术方案和处置措施
2019 年 12 月	国家卫生健康委员会制定等 12 部门联合	《关于深入推进医养结合发展的若干意见》	鼓励养老机构与周边的康复医院（康复医疗中心）、护理院（护理中心）、安宁疗护中心等接续性医疗机构紧密对接，建立协作机制。有条件的基层医疗卫生机构可设置康复、护理、安宁疗护病床和养老床位，因地制宜开展家庭病床服务
2019 年 12 月	全国人民代表大会	《中华人民共和国基本医疗卫生与健康促进法》	各级各类医疗卫生机构应当分工合作，为公民提供预防、保健、治疗、护理、康复、安宁疗护等全方位全周期的医疗卫生服务
2021 年 9 月	国务院办公厅	《"十四五"全民医疗保障规划》	地方政府要聚焦重点人群健康需求，补齐健康教育、康复医疗、老年长期照护和安宁疗护等领域短板，加快完善支持政策包并加快建设普惠托育服务体系，全面提高全方位全生命周期健康服务能力
2021 年 11 月	中共中央国务院	《关于加强新时代老龄工作的意见》	稳步扩大安宁疗护试点

续表

时间	政策制定部门	相关政策	相关内容
2022 年 3 月	国家卫生健康委员会、教育部等 15 个部门	《"十四五"健康老龄化规划》	加强老年综合征管理；建立覆盖老年人群疾病急性期、慢性期、康复期、长期照护期、生命终末期的护理服务体系；鼓励康复护理机构、安宁疗护机构纳入医联体网格管理，建立畅通合理的转诊机制，为网格内老年人提供疾病预防、诊断、治疗、康复、护理等一体化、连续性医疗服务
2022 年 3 月	国家卫生健康委员会、国家发展改革委等九部委	《关于开展社区医养结合能力提升行动的通知》	有条件的社区卫生服务机构、乡镇卫生院或社区养老机构、特困人员供养服务设施（敬老院）等可利用现有资源，内部改扩建社区（乡镇）医养结合服务设施，重点为失能、慢性病、高龄、残疾等老年人提供健康教育、预防保健、疾病诊治、康复护理、安宁疗护为主，兼顾日常生活照料的医养结合服务
2022 年 5 月	国家卫生健康委员会	《全国护理事业发展规划（2021—2025 年）》	加快发展安宁疗护，推动各地按照《安宁疗护中心基本标准和管理规范（试行）》，结合分级诊疗要求和辖区内群众迫切需求，着力增加安宁疗护中心和提供安宁疗护服务的床位数量。制修订《安宁疗护实践指南（试行）》及相关技术标准，不断规范从业人员实践行为。加快培养训练从事安宁疗护服务的专业人员，切实提高生命终末期患者的安宁疗护质量
2022 年 7 月	国家卫生健康委员会等 11 部门	《关于进一步推进医养结合发展的指导意见》	要求各地要优化医疗资源布局，通过新建、改扩建、转型发展等方式，加强康复医院、护理院（中心、站）和安宁疗护机构建设，支持老年医学科和安宁疗护科发展
2023 年 2 月	中共中央办公厅、国务院办公厅	《关于进一步深化改革促进乡村医疗卫生体系健康发展的意见》	提出全面提升乡镇卫生院防病治病和健康管理能力，鼓励拓展康复医疗、医养结合、安宁疗护等服务功能
2023 年 3 月	中共中央办公厅、国务院办公厅	《关于进一步完善医疗卫生服务体系的意见》	提出完善接续性服务体系，扩大康复医疗、老年护理、残疾人护理、母婴护理、社区护理、安宁疗护及营养支持等服务供给

（3）临床实践的试点推动阶段　①第一批全国安宁疗护试点。2017 年 9 月，国家卫生与计划生育委员会正式启动全国第一批五个安宁疗护试点地区：北京市海淀区、上海市普陀区、吉林省长春市、四川省德阳市及河南省洛阳市，标志着安宁疗护进入了政府作为责任主体的有力推动阶段。经过一年半的建设，首批五个试点地区市、区、街道三级基本建立了安宁疗护服务体系；可提供安宁疗护服务的机构从 35 个增加到 61 个；安宁疗护床位从 412 张增加到 957 张，床位数量比试点之初增加 132%；执业医生从 96 人增加到 204 人，执业护士从 208 人增加到 449 人，医护人员数量比试点之初增加 115%。在第一批国家试点的带动下，据不完全统计，2018 年全国安宁疗护累计服务患者 28.3 万人次，取得了较好的社会效益。②第二批全国安宁疗护试点。2019 年 5 月，国家卫健委在第一批安宁疗护试点工作经验的基础上，决定扩大试点范围，印发了《关于开展第二批安宁疗护试点工作的通知》，在上海全市和北京市西城区等全国 71 个市（区）启动第二批试点。试点覆盖从 5 个省（市）提高到 29 个省（市），占全国省（市）总数的 93.54%。根据要求，试点地区要完成开展安宁疗护试点调查、建设服务体系、明确服务内容、建立工作机制、探索制度保障、加强队伍建设、制定标准规范、加强宣传教育等八项任务。自 2017 年国家安宁疗护试点工作启动以来，全国 91 个试点地区探索形成医院、社区、居家、医养结合和远程 5 种安宁疗护服务模式，到 2022 年全国设有安宁疗护科的医疗卫生机构超过 1000 家。③第三批

全国安宁疗护试点。为进一步扩大安宁疗护服务覆盖面，稳步推进安宁疗护试点，国家卫健委于2022年10月印发了《关于开展第三批安宁疗护试点工作的通知》。2023年4月确定北京市、浙江省、湖南省为第三批国家安宁疗护试点省（市），天津市南开区等61个市（区）为第三批国家安宁疗护试点市（区）。提出四项工作任务：建设服务体系、完善支持政策、壮大服务队伍及开展宣传教育。并鼓励各省（区、市）结合实际，自行选定试点地区和试点机构开展省级安宁疗护试点工作。

（4）科学专业的全面发展阶段　目前，在国家政策的大力引领下和试点工作的有力推动下，我国安宁疗护的理论研究正在进一步深化、临床实践的专业技能不断提升、安宁疗护服务体系逐步完善、培训教育及专业人才培养持续加强、专业学科建设也在探索构建、越来越多的学术团体及社会力量参与支持，逐渐推动了科学专业的安宁疗护事业全面稳步发展。

2. 中国香港和中国台湾地区安宁疗护发展

我国率先开展现代安宁疗护工作的是中国香港和中国台湾地区。

（1）中国香港　1982年九龙圣母医院首先提出善终服务，1986年成立了善终服务会，1992年第一个独立的安宁疗护机构——白普理宁养院在香港沙田落成，该院除照顾晚（末）期患者住院服务外，还开展了居家安宁疗护服务。香港的安宁疗护服务体系完善，并延伸到社区护理中，服务形式也多样化。

（2）中国台湾地区　1983年由天主教康泰医疗基金会成立癌症末期患者居家照顾及服务，开启台湾地区安宁疗护居家服务之先。1990年，在马偕纪念医院成立了中国台湾地区第一家安宁疗护住院机构。2000年5月中国台湾地区通过《安宁缓和医疗条例》，2015年12月通过《患者自主权利法》。推行安宁疗护服务、教育、政策制度法律及本土化"四路并进"策略。开展了住院安宁、居家安宁、安宁共同照护和社区安宁疗护服务模式。

【知识拓展】

上海市和北京市安宁疗护发展现状

上海市卫生健康委员会：截至2022年7月，上海已有261家医疗机构开展安宁疗护服务，其中提供安宁疗护病房的有118家，提供安宁疗护门诊的有82家，提供安宁疗护居家服务的有251家。提供安宁疗护的社区卫生服务中心，从2016年仅76家，至今已覆盖至249家。

北京市卫生健康委员会：截至2022年年底，全市已有95家医疗机构设置了安宁疗护科，开放安宁疗护服务床位650张。到2025年，每区至少设立1所安宁疗护中心，全市提供安宁疗护服务的床位不少于1800张，社区卫生服务机构能够普遍提供社区和居家安宁疗护服务，老年人安宁疗护服务需求得到基本满足。

在安宁疗护教育方面，2018年教育部发布《普通高等学校本科专业类教学质量国家标准》，提出临床医学、护理学专业类教学质量国家标准均明确要求医学生要掌握临终关怀有关知识，将提供临终关怀服务作为自己的道德责任。2019年教育部办公厅等七部门《关于教育支持社会服务产业发展提高紧缺人才培养培训质量的意见》文件中指出，在重点扩大技术技能人才培养规模中，鼓励院校根据医养结合、安宁疗护、心理慰藉……社区服务网点规划设计等产业发展新岗位、新需求，灵活设置专业方向。国家卫生健康委员会同教育部等部门于2019年印发《关于建立完善老年健康服务体系的指导意见》和2022年印发《"十四五"健康老龄化规划》文件中提出，引导普通高校、职业院校（含技工学校）、开放大学开设老年医学、药学、老年护理、康复、心理、安宁疗护等相关专业和课程，开展覆盖中、专、本、硕、博各阶段的学历教育，扩大招生规模。目前，我国部分医学院校在专科生、本科生和研究生教育中相继开设了安宁疗护的相关课程，培养了安宁疗护专业人才。

近年，各级专业学会相继成立了安宁疗护学术组织，如中国老年保健医学研究会缓和医疗分会，中华护理学会安宁疗护专业委员会，中国老年学和老年医学学会安宁疗护分会等，为安宁疗护从业人员搭建了学术平台，积极开展了专业学术研讨、教育培训和社会公众的宣传教育工作。2019年中华护理学会首届安宁疗护专科护士培训班开启，以理论授课与临床实践培训相结合的方式，经理论考试和临床考核成绩合格者颁发中华护理协会安宁疗护专科护士培训合格证书。

三、国外安宁疗护发展现状

（一）英国

在伦敦圣克里斯多弗安宁关怀院的影响和带动下，安宁疗护服务首先在英国得到快速发展。1976年，在圣托马斯医院建立了第一个多学科的安宁疗护的支持团队。1987年，英国成为全球首个将姑息医学定为医学亚专科的国家，1990年，英国开始形成社区主导的安宁疗护模式；1993年，实施《社区关怀法》。服务模式也从初期独立的安宁疗护医院模式发展到住院照护、日间照护、家庭护理、社区服务、老年全托病房、暂休看护等多种模式并存，各种安宁疗护机构在功能上也形成互补。2000年建立了黄金标准架构（Gold Standards Framework，GSF），为安宁疗护工作者提供卓越的训练，以确保有更好的生活及护理认证标准。2009年，设立安宁疗护护理质量委员会，英国发布《安宁疗护战略：高质量安宁疗护的标志和测量标准》，打造更清晰的政策评估标准，为公众提供高质量的服务，连续在2000年、2015年、2022年3次世界死亡质量指数排名第一。

继英国之后，美国、法国、加拿大、澳大利亚、新西兰、芬兰、德国、日本、韩国、新加坡等很多国家和地区相继开展了安宁疗护服务。

（二）美国

1974年，在康涅狄格州布兰福德镇（Branford，Connecticut）建立了第一家安宁疗护机构。1976年的"自然死法案"中即对晚（末）期患者不施以痛苦且拖延死期的医疗提出了要求。1979年，出版了第一本安宁疗护计划照护标准；1980年，联邦政府将安宁疗护纳入社会医疗保险法案，规定为参保者提供全生命历程的服务，为安宁疗护发展奠定基础。1991年，美国联邦政府正式实施《患者自决法案》（Patient Self-determination Act）。该法案明确了患者是医疗过程中的参与者，拥有决定自身的医疗措施的权利，并要求医方必须尊重患者的真实的意愿指示而进行相应的医疗措施。1993年，由时任总统签署法案，确定安宁疗护是公民基本福利的一部分，医疗卫生体系需提供相应服务。2006年，美国医学专业委员会（American Board of Medical Specialties，ABMS）认可安宁缓和医疗为一项医学专业。

美国国家综合癌症网络（National Comprehensive Cancer Network，NCCN）《肿瘤患者安宁疗护临床实践指南》，从安宁疗护的筛查、评估、干预、再评估和死亡后干预5个方面对相关证据进行了系统检索、评鉴和汇总，见图1-1。

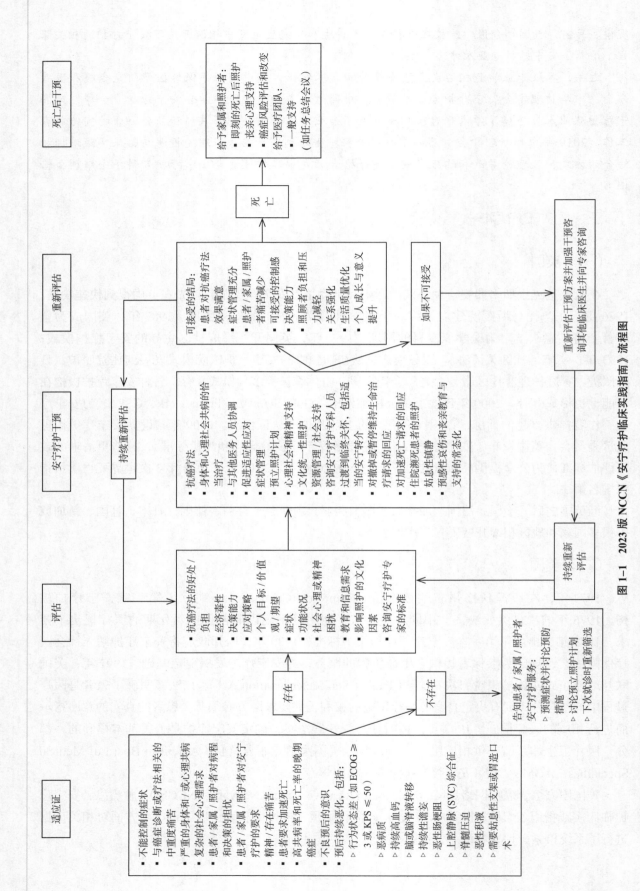

图 1-1 2023 版 NCCN《安宁疗护临床实践指南》流程图

（三）其他国家

加拿大于 1974 年建立了第一家安宁关怀医院圣博尼费斯医院（St.Boniface Hospital），1991 年正式成立加拿大安宁疗护协会，于 2002 年发布了《基于国家原则和规范的安宁疗护实践模式指南》；1990 年代澳大利亚及新西兰分别批准 palliative medicine 为独立学科。2005 年，德国政府正式出台了第一部《安宁疗护法》。日本以 1981 年建立圣隶安宁医院（seirei hospital）为开端，2003 年 12 月，政府发布《安宁疗护实施基准》，并经过多次修订，适应不断发展的安宁疗护社会实务之运行。

安宁疗护在主要发达国家获得了较大发展，呈现出政府重视，民众及社会力量参与程度高，服务机构规模大、服务模式多样化及服务质量不断优化等特点。

在安宁疗护专业教育及人才培养方面，英、美等国几乎所有的医学专业都开展了与安宁疗护有关的课程。护理院校中，安宁疗护更是被列为重要课程来开设。英国医学院校的安宁疗护课程规范全面，并利用当地的安宁疗护机构作为教学资源，来培养技能精湛、素质全面的医护人员。法国在医学教育法令附件中，要求医学生必须开设"疼痛—姑息治疗—死亡"的教学课程，使其了解和掌握照护晚（末）期患者的知识。加拿大在安宁疗护教育方面建立了一整套相对完善的教学体系，在师资力量、课程设置、考核鉴定上都有明确的界定和标准，在医学院为一、二年级的学生专门开设安宁疗护课程。

在安宁疗护培训方面，影响最大的是美国安宁疗护教育联盟（The End-of-Life Nursing Education Consortium，ELNEC）推出的课程，目前该课程已经被翻译成西班牙语、日语、汉语等 8 种语言，在全球范围推广应用，其核心课程内容包括 8 部分：安宁疗护概述、疼痛控制、症状管理、相关道德伦理问题、文化社会和灵性护理、交流沟通、丧亲和悲伤的护理、终末护理等，涵盖了安宁疗护的主要内容。2008 年，英国审计署在对安宁疗护机构的评估中还把工作人员的培训作为评估的一个重要指标。美国自 1993 年开始实行专科护理人员资格认证，美国安宁疗护医学会从 1997 年开始向具备专业资质的医生发放安宁疗护执业证书，规定从事安宁疗护服务的工作人员须通过资格认证考试。

第三节 安宁疗护相关理论

安宁疗护理论是在安宁疗护实践中产生并经过安宁疗护实践证明的理论体系，是对安宁疗护领域中的现象、活动的本质及规律的系统总结。安宁疗护作为一门新型的交叉专业学科，目前理论研究处于探索发展阶段，正在实践中不断得以丰富和完善。本节重点介绍需要理论、关怀理论、希望理论、症状管理理论及护理相关理论等。

一、需要理论

（一）人类基本需要层次理论

1. 简述 人类基本需要层次理论（Hierarchy of Basic Human Needs Theory）是美国人本主义心理学家亚伯拉罕·马斯洛（Abraham H.Maslow）于 1943 年提出的。

马斯洛将人的基本需要按先后次序归纳为五个层次，由低到高依次为：生理需要、安全需要、社交需要（亦称情感和归属需要）、尊重需要和自我实现需要。各需要层次之间相互联系，相互影响。人类生存的各种因素均会对基本需要产生影响，主要包括生理、心理、社会、环境和认知等一个或多个因素。

2. 人类基本需要层次理论在安宁疗护中的应用

（1）生理的需要　这是晚（末）期患者最基本的需求。医护人员应及时评估并采取积极有效的治疗和护理措施，缓解或减轻生理痛苦。

（2）安全的需要　安全感是决定心理健康的最重要的因素，晚（末）期患者由于病重、体弱及死亡来临等各种因素而导致安全感降低，会产生无助不安的情绪，担心得不到良好的治疗护理等。因此，医护人员应以患者及家属的需求为目标，给予专业的疗护、关爱关怀和支持帮助。

（3）爱与归属的需要　晚（末）期患者常常会产生孤立、孤独感，希望得到亲人及朋友的关心、理解和帮助；因此，积极鼓励家属陪伴、朋友探视并参与患者的护理，让患者感受到亲情友情，满足爱与归属的需要。

（4）尊重的需要　晚（末）期患者因自理能力下降、身体形象和容貌的改变而影响对自身价值的判断，且患者常常因为难以接受这样的事实而担心失去价值或成为别人的负担。因此，安宁疗护团队人员应帮助患者提升生命的价值和尊严。

（5）自我实现的需要　晚（末）期患者在临终阶段常陷入失落、沮丧、悲观和绝望的情绪状态，安宁疗护团队应为他们创造满足心愿等自我实现需要的条件。

（二）社会需要理论

1. 简述　社会需要理论（Theory of social needs）由美国心理学家罗伯特·魏斯（Robert Weiss）创立。它的首要核心议题是"谁"和"如何确定需要"，主要目的是确定目标群体的基本需要和划定范围，其次是如何组织社会以满足基本需要。

社会需要理论提出了六条基本的"社会需要"：①依附的需要；②社会整合的需要；③价值保证的需要；④可靠同盟的需要；⑤寻求指导的需要；⑥关心他人的需要。

2. 社会需要理论在安宁疗护中的应用

（1）安宁疗护是在社会发展到一定文明程度之后而产生的一种普遍化需要，因而借助社会需要理论对安宁疗护服务体系的构建具有重要意义和价值。

（2）社会需要理论揭示了安宁疗护服务被纳入社会政策体系的必然性。符合人类追求高生命质量的客观要求，集中体现着社会人文关怀。

（3）社会需要理论提供了划定安宁疗护服务对象和范围的方法。相对于社会正常人群，晚（末）期患者处于生命相对缺乏的状态，主要体现在身体、心理、灵性和社会关系方面；其家属也因长期的压力、焦虑、恐慌而处于边缘状态。

（4）社会需要理论为如何供给安宁疗护服务提供了基本思路。安宁疗护服务的供给为综合性、多元化，需要政府、社区、家庭、非政府组织、市场等基于各自的优势与资源，取长补短、跨界合作，共同协作发挥作用。

二、关怀理论

关怀理论中以关怀科学模式理论的提出者——吉恩·华森（Jean Watson）最具典型性。

（一）简述

关怀科学模式理论（Scientific Model Of Care Theory）由美国科罗拉多大学护理学院护理学家吉恩·华森（Jean Watson）于 1979 年提出。关怀科学模式理论以 10 个照顾性因素为其基本框架和内容，强调关怀的过程与最终结果，并将关怀的双方是否达到人格的升华作为衡量关怀结果的具体标准。

（二）华森关怀科学模式理论在安宁疗护中的应用

1. 对晚（末）期患者的生理关怀　包括做好基础照护、症状管理、减轻或缓解患者生理痛苦，提高其生命质量。

2. 对晚（末）期患者的心理关怀　要根据不同的心理反应和问题给予个性化的心理照护，协助完成未了心愿。

3. 对晚（末）期患者的生活关怀　为患者提供良好的居住环境，房间应整洁、温馨、舒适，保持清新的空气与怡人的温湿度。给予良好的饮食护理和全方位的优质护理，鼓励家属参与陪伴照护患者。

4. 对晚（末）期患者家属的情感关怀　患者家属照护患者过程中付出了难以衡量的劳动，同时又要面对亲人处于濒死状态或即将失去亲人的悲痛，承担了身心健康的双重威胁。因此，安宁疗护团队应与患者家属建立良好的双向信任关系，做好沟通交流和哀伤照护。

三、希望理论

（一）简述

希望理论（Hope Theory）由美国堪萨斯大学（University of Kansas，UK）的心理学专家查尔斯·李察德·斯奈德（Charles R. Snyder）和他的同事于 20 世纪 80 年代创立。

希望理论是指希望作为一种认知特征，是以目标为核心、路径思维和动力思维的融合体，以希望模型为表现形式的一种聚焦于目标达成的认知动力理论。

希望理论的基本观点以目标、方法及意志为基础，具体内容概括为以具有实质性价值的目标为指向、以路径与动力为主体作用机制及理性情感的双重属性三个方面。

（二）希望理论在安宁疗护中的应用

1. 在安宁疗护中应用希望理论，能有效缓解晚（末）期患者疼痛和不适症状，疏导其紧张、焦虑情绪，提高社会支持和舒适度；使患者以积极的心态适应生命终末期的状况，根据自己的心愿合理支配时间，维护自身的价值和尊严，提高生活质量。

2. 希望理论为患者家属提供心理支持力量，减轻心理压力，能主动给予患者更好的照顾和陪伴，帮助患者接受整体照护，提升面对亲人死亡事件的应对能力。

3. 希望理论作为一种正向的积极心理学，可以帮助安宁疗护团队成员建立有效积极的照护目标，调动团队在诊治照护中的动力思维和路径思维，树立安宁疗护职业的美好期望和使命感，提高职业的认同感，有效应对工作压力，减轻职业倦怠感。

四、症状管理理论

（一）简述

症状管理理论（theory of symptom management，TSM）由拉森（Larson）等 1994 年提出。2001 年多德（Dodd）等报道了理论的最新进展，提出六个设想：①症状研究的金标准是个体症状体验的自我报告。②理论所指症状不一定是经历的，可以指患者所处高危状态，可在患者经历症状前开始干预。③不能语言交流的患者，如新生儿、中风失语症患者的症状报告由照顾者提供，需注意准确性。④管理策略可以针对个体、团体、家庭或工作环境。⑤症状管理是一个动态过程。⑥症状策略可以针对一个或多个症状，达到一种或多种预期结果。有效的症状管理包括三个最基本的核心概念，即症状体验、症状管理策略和管理效果。

（二）症状管理理论在安宁疗护中的应用

1. 强调对多种症状的综合管理效果　症状管理理论根据症状的不同分为针对单一症状、多个症状及症状群的干预。晚（末）期患者的症状负担会随疾病进展加重，出现疲乏、疼痛及呼吸困难等多种症状，导致生活质量和自我管理能力下降。根据症状管理理论进行多种症状的评估，了解和分析患者症状发作时的真实体验感，有针对性地对症状群制订个性化干预措施，有效缓解疾病症状，促进患者舒适。

2. 重视多学科团队在症状管理中的协作　患者的症状管理团队需要跨专业人员组成。安宁疗护团队组建可根据患者症状的干预方法和环境条件的不同，增减团队成员，以多学科协作模式为患者提供症状的整体照护管理。

3. 构建良好的家庭及社会支持系统　症状管理是一个动态的过程，其效果受人、环境及疾病等影响。其中，社会支持及人际关系与生命质量有明显的正相关关系，因此，帮助患者构建良好的家庭功能及社会支持系统，重视家庭照顾者症状管理能力的作用，对患者疾病管理和症状控制有很好的作用。

4. 促进非药物疗法在症状管理中的应用及效果　随着症状管理理论的发展，症状管理从药物管理向非药物管理和药物管理相结合转变。常用的非药物干预方法有中医药适宜技术应用、认知行为疗法、营养疗法、补充替代疗法如芳香疗法及艺术疗法等，在安宁疗护的症状管理中起到了一定效果。

五、护理相关理论

（一）舒适护理理论

详见第八章《舒适护理》。

（二）多元文化护理理论

1. 简述　多元文化护理理论（Multicultural Nursing Theory）又称跨文化护理理论或泛文化护理理论，由美国护理学家马德琳·M·莱林格（Madeleine M. Leininger）于 20 世纪 60 年代提出，是指护理人员按照不同服务对象的世界观、价值观，不同民族的宗教、信仰、生活习惯等，分层次采取不同的护理方式，满足不同文化背景的人的健康需求的护理服务理论。具体内容有：①文化关怀是人类生存的必需条件。②不同文化的民族具有文化关怀的共性和特性。③文化关怀分为普通关怀和专业关怀。

2. 多元文化护理理论在安宁疗护中的应用　医护人员应充分评估不同文化背景下患者的痛苦，从全方位多角度满足患者的生理、心理和社会文化护理需求。

医护人员应把患者看成是身心统一的有机整体，关注情感和内心体验的沟通，在生理、心理、精神、生活等方面给予普通关怀，帮助患者避免或消除心理上的恐惧、烦恼等不良情绪。

医护人员应了解患者及其家属的文化背景及信仰，有针对性地开展死亡教育和居丧照护，满足患者愿望，助力他们按照自己的文化习俗或宗教信仰度过人生的最后时刻。

（三）奥瑞姆自理理论

1. 简述　自理理论（Self-Care Theory）又称自我护理理论，由美国著名护理理论家罗西娅·奥瑞姆（Dorothea Elizabeth Orem）于1971年提出。自理理论是指个体按一定形式连续完成的，为维持生命和健康需要自己进行的活动。其包含人、健康、环境、护理四层含义。该理论认为，自理活动是个体为了满足自身的需要而采取的有目的的行动，即有能力满足自己的各种需要。

2. 自理理论在安宁疗护中的应用

（1）明确安宁疗护的工作内容和范畴　有助于患者在医院、家庭、社会中的角色适应，强调了医护人员在安宁疗护中的作用，为回顾和评价安宁疗护实践设计了一个系统方法。

（2）强调患者的主体作用，通过自我护理模式开展护理　通常分为诊断与处置、设计与计划、执行和评价这三个步骤，最终协助晚（末）期患者完成自理，以达到对其自身有利的效果。

（3）对安宁疗护团队的职业素质提出新的要求　安宁疗护团队必须具有良好的医德素养，掌握多学科知识，积极接受死亡教育，激发团队精神，提升服务品质及突出专业规范性。

（四）金的达标理论

1. 简述　金的达标理论（Gold Standard Theory）由美国著名护理理论家伊莫詹妮·M·金（Imogene M King）于1981年提出。金的达标理论是指为使护理人员和患者在一个特定情境中达到共同的目标而提出的理论框架，即个体系统、人际间系统和社会系统。该理论创造了一个观察特定现象的方法——双方都对自我、角色、成长、发展等有正确的感知，通过沟通和相互作用，随后相互影响，达到共同制定的目标。是护理人员和服务对象在护理情境中分享有关他们感知信息后的行动、反应和互动的过程。

2. 金的达标理论在安宁疗护中的应用　安宁疗护团队人员和患者及家属进行深入有效的沟通交流，设定目标，共同制定和实施安宁疗护照护计划。

通过死亡教育，帮助患者及家属正确面对死亡，提高对死亡的认知及应对能力，达到安然接受死亡的事实。

为患者提供温馨宁静的家庭式的病房环境，以满足晚（末）期患者和家属在生命的最后阶段对生活环境的需求。

六、中医药文化理论

详见第十二章《中医药特色安宁疗护》。

【思考题】

1. 安宁疗护的概念和内涵是什么？
2. 我国安宁疗护的发展历程经历了哪几个阶段？
3. 如何实现我国本土化安宁疗护的特色发展？

扫一扫，查阅本章数字资源，含PPT、音视频、图片等

案例导入

刘阿姨50岁，2年前被确诊为肺鳞状上皮细胞癌，3个月前出现肝脏、骨骼多处转移，TNM分期IV期。现已入住安宁疗护病房1个月。安宁疗护团队人员对患者及家属进行了专业的安宁疗护服务和温暖的关爱关怀，既让患者减轻疼痛和其他不适症状，又为患者及家属进行了心灵呵护。刘阿姨说："生病以来，我经历了病痛的折磨，得到了家人和你们很好的照护。最后能在像家一样的病房里圆满告别人世，我很知足，希望在我去世后，遗体、器官能捐献用于医学研究，以此回报大家、回报社会。"

请思考：

1. 在安宁疗护中如何结合中医药文化实施人文关怀？

2. 在安宁疗护中怎么样实施人文关怀？

医学的本质是一门"人"学，包含科学、人文和社会三大属性，其中人文精神是医学的灵魂，科学技术必须要有人文来支撑。这就要求医护人员既要掌握熟练的医学专业技术又必须具备良好的人文关怀素养，全面了解临终患者及家属的身心状况及社会处境，给予积极有效的个体化整体照护，真正帮助患者摆脱病痛的折磨。

第一节 人文关怀概述

人文关怀一直伴随着医学的产生、发展和完善，是医学之源、医疗之本、医护之魂。它要求医护人员将人文精神内化，以患者为中心，给予患者全面的关怀和照护。其本质是关心人自身的利益与需要，尊重人自我的价值与自主的尊严，解放人自由的思想和坚定人自觉的信念。

一、人文关怀概念

人文关怀（humanistic care），又称人性关怀、关爱，是指尊重人的主体地位和个性差异，关心其丰富多样的个体需求，激发人的主动性、积极性和创造性，促进个体自由全面发展。

人文关怀理念是以人本主义或人道主义为核心，由人的文化、自然情感、道德情怀、利益需要和社会关系等基本要素组成。

人文关怀是在肯定人的价值、尊严、潜力的基础上，对人的全面发展给予关怀和关注，其中对患者文化背景的理解是人文关怀的基本要素。人文关怀的本质是一种充满爱心的人际间的互动行为，医护人员应具有同情心、善心、责任心、信心和胜任力等专业特征。体现人的精神尊严是

人文关怀的核心理念，人际协调互动是人文关怀行动实施的基础和前提条件。

二、医学人文关怀

1. 概念　医学人文关怀（medical humanistic care）目前没有明确的定义，主要是指医护人员在对患者的医疗护理过程中，以尊重患者的生命价值和重视患者的个体需求为前提，以关爱和友善的态度为特征，以相互信任、建立和谐的医患关系为标志的职业理念。体现的是对人、人的生命与身心健康在终极意义上的敬畏、尊重与关爱生命本体的现代人文理念。强调用人文理论认识患者疾病与健康，用人文方法解决患者疾病与健康问题，进一步深化了医学的认识，提升了医学的价值，促进了现代医学的发展。

医学人文关怀主要内容包括理解患者的文化背景、协调患者的人际关系、尊重患者的人格尊严、满足患者的整体需要、表达对患者的关爱情感等，为患者提供心理、情感和文化服务，以全面满足患者的健康需求和精神慰藉。

2. 原则　医学人文关怀是高于人们心理、生理之上的精神层面上的关怀，是医护工作者必备的基本素养。历代医家皆以"医乃仁术"为行医宗旨，是指医护工作者不仅要运用知识、技能行医治病，而且要给予患者广泛而精细的人文关怀，这就要求医者践行以下医学人文关怀原则。

（1）同情同理　《孟子·公孙丑上》中说："恻隐之心，仁之端也。"医护人员应时刻保持同情心和同理心，体会患者和家属的痛苦，掌握他们的实际境况和需求；尊重他们的自主性、个别性和独特性，表达对他们的关爱情感，与他们同在同行，建立和谐信任的医患关系；采取有效的实际行动，帮助患者和家属更好地度过人生的转折点。

（2）关爱博爱　医护人员应关心关爱患者，详细了解病情，满足患者的整体需求。以患者为中心，同时上升到其"社会生态场"，从个人到家人和朋友，重视患者家庭诉求，及时缓解他们的心理社会问题，与患者及家属建立良好的人际关系。

（3）至臻至善　当今，医学技术飞速发展，可能导致医护人员专注于治疗与护理的机械化、自动化及智能化而偏离关注患者的感觉，割裂了与医学人文精神的结合。医疗技术是有限的，医护人员能给予患者的人文关怀是无限的。对待患者及家属"善而为之"，践行人文道德标准。"至善"体现为提供舒适的医疗环境和设施、简便优化的诊疗、热情的医疗服务、良好的沟通协调与合理的诊疗制度保障等。医护人员应在医疗实践中不断创新超越，达到"仁心仁术"的新境界。

（4）慎独慎行　要求医护人员注重修身养德，遵守道德规范，不做任何有违道德信念和违反法律之事。在医疗工作中秉承认真负责、严守规范、全神贯注、严谨求实、精益求精的工作作风，不允许有半点的简单和草率，以免伤害到患者。

（5）美益求美　要求医者学术理论美、专业技能美、服务行为美、医学环境美，还要求其为患者维护、修复、塑造和强化富有形体美和生命活力美感的医学人体美。这是医学人文关怀至美不懈的追求。正如古希腊希波克拉底所说："医术是一切技术中最美和最高尚的。"

医学人文关怀的原则诠释出的同情同理是医学人文关怀的最基本的要求；关爱博爱是医学人文关怀的追求；至臻至善是医学人文关怀具体的体现；慎独慎行是医学人文关怀必备的行为；美益求美是医学人文关怀高层次的要求，这既是对医护人员的要求，也是对整个医疗卫生保健服务的期望。

3. 能力　医学人文关怀能力是指医务人员完成关怀照护患者活动所必须具备的个性心理特征，这种心理特征外在的表现为医务人员为促进健康、满足患者作为"人"所具有的生理、心理、精神和社会需要而自觉采取的各种积极的关怀态度、行为，是在一般能力基础上发展的特殊能力。它包括以下要素。

（1）价值判断能力　即与他人交往过程中尊重人的价值和个体独立性，为他人的利益和状况考虑并由此获得满足感的思想境界。

（2）情感交流沟通能力　即运用沟通技巧，接受和表达积极或消极情感，与他人沟通思想、交换意见、分享经验，建立和谐人际关系的能力。

（3）身心调适能力　即运用心理学的一般理论和方法，来调节自我、缓解心理压力、排除心理障碍、达到身心健康的能力。

（4）灌输信念和希望的能力　即鼓励和支持他人树立信心，对促进健康充满美好设想和追求的能力。

（5）帮助他人寻求精神力量的能力　即运用现象学方法了解他人经历、观点并接受他人寻求精神寄托和精神支持的行为，融洽人际关系的能力。

（6）科学解决问题的能力　即将科学解决问题的原则和理念运用于工作中，做出最佳决策，帮助解决健康问题的能力。

（7）促进健康教育的能力　即为人群提供必要的信息，促进其自我照护与保健的能力。

【知识拓展】

人性照护十要素

美国护理专家吉恩·华森（Jean Watson）提出人文关怀理论包括人际照护关系、照护时机和10个人性照护要素等三个主要概念。其中10个人性照护要素是指：①形成人性利他主义的价值体系。②建立信念与希望。③培养对自己及他人的敏感性。④发展帮助与信任关系。⑤促进并接受正性和负性情感的表达。⑥在解决问题时使用系统的科学方法做决策。⑦增进人际间教与学的互动。⑧提供支持性、保护性、矫正性的生理、心理、社会文化和精神环境。⑨帮助患者满足人性需求。⑩允许存在主义现象学力量的影响。

第二节　中国文化与人文关怀

对患者及家属文化背景的理解是人文关怀的基本要素，不同民族或文化背景会影响临终患者的死亡态度和临终行为。因此安宁疗护不但关注解决患者的身体疾苦，而且还要关注其不同的文化背景、生活习惯、宗教信仰、价值理念等文化要素，给予全面和整体的人文关怀和照护，为临终患者和家属提供与其文化需求相适应的安宁疗护服务。

一、中国传统文化与人文关怀

中华优秀传统文化是中华民族的文化根脉，其蕴含的思想观念、人文精神、道德规范，不仅是我们中国人思想和精神的内核，对解决人类问题也有重要价值。中华传统文化以儒家、佛家、道家三家之学为支柱。

（一）儒家文化中的人文关怀思想

儒家文化极具人文关怀的思想体系，始终关注人自身、人与人、人与社会、人与自然的和谐共生。

1. 儒家文化是以人为本的文化　"以人为本"是儒学之思想。孔子认为人皆有道德属性。《论语·颜渊》中所说的"为仁由己",是指要达到仁的道德境界,必须要靠自己的自觉意识和独立人格,而《中庸》中的"仁者,人也","仁"成为人的发现,则标志着人类道德生活走向了自觉。孔孟提出"仁者爱人,民为贵,社稷次之,君为轻",体现了期望以人为价值主体,实现人本社会。儒家以人为本位,宣扬人的主体性,肯定人的独立人格和价值尊严,对于加强医学人文关怀具有重要的启示意义。

2. 仁、义、礼、智、信是儒家伦理学中的核心价值 仁、义、礼、智、信是儒家伦理学中的基本概念,是五常之本。"仁"即仁爱,包含着对人的尊重和关怀;"义"是指忠义、正义、公平、公正、公道,是人生的责任和奉献,是人们崇高道德的表现;"礼"是人际交往的伦理道德规范和准则,有礼有节,以礼为先,不失礼于人,是社会交往之道;"智"是指崇尚知识,追求真理,从道德智慧延伸到科学智慧,把科学精神与人文精神结合和统一起来;"信"即诚信、信任,是指待人处事的诚实守信、言行一致,诚信是约定俗成的社会交往的基本准则。"仁、义、礼、智、信"引导医护人员对患者的关怀与照护应是在讲诚信、守信用的基础上,提供专业的、符合护理人员职业规范和礼仪的、真诚的人文关怀照护。

(二)道家文化中的人文关怀思想

道家哲学中的"道"通过对人生命本源的认识,展示出了对人的根本关注,强调人的价值,从整体上关注人类的生存和发展,表现出对人的终极关怀。

1. 尊重生命,热爱生命 道家哲学中以"道"为视角,把人之生命置于广阔宇宙之中。正如《道德经·二十五章》中所述:"故道大,天大,地大,人亦大。域中有四大,而人居其一焉。"个体对自我生命的认识、肯定和接纳,在生命意识存在的基础上,给予生命足够的热爱和尊重,重视人的地位,高扬"人"的生命存在的价值。只有增强对生命体的担当意识,才能更多地为他人、为社会着想,从而更加尊重热爱自己及他人的生命。道家独特的生命之"道"可以促使医护人员面临生命困境时坚守职责,发现生命之美,享受生命之乐。

2. 消除恐惧,自然豁达 死亡往往会引起人的恐惧,老子认为,天地万物包括人都会死亡,人的生死是自然而然的发生过程,《道德经·二十三章》中道:"天地尚不能久,而况于人乎?"但"死而不亡",死亡并不是生命的消失,而是一种向自然和生命之道的回归。庄子从生命本身的意义肯定了死亡的价值,《庄子·外篇·天道》中说:"知天乐者,其生也天行,其死也物化。"生命形态从生到死或从死到生,都是物质形态的转化而已。"不悦生,不恶死",死亡是每一个人的最终归宿。医护人员应坦然面对死亡,提高死亡应对能力,尊重每一个生命,在患者离世前提供良好的专业服务和人文关怀。

(三)佛教文化中的人文关怀思想

佛教蕴含着重视人类、依靠自身的智慧和毅力来自我解脱的人文精神,这种人文精神体现了佛教以觉悟人生为根本的思想。由于佛教强调人与生俱来的苦,在某种程度上可化解个人对现状的认知,"倾心向内"追求解脱,使自我内心归于平静,有助于身心健康。

1. 修善与尊重自然 佛教注重人的善业修行,强调人道关怀、平等、互爱、利他和孝道思想。主张人与自然关系的伦理化,追求人与自然、与其他生命和与宇宙的和谐相处。

2. 修行与身心和谐 佛教修行倡导戒律实践。戒律的基本精神和主要内容是要求人们戒除生活中过分的欲望,达到清净寡欲;在心性修养中,做到止观双修和顿悟渐修。在日常生活中,遵守布施、持戒、忍辱、精进、禅定和般若六个原则,做有益众生和社会的善事,达到身心和谐一致。

二、中医药文化与人文关怀

中医药文化内涵丰富，蕴含丰富的人文精神，中医学秉持的"大医精诚""见彼苦恼，若己有之"的感同身受，以及"先发大慈恻隐之心"的同情心等，彰显着中医的人文特色。中医理论、实践无处不体现着人类对生命的尊重和关爱。

1.仁爱平等，谦和赤诚　仁爱思想其本质是强调医德的重要性，要求行医者要恪守医德，以"救死扶伤"为己任，宋·刘昉《幼幼新书》中说："业医者，活人之心不可无，而自私之心不可有。未医彼病，先医我心。"提倡宣扬仁爱思想，有助于医者恪守本分，加强自身医德修养。被后世尊为"医圣"的张仲景，"上以疗君亲之疾，下以救贫贱之厄，中以保身长全，以养其生"，体现了平等博爱的精神。明代著名医学家龚廷贤，以"良医济世，功同良相"自励，他说："凡为医者，性存温雅，志必谦恭，动须礼节，举乃和柔，无自妄尊，不可矫饰。"即医者对患者要真诚有礼，言谈举止要温柔谦和。

2.审慎严谨，淡泊名利　传统中医学秉承着严谨求实、一丝不苟的行医态度。《黄帝内经·素问·针解》说道："如临深渊者，不敢堕也；手如握虎者，欲其壮也；神无营于众物者，静志观病人，无左右视也。"即医者在治病时须全神贯注、胆大心细、准确无误，以取得最佳的治疗效果。中医传统医德认为，淡泊名利、清正廉洁是每个医护人员必须具备的美德，与中国传统儒家文化主张的重义轻利的价值观相一致。三国时期董奉"日为人治病，亦不取钱。重病愈者，使栽杏五株，轻者一株。如此数年，得十万余株，郁然成林……奉每年货杏得谷，旋以赈救贫乏，供给行旅不逮者，岁二万余人"。这就是历史上留下的杏林佳话，至今人们还用"杏林春暖"来赞颂医德高尚的医护人员。这些事迹被历代医者广为传颂，其重道义、轻名利的做法备受称道。

3.勇于探索，博识圆通　守正创新、继承精华是促进中医药事业发展的生命线。近代名医张锡纯在西学东渐、莫衷一是之际，明确指出"吾人生古人之后，当竟古人未竟之业，而不能与古为新，俾吾中华医学大放光明于全球之上，是吾儒之罪也"，他首倡"合中西医融贯为一"的学术见解，以"凡事必实验而后知"的治学态度，对于推动中西医结合和中医现代化进程起到了重要的作用。《素问·著至教论》中说："上知天文，下知地理，中知人事，可以长久，以教众庶，亦不疑殆，医道论篇，可传后世，可以为宝。"即是说，医道精微，要求医者必须掌握天文地理、人情世故等方面的知识，只有谦虚谨慎，踏实好学，才能成就精湛医术。作为当代医护人员，也应该具备广博的人文知识，使自身知识与能力、为学与为人有机统一，和谐发展。

第三节　人文关怀实践

安宁疗护强调生命的质量与尊严，重视给予临终患者和家属"躯体、心理、社会和精神"全方位的专业照护和人文关怀实践。叙事医学和叙事护理将叙事的情境根植于临床，把每个人视为自己生命的主人，医护人员和患者及家属平等互动，通过平行病历、治疗文件、外部见证人等途径，深入了解生命故事，带着尊重和谦卑达成生命和解，协调技术与人文、医护人员决策与患者感受的关系，是实现人文关怀实践的哲学取向和行动路径。

一、叙事医学与人文关怀实践

叙事医学兴起于21世纪初，以重视医护人员共情、反思、信任为主旨，为医学人文及临床治疗提供了新思路。长久以来，实证科学作为现代医学的根基，强调用科学、客观、规范的数据和试验结果来定义诊疗指南、疾病检验检查标准和临床路径，但在实际诊疗中，科学化和标准化的诊疗方案有时并不能给患者带来更好的就医体验。叙事医学的目的在于调整、改善医患相处模式，聆听患者的情感和声音，同时作为一种情感实践，理性干预患者的治疗与康复，在肯定生物因素对疾病影响的同时，也强调社会、文化、个人感受对疾病发生、发展的作用。

（一）叙事医学的概念

叙事医学（narrative medicine）是指由具备叙事能力的医护人员开展的，能够提供人道且有效诊疗活动的医疗模式。叙事能力指的是"认识、吸收、解释并被疾病的故事所感动的能力"。通俗地说，就是医护人员倾听患者的各种疾苦，然后用心把这些疾苦书写下来，通过这种叙事形式达到医护人员对患者疾苦感同身受的效果，进而在诊疗过程中唤起医护人员的悲悯之情，实现提高诊疗效果的一种医疗模式。

（二）叙事医学内容

丽塔·卡伦提出，培养医护人员倾听、诉说疾病的"叙事能力"，应从现象学、心理分析、创伤研究、美学等训练出发。叙事医学的主要内容，可以概括为：三焦点、三要素、两工具。

1. 三焦点 人与人之间的关联性；人与人之间的共情；人类的情感，特别是负面情感。

2. 三要素 关注、再现和归属。"关注"人，倾听患者的故事；"再现"第一步中所接收到的信息，为之赋予合适的意义；通过前两个步骤，形成"归属"感，建立积极的关系。

3. 两工具 细读和反思性写作。细读来源于文学研究，指关注文本，重视语境，把握文本的形式特征，从而得出文本的意义。此处的"文本"从广义上来看，还可以包括人在内的认知对象。已经有研究发现，细读训练能够提升医务人员的共情力。如果说细读重视"输入"，那么反思性写作则着重"输出"，希望医务人员通过创意性的书写和交流，完成情景再现和意义建构。

（三）叙事医学与人文关怀实践

1. 平行病历 叙事医学注重植根于临床，开辟了平行病历（后递延到平行决策）的双轨临床书写范式，以协调技术与人文、医生决策与患者感受的关系。平行病历赋予了人活着的生命，有了感情的注入，再现了医患心灵的碰撞，推动医学人文从观念倡导到制度安排，流程再造，使得医学人文不再漂浮，有了临床程式和评估指征。平行病历是在临床教学改革实践中引入文学叙事的理念和方法，要求医务人员推行的床边叙事，为接诊的患者书写一份与普通病历迥异的人文病历。通过患者形形色色的疾苦叙事走进患者的世界，重述疾苦的故事，穿越疾苦体验，体现了医学人文的价值和功能。

2. 疾病叙事 框架包括疾病在发生发展和诊疗过程中，对个体、家人和周围关系的影响；患者对医院、医生、医学的期许与接纳；患者对疾苦观、生死观、医疗观的流露。疾病叙事更深刻地揭示人在病中的痛与苦，不局限于生理层面，更加关注心理层面，尤其是各种情绪困扰，如病后的恐惧、焦虑、忧郁、愤怒、委屈、自责、沮丧、无助，以及身体失能的沮丧与自我接纳障碍，对治疗的信心，预后、生命的不确定感，自我价值的丧失，罪恶感滋生，久病对生命意义的质疑，面对死亡的恐惧。患者的社会及经济境遇也是叙事医学关注的焦点，如病后人际关系改变、社会角色退化、因住院或长期疗养而增加家庭经济负担等。因此，对疾病叙事的倾听和理解，是叙事医学带领医者和照护者从"病"到"人"的转折，是关于人文关怀实践的主要诠释。

（四）叙事医学与安宁疗护人文关怀实践

1. 尊重生命，倾听患者的故事 医护人员如果听到患者的叙事，就能更深入地了解患者的病因、临床表现、需求等，从而既能更有针对性地开展诊疗护理活动，也能增加患者的信任，提升其对医嘱的依从性。叙事医学将患者视作有个人故事的人，而非仅仅是症状或器官的问题，在解决患者躯体疾病的同时，也关注其社区关系和心理维度。使用医学叙事法的医护人员，不仅可以确认自身对患者体验的理解，而且能够激发自身的创造性思维和自我反思，即理解、共情、亲和能力的体现及对自身医疗行为的反思。

2. 心理支持，合理排解心理困扰 组织患者或家属进行相关生命题材书籍的阅读。鼓励患者根据自身需求选择感兴趣的内容进行阅读，并可就阅读感受与医护人员进行交流。鼓励患者书写日记，记录身体感受、心情、与家人的沟通、想对家人说的话，以及目前最想做的事情或最想实现的愿望等。具体内容不作限制，只要是患者想表达的即可。在患者许可的前提下，可与医护人员的平行病历或平行护理记录进行交换阅读，进一步了解彼此感受。

3. 社会照护，协助建立情感联结 通过绘制家谱图了解患者家庭状况及人际关系信息，与患者、家属构建人际叙事关系，了解患者家庭叙事关系构建，确认是否需要家庭会议介入及介入时机。根据具体需求制定家庭会议流程，包括选择召开会议的时机、确定参会人员和会议场地、计划会议需要解决的主要问题、商榷会后注意事宜等。

4. 精神关切，切身表达内心感受 通过叙事访谈及灵性评估工具了解患者灵性方面存在的问题及灵性需求，了解患者的过往及目前存在的需求，如："您的一生，有哪些事是快乐的、有成就感的？""有哪些事让您感到难过、痛苦？"进一步了解影响患者生活的焦点因素，与患者一起进入回顾的情境中。鼓励患者说出自己喜欢或想做的事情，协助处理未了心愿，重建人际关系；从回忆回归现实，陪伴患者，引导建立正向情绪，协助回忆以往体验，尽量记住让自己快乐或愉悦的情境，感受平静、爱和喜悦。

二、叙事护理与人文关怀实践

随着整体护理观的兴起，叙事护理逐渐成为护理领域新的研究热点。医护人员要了解患者的整个生活状态，深入了解患者，倾听患者叙事是必由之径。患者叙事能将过去、现在及未来连成一个整体，并从中透露出"身体—心理—社会—精神"四个层次的需求，这是实施整体护理的出发点，达到改善患者情感体验、提高护理工作效率、和谐护患关系的目的。

（一）叙事护理的概念

叙事护理（narrative nursing）是指具备叙事能力的护士开展的一种关注、理解、感受和回应患者疾痛体验和疾苦困境的陪伴式照护活动。叙事护理能力是指在临床实践中，医护人员能充分感受和理解患者所述疾病遭遇，并能对患者疾苦困境做出恰当回应的专业能力。叙事护理有多种形式，如创建数字故事、写作、访谈等。

（二）叙事护理的理念与方法

1. 叙事护理理念 叙事护理是一种态度，是以一种尊重、欣赏、谦卑、好奇的态度来面对生命，叙事护理强调的不是技术而是态度，只有生命才能进入生命，只有灵魂才能与灵魂交流，不是以改变患者为目的，是强调对患者生命的了解与感动，每个人都是自己疾病的专家，每个人都有资源和能力，每个人都是自己生命的作者，疾病不会百分百操控人。

2. 叙事治疗的五大核心技术　五大核心技术包括外化、解构、改写、外部见证人和治疗文件等。通过外化把人和疾病分开，同患者一起面对疾病，不仅看到疾病，还要看见生病的人；通过解构探索行为背后的意义；通过寻找贴近生命的细小改变（例外事件），分析现象产生的原因，丰满支线故事，改写主线故事的结局；通过外部见证人使好的改变真实化、强化好的行为；通过治疗文件（如影音资料、信件、奖品、奖状证书等）重塑自我认同。

（三）叙事护理与人文关怀实践

叙事护理作为一种人文属性的护理方式出现，是对人性化护理服务内涵的补充。它强调护士以倾听、回应的姿态进入到患者的故事中，了解患者的体验经历，一方面能引导患者疏泄情绪，感受关怀温暖，推动护患友好和谐相处；另一方面，还能启发患者对自身故事多角度思考，发现自身潜在力量，从而利于疾病预后。然而，叙事护理并不只局限于指导患者利用自身故事产生积极意义，也能将他人的故事引入，供患者思考借鉴，从而更好地实现护理目标。

（四）叙事护理与安宁疗护人文关怀实践

借鉴叙事护理理论及叙事疗法"外化、解构、改写、外部见证人和治疗文件"五大核心技术，结合安宁疗护实践进行个性化护理。

1. 初步接触，了解亲近患者　信任关系的建立是叙事展开的前提，护士尽早与患者及其家属交流，形成初步印象。运用倾听和共情技术，了解患者诊疗情况、家庭背景、文化程度、宗教信仰、兴趣爱好及社会支持系统等资料，了解患者信息概况。

2. 外化与解构问题，探索现存问题　通过"您当前的感受是什么？""给您目前的状态起个名字，您觉得叫什么？""把现在的状态命名为'可惜'可以吗？"等问题提问临终患者，尝试将患者与问题分离。澄清问题，回馈患者，为患者提供第三视角，审视自身的心理空间。解构思考，采用半开放式的提问技巧引导患者叙述之前的类似事件，如"您能回想到之前让您觉得无奈的事情吗？具体讲讲是什么？""您觉得老天爷和您开了个玩笑，是基于什么样的考虑？"等。倾听患者的现在与过去，理解患者的"主线故事"和"支线故事"。

3. 改写或寻找"闪光点"，引导患者回顾人生　每个人的生命都是一条河流，挖掘以往生活经历中被忽略的相似体验，以及回顾自己如何克服解决，最终将隐藏在这种"例外事件"背后的积极意义进行放大和强化，让临终患者认可自己的生命意义，借鉴其他患者的成功案例，正向回馈患者，树立积极榜样，循序渐进地提升患者意义感和完整感，激发其自身资源与力量。

4. 反思，唤起患者与叙事护理者认知重建　对事件的反思是内在力量形成的关键部分。患者通过反思重新认识自己，每次叙事访谈结束时由叙事护理者阅读患者故事，讨论故事中患者困扰的原因及患者的感受。叙事护理者通过对叙事资料的反思进一步完善护理计划，通过反思不断提升叙事护理者的叙事实践能力。同时，在安宁疗护实践中，通过反思，还可以提升护士自身的价值感，从而实现临终照护中的双向关怀。

三、安宁疗护中的人文关怀实践

在安宁疗护实践中，人文关怀集中体现在对临终患者的生命与健康、权利与需求、人格与尊严的关心和关注，它是一种实践人性化、人道化护理服务的行为和规范，是医学发展和社会进步的必然要求。

1. 维护尊严，实现生命价值　安宁疗护是为临终患者提供身、心、社、灵多方面的医疗照护和人文关怀等支持，解除其痛苦与不适，维护其尊严；评估并满足其灵性需求，包括追寻生命的意义、感受被谅解和宽容、爱与希望的需求等，帮助其寻找生命的价值与意义，获得精神上的支持和心灵上的平和。

2. 改善环境，体现温馨舒适　布置舒适宜人的病房环境，给患者提供一个整洁、安静、安全、具有家庭氛围的温馨场所。病房环境中颜色、自然景观及个人物品等装饰的人文设计能满足终末期患者良好的感官刺激、分散患者的注意力、促进舒适与放松，减少患者与家属的痛苦。

3. 爱心陪护，加强接触交流　临终患者常常感到绝望、迷茫和无助，渴望家人能尽可能多地陪护在身边，通过抚爱、拥抱、轻言细语等方式亲密交流，谈论美好的、难忘的和值得回忆的往事。同时安宁疗护团队人员通力合作，共同评估患者的关怀需求，用心陪伴，爱心支持患者和家属。

4. 尊重自主，鼓励共同决策　医护人员应与患者及患者家属充分沟通多种疗护方式的利弊，基于患者经济背景、社会价值、个人偏好等多方面因素，尊重患者的自主权、意愿和需求，帮助患者及家属做出正确判断和合理选择。

5. 整体照护，满足全面需求　围绕生命终末期患者"身、心、社、灵"的整体需求，实施"四全照护"。采取对症及支持治疗，给予舒适护理，实施个体化心理干预，满足患者灵性需求。通过整体照护，缓解患者及家属痛苦，帮助终末期患者舒适、安详有尊严地离世。

6. 善终善后，做好全程服务　对患者和家属的人文关怀应贯穿于安宁疗护服务的全过程。指导患者家属做好善终准备，在患者离世后，妥善做好遗体护理，保持其皮肤清洁、完整，五官祥和，四肢端正，保持人体最终的完美。给予家属丧亲支持和哀伤辅导，早日回归正常生活。

【思考题】

1. 医学人文关怀能力包括哪些能力？
2. 医学人文关怀的原则是什么？
3. 儒家文化中蕴含哪些人文关怀内容？
4. 中医药文化中蕴含哪些人文关怀内容？
5. 对临终患者实施叙事护理的具体方法是什么？

第三章
安宁疗护中的沟通与互动

扫一扫，查阅本章数字资源，含PPT、音视频、图片等

案例导入

李奶奶，68岁，诊断为肿瘤四期（胰腺癌伴全身多发转移），评估预期生存期为3个月以下，与家属进行了沟通后，家属倾向于将患者转入该院的安宁疗护病房。

李奶奶的女儿面露难色，向医生护士求助："我没敢把这病（胰腺癌）治不了了告诉她，怕她承受不了，一下子被打击。而我也装作若无其事，尽量不提疾病的严重程度，尽量避开，如果我们准备带她到安宁疗护病房的话，是不是就瞒不住了？我实在不知道该如何和她沟通这最后的话题；而且家里还有我的弟弟妹妹，我也不能一个人做主，一家人的意见也不好统一，简直是太难了。"说着，她开始无声地啜泣。

基于患者和家属面临的困境，主治医生邀请安宁疗护团队进行会诊。

根据这个案例，请思考安宁疗护团队在工作中：

1. 如何与临终患者和家属进行有效的沟通？

2. 如何促进临终患者和家属之间的沟通与互动？

3. 如何进行病情告知和召开家庭会议，从而协助患者和家属完成善终计划？

安宁疗护中的沟通是指安宁疗护团队人员尤其是医护人员与临终患者及家属之间信息交流或传递的过程。良好的沟通，对于建立和谐的工作环境，发展良好的医护患关系、满足临终患者及家属的需求，促进双方满意度，都具有十分重要的意义。同时，临终患者及家属关于临终问题的互动是满足双方需求、提升患者生活质量的重要途径。2017年，国家卫生与计划生育委员会颁布的《安宁疗护实践指南（试行）》建议医护人员应引导患者及家属进行回顾人生、坦诚沟通病情、适时表达关怀和爱、增加陪伴、与亲人告别等临终问题的互动。因此，如何与临终患者及家属进行沟通，并促进临终患者及家属进行关于临终问题的互动，是安宁疗护的重要工作内容。

第一节　与临终患者及家属的沟通交流

由于临终患者的心理变化错综复杂，在对他们的关怀照护中需要运用恰当的沟通策略和技巧，帮助临终患者减轻身心的痛苦，缓解死亡的恐惧、感受安宁疗护团队的温暖关爱和陪伴支持。同时，通过有效地与临终患者家属沟通可帮助家属正确认识疾病，准备即将到来的死亡，缓解身心痛苦并平稳度过悲伤期。

一、沟通与有效沟通

（一）基本概念

1. 沟通（communicate）　沟通是信息发送者遵循一系列共同规则，凭借一定媒介将信息发给信息接收者，并通过反馈以达到理解的过程。

2. 有效沟通（effective communication）　有效沟通是指信息接收者获得的信息与信息发出者所要表达的信息一致。沟通的结果是使双方相互影响，并建立一定的关系。有效沟通以准确清晰、反馈修正为特征，以及时、充分和不失真为标准。

（二）有效沟通的原则

美国著名的公共关系学家特立普、森特共同提出了有效沟通的"7C"原则。

1. 可依赖性（credibility）　可依赖性指沟通者之间要建立相互信任的关系。

2. 一致性（context）　一致性又称为情境构架，沟通传播须与环境（物质的、社会的、心理的、时间的）相协调。

3. 内容的可接受性（content）　沟通的信息内容必须对接受者具有意义，能引起他们的兴趣，满足他们的需要。

4. 明确性（clarity）　信息的表达形式应该简洁明了，易于被人接受，所用的语言，应是双方共同认可的。

5. 渠道的多样性（channels）　选择能够充分提高沟通目的和效率的渠道。

6. 持续性与连贯性（continuity and consistency）　沟通是一个没有终点的过程，要达到渗透的目的，必须对信息进行重复，但须在重复中不断补充新的内容，这是一个持续连贯的过程。

7. 被沟通者接受能力的差异性（capability of audience）　沟通时必须考虑被沟通者接受能力的差异（包括注意力、理解力、接受能力和行为能力等），采用不同的方式方法使其理解和接受。

二、与临终患者及家属的沟通内容

（一）与临终患者的沟通内容

由于临终患者心理的特殊性，与之沟通的内容也与普通患者有所不同，主要包括以下 6 方面内容。

1. 生死教育　临终患者心理痛苦的根源主要是对死亡的恐惧，因此，关于死亡教育内容的沟通应贯穿于安宁疗护全过程。

（1）"优死"教育　也称"优逝"，是指个体在临终阶段有尊严、无痛苦、舒适地走完人生的最后旅途，且家属的身心得到维护和增强，照顾者的角色能够顺利转换。

（2）树立正确的死亡观　通过生死教育可以促使临终患者正确认识死亡的本质，帮助他们树立正确的死亡观，有助于清除或缓解临终患者对死亡的恐惧，也是临终患者完整理解生命和提高生命质量的重要途径。

（3）尊重信仰　对有宗教信仰和民族民俗活动需求的临终患者，在国家法律允许和政策支持的前提下，医护人员对患者的需求表示尊重。

2. 生命回顾　也称怀旧治疗、回顾治疗、记忆治疗或生命回忆等，即启发和帮助患者做生命的回顾，追寻生命价值和意义。

（1）回忆成功　很多患者在临终阶段喜欢回忆自己以往的成功业绩，并愿把它告诉给别人，希望得到别人的赞赏与肯定，产生一种死而无憾的感觉。

（2）回忆美好亲情　对以往生活中的美好回忆，如甜蜜的爱情、真诚的友谊、难忘的经历等，可使临终患者获得生命意义和价值的满足。经过几十年的坎坷经历，许多患者在临终阶段大彻大悟，对名誉与地位、成功与失败、金钱与利益都有了更深刻而通透的理解。通过对人生的回忆，患者可重新体验和挖掘生命的意义，总结人生经验，引发有价值的人生哲理。

3. 专业照护　处于生命晚（末）期患者希望得到医护人员的专业照护，期待通过语言的沟通完成从病情告知到家庭会议，从舒适护理到心理支持和精神抚慰。尤其是对临终和死亡话题的启动，更是需要医护人员在充分评估、细心准备，关爱尊重下，做到有温度、有情感、有信任地陪伴支持，满足患者专业的全人照护的需求，缓解整体痛苦。

4. 家庭亲情　在临终阶段，家庭陪伴和儿女亲情是临终患者心中最难以割舍的，也是最宝贵的。通过回忆亲情、谈论亲情、寻找亲情满足临终患者对亲情的需求，如许多临终患者会表达在去世前要见家人和好友，要求回家看看，或是要求在家人的陪伴下在温暖的家中去世。

5. 启动话题　由于每一位临终患者的文化水平、社会经历、宗教信仰及兴趣爱好不同，与他们谈论的话题也就千差万别。安宁疗护团队人员要善于在沟通中发现患者感兴趣的话题，察觉患者想要知晓的信息，通过温暖的询问开始启动，引导患者交谈，了解需求，减轻痛苦，满足心愿。举例如下：怎么样理解自己的病情；关于您的病情，以及未来可能发生的变化，哪些是想让我告诉您的；如果您的健康状况进一步变化，您认为自己最重要的目标是什么；关于您未来的健康状况，你最害怕和担心的是什么；如果您的健康状况进一步转差，您会如何尽一切可能延长自己的时间；对于您的想法，您的家人知道多少？

（二）与临终患者家属的沟通内容

1. 告知病情　临终患者病情危重时，患者家属迫切需要向医护人员了解病情及相关信息，医护人员应理解患者家属的心情，主动、耐心地介绍患者的病情、治疗措施及预后，让他们清楚患者的病情，做好心理准备，减轻紧张焦虑情绪，做好各种计划和安排。

2. 舒缓情绪　当患者病情恶化或病危时，家属常因担忧、害怕、焦虑而表现出急躁、不安，此时医护人员更应沉着、冷静、耐心细致地做好解释，随时向家属汇报患者的病情，同时表达医护人员的重视和关心，取得患者家属的信任。同时鼓励家属将内心的痛苦和真实的想法说出来，必要时可以提供适当的场所，让其发泄心中的悲伤和情绪并给以安抚。

3. 回应需求　回应并最大限度地满足家属在照护临终患者过程中所产生的身心需求，提高临终患者家属对医护工作的满意度，促进医患关系和谐。

4. 做好准备　家属在面对亲人死亡时会感到很茫然，不知所措，或不相信现实，或表现得情绪很激动。此时，安宁疗护团队人员应给予积极支持和指导：首先应提醒家属通知希望能最后陪伴的亲友在条件允许的情况下及时赶到；指导家属做必要准备如寿衣、对患者有重要意义的物品、家属希望陪伴亲人的饰物或照片等。

5. 温暖道别　为临终患者创造安静舒适的环境，方便家属与濒死期患者做最后告别。鼓励家属有爱就要表达出来，给予临终患者最温暖的道别，如道谢、道爱、道歉、道别，鼓励家属通过语言直接表达"我爱你""谢谢你""对不起"等，对临终老人要感恩为家庭辛劳的付出及对子女无私的养育，使临终患者及家属不留遗憾，让临终患者安宁幸福地走完自己的人生。

三、与临终患者及家属的沟通策略与技巧

步入临终期的患者和家属遭受着身心灵的痛苦折磨，是人生最绝望、最痛苦、最无助的时刻，医护人员一定要真诚地献出爱心，选择恰当的沟通策略与技巧最大限度地满足他们的需要才能在沟通交流中让他们感受到医护人员对他们的重视、关爱和尊重，建立起信任关系，真正提供有效、有力和有益的帮助和支持。

（一）选择合适的沟通对象和时机

1.选择最佳人选　选择患者最喜欢和最信赖的亲人和朋友参与沟通会给临终患者提供精神上的支持和情感上的帮助，有助于临终患者诉说自己内心真实的想法，有利于调适和舒缓患者的心理压力。

2.选择适宜时机　护理人员要根据患者自身的生理状况、心理感受、习惯、喜好及承受能力，找准时机，选择患者最乐于接受和最需要的时机进行沟通，并根据患者病情和反应控制好沟通时间。

（二）按步骤实施

在安宁疗护人际沟通中，医患之间要完成一次正式的沟通，一般需要六个步骤。

1.充分准备　医护人员要提前了解和评估患者及家属的文化背景和身心状况，设定沟通目标，做好专业知识、心理和沟通能力的准备，提供安静不被打扰的环境。

2.确认需求　通过有效提问、耐心倾听、共同讨论、明确临终患者及家属的真实需求。

3.阐述观点　用通俗易懂、简洁清晰的语言阐述观点，避免使用专业术语和冠冕堂皇的词语。

4.处理异议　沟通时遇到异议，医护人员不要急于说服对方，而是通过同理心及共情倾听，了解他们的需求，理解他们的情绪反应和心理压力，进行换位思考，耐心解释和协商探讨。

5.达成共识　通过有效沟通，达成一致共识，共同制定出有效的、个体化安宁疗护服务方案，并感谢和鼓励患者及家属的努力。

6.共同实施　调动患者及家属积极性，发现问题及时沟通，引导患者及家属共同参与安宁疗护的目标确定、决策过程和照护计划实施。

（三）共情的应用

1.共情的概念　共情（empathy）是指能体验他人精神世界犹如体验自身精神世界一样的能力，是人际交往中一种积极的态度和感觉能力，其核心是理解。在安宁疗护沟通中，共情是以患者为中心，注重人文关怀，是所有沟通的精髓。医护人员借助自身安宁疗护专业知识和实践经验，通过患者的言行和经历，深入体验患者内心世界的情感和思维，利用适宜的沟通技巧，将其关心、理解和尊重传递给患者，减轻患者的心理压力，促使患者更多更真实地表达自己的想法，暴露问题的根源，以助于医护人员更好地理解问题的实质，发现解决患者困境的方法。

2.共情的表达　共情表达的过程分五步，即倾听、换位思考、信息整理、信息反馈和验证。

（四）充分发挥语言的沟通作用

1.语言表达　讲究语言表达的准确性、通俗性和简洁性。注意语气亲切委婉、语速缓慢、语调平和、吐字清晰。使用开放式谈话，引导患者说出感受、表达情感和宣泄情绪。

2.书面沟通　是指通过书面文字的形式表达思想、传递信息、交流情感的互动过程。针对语

言交流不便或不能说话的患者是一种有效的方式。此外，在中国文化背景下，患者及家属之间不擅长直接使用口头表达的时候，可以通过卡片、书信等书面方式进行感情传递。

（五）注重非语言沟通技巧

在与临终患者及家属的沟通过程中，安宁疗护专业人员不仅需要口头语言、书面语言和体态语言的沟通，而且还应恰当运用视觉、听觉、触觉等感觉器官与患者交流。

1. 目光 要善于从临终患者及家属的目光中发现他们的心理需求和情感需要，也要让患者从医护人员的目光中得到关心、尊重、支持、鼓励和希望。交流时，两眼要注视患者，目光柔和，适当环视四周，但不要目光飘忽不定。要有适宜的凝视时间，但凝视时间过长或凝视过久会给对方造成不适。

2. 身体姿势 轻声柔步行至临终患者床旁，如果时间允许，建议在床旁椅上落座，营造一种踏实、安然的感觉。必要时可以根据需要握着患者的手，身体姿势以让患者感到安宁疗护专业人员真诚的关爱和亲切的问候为宜。

3. 面部表情 应意识到自己展现给临终患者的表情的重要性，面部表情应自然亲切、真诚庄重。面部表情以与患者的表情、内心的感情保持一致为宜。

4. 触摸 触摸是一种无声的语言，是与临终患者沟通的一种特殊而有效的方式。对临终患者来说，当任何语言已经不再有意义的时候，温暖的触摸能把安宁疗护团队人员的关心传递给患者。触觉能直接感触患者，通过对其表面温度、软硬度、质感、运动变化及重量等要素的感觉判断，获得相关的信息。触觉的辨别能力比视觉真切，比听觉实在。在与临终患者的沟通中，触觉沟通可以单独使用，也可以配合语言使用。

触觉沟通的具体方法：①双手握住患者的手，做一些轻柔的按摩。②单手与患者的手轻轻相握，做一些缓慢的手指运动。③视情况用手触摸患者的手臂。这种触摸或按摩不仅可使患者感到实实在在的关心，而且也能分散患者的注意力，缓解其疼痛。在触觉沟通中，对临终患者手、身体运动和眼神信息的解码相当重要。要仔细体察患者心理和身体的每一个变化，理解其内在的含义，并及时做出反应。触觉的沟通可作为与临终患者沟通的一种常规方法。

5. 关注与倾听 是通过非语言行为表达的积极和肯定的情感。由于关注与倾听往往是自然的情感流露，能够更真实、深切地体现尊重与关怀的态度，因此关注与倾听也是与临终患者沟通的重要方式。

（1）关注 关注是用目光、神态等非语言行为综合表达关切的行为方式。在安宁疗护中，关注不仅告诉患者你与他同在，而且使你处在仔细倾听其忧虑、痛苦的位置上。关注的技能，可用缩写词 SOLER 来概括。SOLER 一词中，S 代表面对患者（squarely）、O 代表开放姿态（open）、L 代表身体不同程度的倾向患者（lean）、E 代表保持良好的目光接触（eye contact）、R 代表尽量地做到相对的放松自然（relaxed）。

（2）倾听 即积极、主动、全神贯注地聆听临终患者的诉说，并做出积极的反应和适时的沉默。临终患者通过诉说来寻求理解和宣泄内心痛苦时，需要有一位可信赖的、能理解他的人作为载体来接受。接受者的状态，直接影响临终患者诉说内容的深度和广度。倾听不仅能帮助患者减轻心理的压抑和痛苦，而且有利于护理人员对患者心理作深层次的了解。

积极的倾听包括 4 个方面：①观察和觉察患者的非语言行为（如身姿、表情、动作、语调）。②理解患者的言语信息。③联系患者过去所生活的社会环境。④留意患者表达中流露的可供利用的资源和需要接受挑战的地方。

第二节　促进临终患者与家属之间的互动

在中国文化背景中，家庭是临终患者社会和心理需求的重要来源。家属是家庭中有血缘、婚姻、养育关系的相互影响、相互支持的个体，家属作为临终患者最主要的支持者和照顾者，是与临终患者沟通临终问题的主要启动者，因此临终患者和家属关于临终问题的互动在满足患者的需求上十分重要。

一、家庭内部临终话题相关的互动

（一）家庭内部临终互动概述

1. 家庭互动与临终互动　互动是指个人与个人之间或群体与群体之间通过语言或其他手段进行信息交流和沟通情感的联系过程。家庭互动是以家庭这一群体所表现出的行为和心理模式。临终问题是家庭互动的重要内容之一，包括病情沟通、伦理道德方面的决策、家庭支持需求或对个人或家庭成员的期待等，其中伦理道德方面的决策包括治疗方案、临终地点、死亡方式和丧葬方式等的决策等。临终患者及家属关于临终问题的互动界定为临终患者与家属围绕临终问题进行的信息沟通和行为互动，临终问题包括上述四个方面的全部或者某几个问题。

2. 临终患者及家属对于临终问题互动的重要性　临终患者及家属进行有关临终问题的互动十分重要，这有利于满足他们的需求和提升他们的生活质量。临终患者及家属越早讨论临终问题，越能帮助他们选择合适的治疗方案。临终患者与家属的公开沟通被认为是保持患者自主性和临床代理决策的准确性的重要方法。同时，家属与临终患者进行家庭互动，能够帮助家属了解患者的期待和需求，这对于缓解家属的压力和提高他们的生活质量也起着重要作用。

家庭是影响生命末期患者思考临终问题的重要因素。因此，临终患者及家属的家庭互动不仅对个体全生命周期的健康有重要意义，还对家庭的和谐与满足感及社会的价值评价体系有特殊影响。

3. 临终患者及家属关于临终问题的互动现状　目前我国临终患者及家属关于临终问题的互动不足。其原因与下列因素有关：①患者及家属不愿意讨论生命的预期时间和一些效果不明确的治疗方案。临终患者担心自己成为家属的负担，担心与家属讨论临终问题会使家属变得忧虑，出于保护家属的目的不与之进行讨论；然而家属也有着同样的担心，他们还担心患者离开时自己还未准备好，因此患者及家属很少会一起讨论临终相关问题。②临终患者及家属因为各种因素导致双方对临终话题进行沟通的内容和深度存在不一致的看法，甚至选择不沟通。但是他们可能会对预立医疗照护计划的讨论有兴趣，包括医疗方案的选择和患者对家属的担忧等问题。

二、本土文化下临终患者家庭内部关于临终话题的互动

（一）无声有爱的行为

在我国的文化背景下，临终患者及家属不擅长用语言来沟通临终问题，他们往往通过无声的行为表达诸多情感，包括不舍、尊重和关爱。见图3-1。

1. 不舍　是指在患者离世之前，临终患者及家属意识到即将到来的分别，双方用心对待每分每秒、及时去做一些事情、及时表达爱意，不给彼此留下终生的遗憾，临终患者家属主要通过肢

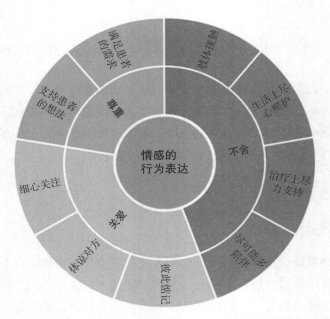

图 3-1   临终患者及家属对临终问题情感的行为表达

体接触、生活上尽心帮助、治疗上尽力帮助、尽可能多陪伴的行为方式来表达对彼此的不舍。

2. 尊重 是指临终患者感到自己的言行、需求被理解、被接纳和平等对待。家属主要通过支持患者的想法、满足患者的需求来表达对患者的尊重。

3. 关爱 是指临终患者及家属关心、爱护对方，主要通过细心关注、体谅对方和彼此惦记的方式来表达关爱。

（二）次第明显的语言沟通

根据临终患者及家属沟通临终问题的开放程度可将语言沟通分为 4 种状态，分别是沉寂状态、松动状态、开口状态和开放状态，且 4 种沟通状态的本质特征和沟通方式有所区别。见图 3-2。

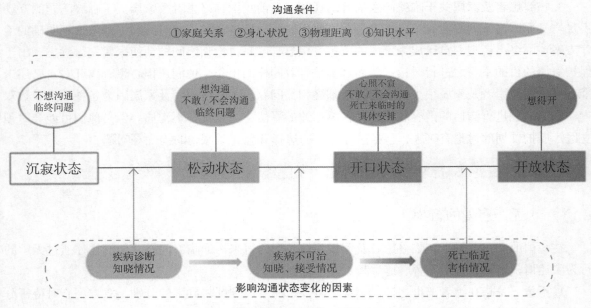

图 3-2   临终患者及家属对临终话题的沟通状态

1. 沉寂状态 沉寂状态是指临终患者和（或）家属不想沟通临终问题，他们在临终问题上没有沟通。患者及家属拒绝思考临终问题、否认疾病诊断，因此将临终话题的沟通深埋于冰封三尺的话题之下。

2. 松动状态 松动状态是指临终患者和（或）家属有沟通临终问题的意愿，但他们不敢、不会沟通临终问题，主要围绕临终问题外围的话题进行沟通，如疾病大致情况、治疗决策原则、身体状况、情绪变化和得病心结。其主要表现为以下几点。

（1）有沟通想法 他们有想要启动临终话题沟通的想法。

（2）不敢沟通 临终患者及家属害怕自己无法控制情绪，担心沟通临终问题给对方带来冲击。有临终患者及家属表示因害怕给对方带来负担，而不敢沟通临终问题。

（3）不会沟通 临终问题是指临终患者或家属不知道如何和对方讨论临终问题。

（4）临终外围的话题 临终外围的话题是指临终患者及家属尚未讨论到临终问题，但在其外围话题进行沟通，外围话题包括疾病大致情况、治疗决策原则、身体状况、情绪变化和得病心结。

（5）间接婉转的沟通方式 间接婉转的沟通方式是指临终患者及家属通过非直接、委婉含蓄的方式沟通关于临终问题外围的话题，包括轻描淡写、委婉道来、慢慢表达、选择性过滤和等你开口的沟通方式。

3. 开口状态 开口状态是指临终患者及家属都知道疾病不可治愈已到了晚（末）期阶段，开始沟通临终问题，如疾病晚（末）期阶段治疗效果和经济费用，死亡恐惧、死亡预感和心愿问题；但他们不敢、不愿或不会沟通死亡来临时的具体安排。其主要特点表现为以下几点。

（1）心照不宣是指临终患者及家属心里明白死亡临近，但是不公开说出来疾病不可治，彼此不说破。

（2）临终患者及家属会讨论一些基本的治疗原则或者后事安排，但是害怕沟通死亡来临时的具体情况，担心让对方感到绝望，给家庭带来巨大打击。

（3）沟通方式为主动渗透，是指临终患者及家属通过一方主动、渗透式的方式开始沟通临终问题，包括不强化坏消息、一点点渗透和主动沟通三种方式。

4. 开放状态 开放状态是指临终患者及家属可以自然开放地讨论临终的具体问题。其主要表现为以下几点。

（1）自然接受 患者及家属理解生老病死是自然规律，接受死亡是生命的自然现象，能够坦然面对。

（2）沟通内容为死亡来临时的具体安排 包括临终紧急救护措施、临终阶段生命维持治疗、对家人的嘱托、患者的身后事和死亡态度。

（3）沟通方式为开放自然 是指临终患者及家属通过无顾虑、自然的方式沟通临终问题的具体安排，包括直言不讳、自然聊天和主动沟通三种方式。

沟通条件包括家庭关系、身心状况，物理位置和知识水平，是影响沟通发生的因素，不区分状态。影响沟通状态变化的因素包括疾病诊断、疾病不可治愈和死亡临近，分别可以导致沉寂状态—松动状态、松动状态—开口状态、开口状态—开放状态间的变化。

三、促进临终患者及家属的互动内容

（一）促进家庭内部互动支持

不同的文化背景，临终患者及家属进行关于临终问题互动的目的、内容及方式可能有所不同，首都医科大学岳鹏的研究团队，基于我国临终患者及家属关于临终问题互动的需求与体验进行设计互动支持的项目，包括行为陪伴、病情沟通和人生回顾等多方面内容。本互动方案中包含多个互动项目，形式多样，能够满足不同临终患者及家属关于临终问题互动的需求；对于不愿意开口谈论死亡的研究对象，在进行关于临终问题的互动时，可以先从"人生回顾中的制作时光相册"或"无声有爱的行为陪伴"等敏感性较低、非语言形式的项目开始实施，从临终问题的外围话题慢慢过渡到直接与死亡相关的内容，见图3-3。

无声有爱：抚触按摩、梳头、拥抱、默默陪伴	患者休息时为其按摩和梳头；患者需要安慰时或者很长时间没有见面，希望表达爱和想念时拥抱；默默陪伴适合每天进行
媒介传情：通过书信（短信、微信）、留言本、照片、视频、礼物表达情感	患者可以通过书信等方式表达爱、感谢、思念等；家属通过书信等方式向患者表达赞美、祝福等或通过拍照等方式记录共处时光
共同商讨：通过家庭会议等形式与其他家庭成员沟通信息、协商意见和共同决策	家庭会议包括以下流程：①确定参会对象：由患者或其代理人决定哪些人被邀请；②确定主题和目标：会议前开小会商讨时间、地点、目标；③会议主持与记录：由患者的代理人、医务人员主持并做好记录；④会议后落实决策
生命回顾：画图讲生命历程	生命故事图横坐标代表年龄轴，纵坐标代表事件的积极或消极的程度。家属与患者交流患者生命中难忘的时刻，画图描述
生命回顾：共同参与制作时光相册	家人之间交流梳理相册素材，相册有两种形式可选择：①手工制作相册：使用现有照片或打印照片，家人一起梳理素材；②通过手机App制作电子相册，互动支持者指导研究对象完成
生命回顾：讲过去的故事	家属可向患者提出的一些问题：①可以跟我聊聊你的童年吗；②你童年中最印象深刻的事件是什么；③你生命中最重要的事情是什么，为什么；④你回顾那些令人印象深刻的事件感觉如何；⑤您想要我们知道或记住关于你的哪些经历呢
爱的传承：生活经验的分享和家族精神传承	与家人共同制作家谱或梳理家族史和家族故事、与晚辈分享生活经验。记录患者对家人的人生忠告、期待与鼓励，并制作成视频或纸质文档
病情知晓：告知疾病的不可治愈性	告知前先评估被告知者的需求和心理接受能力，征得家人同意，由家人或患者的主治医生告知病情；告知方法使用日本肿瘤医学学会设计的SHARE模式
生前预嘱：了解期望的临终治疗原则，讨论生前预嘱	为患者与家属介绍生前预嘱的主要内容和填写方法，借助北京生前预嘱推广协会的"选择与尊严"网站或网站中的《我的5个愿望》文本，供患者和家属讨论和填写
后事交代：交代遗产、丧葬安排等	支持者分享某些家属在患者去世后因为不清楚患者的想法而怀疑决策是否代表患者的意愿，患者没有交代清楚后事安排，家属产生分歧的案例。使研究对象意识到后事交代的重要性，鼓励患者和家属不回避此事

图3-3 促进临终患者及家属互动的项目参考图

（二）家庭互动中专业人员的作用

实施互动支持项目时，不同情境中医护人员促进临终患者及家属互动的方法不同，包括以下三点。

（1）互动促发：激发互动意愿。

（2）互动支持：增加互动勇气。

（3）互动保障：促进互动进行。

互动促发激发互动意愿包括：建立信任关系、创造机会、营造氛围、提醒互动时机的稍纵即逝、创造独处时间与空间、提供他人互动经验。互动支持增加互动勇气包括：识别脆弱人群、接纳死亡恐惧、接纳悲伤与脆弱、看到患者生命的独一无二、见证人生庆典、夯实爱的传递、见证中增长勇气。互动保障促进互动进行包括：给予工具性支持、引导肢体接触、转达未及言语、翻译行为背后的情感、为家属提供情绪出口、协助留住永恒瞬间、协助患者在家属未来生命重要时刻不缺席、协助留下爱的象征物、协助了却患者心愿。

【知识拓展】

如何促进临终患者与家属爱的表达？

陈爷爷，74岁，直肠癌，配偶24小时陪护；陈爷爷比较恐惧死亡，对临终问题处于松动状态；之后互动支持者引导他与配偶回顾人生，协助他和配偶挑选照片制作时光相册，在选照片的过程中，陈爷爷表达了未来的心愿，开启了死亡话题。在协助他录制给家人的视频时，慢慢进入临终问题的开口状态。

互动发展过程：陈爷爷住院期间由配偶24小时陪护，他的儿子和孙女都在国外，受种种因素的影响无法尽快回国。互动支持者协助陈爷爷做时光相册时，陈爷爷讲了很多自己的辉煌往事，在制作完时光相册后给志愿者和邻床的家属展示，很开心。但是对于未来即将到来的死亡，陈爷爷似乎有意回避。为了通过多种途径敲门提醒爷爷与家人进行关于临终问题的互动，某天上午趁着陈爷爷心情好，互动支持者提议爷爷为家人录制视频，把想说的话录下来，互动支持者可以剪辑视频发送给无法见面的家人。陈爷爷很乐意做这件事，他换上了自己正式的衬衫，戴上自己的三等功奖章，与互动支持者确定了视频录制的角度和顺序。视频打开的后，陈爷爷的第一句话是："小艺（老伴的化名）我爱你，你辛苦了，这辈子我还不清，下辈子我还你，下辈子我们还在一起。"陈爷爷又对国外的儿子和孙女说，很感谢儿子之前照顾他、感谢孙女的照顾，并表达了对小孙女未来的期待。录制视频的过程中，陈爷爷哭了，陈爷爷的配偶也哭了。之后互动支持者把视频剪辑好，陈爷爷的配偶将视频发给了国外的家人。

此案例展示了互动支持者在日常支持中通过机会的创造、氛围的营造及见证人生庆典促进临终患者与家属进行关于临终问题的互动：①机会的创造。互动支持者提议陈爷爷为家人录制视频，并协助剪辑视频发送给无法见面的家人，为患者与家属克服空间障碍，创造了互动机会。②氛围的营造。录制视频前，通过协助陈爷爷换正式的衣服、佩戴三等功奖章、调整视频拍摄角度，营造具有仪式感的氛围。③见证人生庆典。一枚随身携带的奖章是陈爷爷过去光辉人生的见证，互动支持者协助佩戴奖章，并了解到奖章背后的辉煌往事，互动支持者见证了陈爷爷的人生庆典，陈爷爷在体验到生命意义感的状态下增加了面对临终问题的勇气和底气。

第三节　安宁疗护沟通的重点内容

在安宁疗护工作中，学习和掌握与临终患者及家属的沟通交流能力是医护人员和团队其他成员的必修课。有效沟通可取得临终患者及家属的信任，获得全面准确的信息，有利于沟通的重点内容如病情告知、召开家庭会议和制定善终计划的顺利完成。

一、病情告知

（一）安宁疗护中病情告知的必要性

病情告知（truth telling）是指在医疗活动中，医务人员如实向患者或者患者家属介绍病情的过程。

传统的观念认为，医务人员应对患者保守病情秘密，尤其是对患有不治之症的患者不能讲述真实病情，以免发生意外。但安宁疗护实践中隐瞒病情常会带来许多不良后果，一方面，临终患者可以从自身症状、治疗方法、治疗周期和用药等治疗环节了解病情进展，隐瞒病情，反而会降低患者对医务人员的信任度；另一方面，对于临终患者而言，充分地了解病情，也是他们做出相应安排的前提，为实现愿望，做好死亡准备提供了时间。此外，医学伦理与医疗法规，均认定医生有告知患者病情的义务，患者应享有充分的知情权，这也是现代医学伦理学中"尊重患者原则"的重要体现。因此，医务人员应该为患者提供足够的准确信息，如疾病诊断的结论、治疗程序和目的、预后和不良反应及其他可供选择的方案等，并有责任帮助患者正确理解这些信息，提供患者在获知病情时候所需要的情感支持。

（二）病情告知的原则

我国对临终患者病情的告知原则，要求坚持医学人道主义原则、道德原则、自主原则、诚实原则、不伤害原则、保密原则和知情同意原则。美国由癌症专家、全科医师、护理人员、社会学家和宗教人士组成的"多学科委员会"，讨论并通过了一套"将坏消息告诉患者的原则"：①应选择安静的环境，将诊断和预后告诉患者。②在与患者进行首次谈话之后，一定要留有足够的时间让患者思考并提问。③要用简洁诚恳的语言，但又非过于直截了当地告诉患者真实的诊断。若有条件可给患者看一些有关该病的简介，并询问患者还想知道些什么。④鼓励患者表达真实的感受；对患者应富有同情心地表达，讲话时应以同情和鼓励的眼神望着患者，并辅以体态动作传递同情和爱心。千万不要以电话的方式告知。选择适当场合，给予时间，允许家属表达紧张、震惊、悲痛的情绪及适当的情感发泄。⑤安排 24 小时内进行第二次谈话。医护人员此次谈话应比首次谈话更诚实。如果关系到临终患者，应适当安排时间，便于料理遗嘱等私事。若患者沮丧落泪或大声哭叫，应表现出理解和接纳。

（三）病情告知的策略与技巧

病情告知是一个人性化、个体化和动态化的互动过程，体现了医务人员对临终患者及家属的人文关怀，需要一定的告知策略和技巧。根据 1993 年世界卫生组织提出的病情告知策略并结合临终患者及家属的特点，拟定符合安宁疗护实践中病情告知的策略和技巧。

1.制订告知计划　把握告知的内容在病情告知前，做好临终患者特质和意愿的评估，充分准备告知的内容：谁告知（who）、何时告知（when）、何地告知（where）、如何告知（how）、告知什么（what）。具体内容应注意根据患者的特质与反应来调整，做到因人而异，告知过程人性化和个体化。也可以拟定计划分几个阶段告知，每个阶段应告诉哪些情况，有哪些令人鼓舞的好消息，下一步还需作哪些检查及要做什么治疗等。

2. 表达留有余地　《中华人民共和国民法典》规定了对于不能或者不宜向患者说明的，需要向患者的近亲属说明，并征得其明确同意。根据我国的传统习惯，在向患者告知病情前，常要先听取患者家属的意见。家属可作为医护人员和患者之间的桥梁和纽带，起到铺垫、传递和调和的作用。告知病情时应留有余地，让患者有一个逐步接受现实的机会。开始时可用患者容易理解和接受的人性化和艺术性的语言"不太好""有点问题""不太满意"等言语委婉地打开话题，有助于知晓患者对病情和"坏消息"的了解程度，然后根据不同患者的反应及需要逐步深入。

3. 不能欺骗患者　安宁疗护实践中，可以部分告知病情，但告知的事实必须是真实的，否则会损害患者的信任。医护人员要协同家属、照顾者等一起接纳患者关于"我还能活多久""我是不是转移了"等提问和获知病情后的情绪反应，不能再用"善意的谎言""强颜欢笑"给患者虚假的希望，而错失实现人生愿望、做好死亡准备的机会。

4. 提供新的希望　安宁疗护病情告知的困境在于没有治愈的希望。但是，医护人员依然可以给患者以鼓励和信心，告知患者在疾病康复的希望破灭后，还可以看到哪些希望，例如控制症状，减轻痛苦等。但是不要盲目给予患者不切实际的安慰和承诺，如"你放心""会治好的"等。更不要说"无能为力""无法医治""再也治不好了"等可能对患者造成伤害的语言。

5. 给予患者支持　告知过程中，应提供患者充分发泄情绪的安全空间和充足的时间，及时给患者以支持。始终要让患者坚信，尽管疾病在发展，医疗手段受限，但是没有被遗弃、被放弃，安宁疗护不是被动而无奈的等待，而是提供对症和支持治疗使患者得到舒适和全面的照护，而且无论发生什么，都会一直有医护人员和家属在陪伴、支持和关爱着他。

6. 制定实施计划　告知病情后，应与患者及家属共同制定诊疗、照护和生活计划，在实施过程中根据病情和需求不断完善照护计划。

二、家庭会议

（一）家庭会议的概念及意义

安宁疗护中关于医疗决策的家庭会议是由医务人员主导，安宁疗护团队和家庭成员共同参加，目的是对处于生命晚（末）期患者的病情进行信息交流，讨论患者及家属的诉求，根据患者身体、心理及社会问题的医疗过程，通过协商共同制定治疗方案和照护计划。全球越来越多的国家或地区建立了安宁疗护机构，家庭会议是安宁疗护工作的必要内容和常规实践，其有效性已得到验证，组织家庭会议是安宁疗护工作人员的必备技能。

（二）家庭会议主持人的能力要求

家庭会议的主持人是话题或会议流程的引导者、医疗信息的提供者、安宁疗护理念的宣传者、情感支持的提供者和家庭意见的整合者；而不是医疗决策的代理人、信息灌输者或者高高在上的指导者。因此，在召开家庭会议的主持人需要具备一定专业能力，这样才能更好应对家庭会议中出现的状况，引导家庭会议议题顺利进行，最终制定对患者有效受益的决策计划。主持人需要具备的能力如下。

1. 与服务对象迅速建立连接的能力　在召开家庭会议时，主持人站在患者的角度介绍自己及邀请每位家属做自我介绍，有助于主持人迅速与患者及家属认识。此外，有线上参会的家属时，主持人需要关注线上参会的家属是否能听到，使他们感受到被重视。对服务对象的关注与关照促进主持人与服务对象迅速建立连接。

2. 敏锐的觉察能力　对患者与家属的情绪和需求具有较强的觉察能力，能够觉察到他们的担心、愧疚或者希望能多延长生命的愿望等，这是家庭会议取得成功的关键。

3. 对服务对象具有同理心　主持人在引导患者及家属讨论疾病的不可治愈、最后阶段的治疗决策、减轻痛苦与延长生命发生冲突时如何决策等内容时，以同理心与之沟通，及时感受患者与家属的纠结和痛苦。

4. 深入浅出地表达专业意见　由于大部分患者及家属没有医学背景，对医学术语理解起来有难度。在解释疾病信息时，主持人尽可能以通俗易懂的语言表达，解释说明患者疾病发展状况、治疗效果和预后，满足患者和家属的医学诉求。

5. 个性化地看待服务对象　每位患者及家属都是独立的个体，对痛苦的体验不同，对治疗的期待也不同。主持人应重视、理解和尊重患者和家属的个体感受和个性化的需求。

6. 专业的知识与理念　主持人需要具备专业的医学知识，能够解答患者关于病情治疗和病情发展的疑问。同时，具备安宁疗护的理念，在家庭会议中向患者和家属科普安宁疗护知识，提高患者的认知，减少家属的遗憾，促进生命质量的提升。

（三）家庭会议召开的原则

为保障家庭会议顺利召开，发挥家庭会议作用，应遵循以下几条原则。

1. 以服务对象为主体　主持人需要关注到参会的患者和每一位家属，注意关注一直不发言的家属，了解他们的反馈；在告知病情时，主持人应紧密结合患者及家属对病情的接收意愿，询问不了解病情的患者对病情知晓的意愿和程度。每个患者不一样，有的患者一辈子自己做决定，有的患者不想了解，有的患者希望部分了解。在家庭会议中需要不断核实服务对象表达的内容，确保能准确理解服务对象的表达。

2. 开放性的沟通　在会议过程中，主持人在引导患者及家属讨论完一个议题后，可以询问患者及家属是否要提问和补充信息。在引导患者及家属做决策时，主持人可以在提供丰富的信息后，为患者及家属提供开放性的选择，不评判选择的好坏对错，尊重患者及家属的选择。

3. 把患者意愿放在首位　患者参加家庭会议时，主持人尽量鼓励患者表达自己的意愿，患者不参加家庭会议时也可以请家属转达患者的意愿，并鼓励家属尊重患者自己的意愿。在家属表述治疗决策的态度时，主持人需要确认家属是否站在患者的角度发言。

4. 聚焦讨论的话题　由于家庭会议时间有限，聚焦于重要议题的讨论上才能提高家庭会议的效率，在家庭会议开始的时候，主持人可以向所有参会人员介绍本次家庭会议主要讨论的内容。在讨论治疗决策时，主持人需要梳理出哪些内容不在讨论的范围内。在家属跑题时，主持人需要及时拉回至既定议题。

5. 鼓励服务对象充分表达情绪　家庭会议中患者或家属可能会哭泣，主持人可以同理并鼓励他们哭出来，家庭成员之间可能对既往的治疗决策存在分歧，某些家属表达对其他家属的不满或者自己的后悔时，主持人可以先同理家属的情绪，允许他们表达，并从专业的角度进行解答。

（四）家庭会议的流程

1. 选定会议主持人　选定医生、护士或医务社会工作者担任主持人。主持人需经过系统化培训，培训内容包括安宁疗护专业知识、情绪应对技巧、沟通技巧、召开家庭会议的基本规则等。

2. 确定参会人员　参会人员由安宁疗护团队人员、家属和患者组成。患者可以依据身体状况决定是否参加家庭会议，患者或患者的代理人决定哪些家属被邀请，被邀请的家属包括近亲属，也可包括亲密的朋友、照护者或其他重要的人。

3. 明确会议召开时机与时长　家庭会议通常选择在患者最新的检查结果出来后，如果病情危重随时可能恶化，或有亟待解决的社会支持系统问题，则即刻召开家庭会议。一般在患者入院后的 48 小时内、1 周内、计划出院时或者在需要时召开（如家庭需要信息或情感支持或有与疾病变化和治疗有关的家庭痛苦出现等情况），部分机构选择每周或每两周定期召开家庭会议。家庭会议的时间多为 0.5 ～ 1 小时。

4. 召开会前碰面会　会前碰面会的目的是保证不同专业背景的人员向家庭成员传达一致的信息，以助于制定更合理的治疗方案。碰面会期间，不同专业人员被分配解答各自专业领域的问题，使每个参会者能够发挥各自专长。

5. 正式会议的流程　主持人开场，说明开会目的和流程，参会人员做自我介绍；然后各学科人员交换医疗信息，围绕病情知晓、患者及家属对疾病的担心、患者的照护偏好，就下一步医疗决策及患者未完成的心愿等内容展开讨论；然后，讨论下一步的医疗与照护计划。

6. 随访与记录　会议结束后，会议记录要放入患者病历档案，并提供给未参会的患者及家属或相关医疗人员。会议结束后两周内，医务人员需随访医疗决策的执行情况。家庭会议流程见图 3-4。

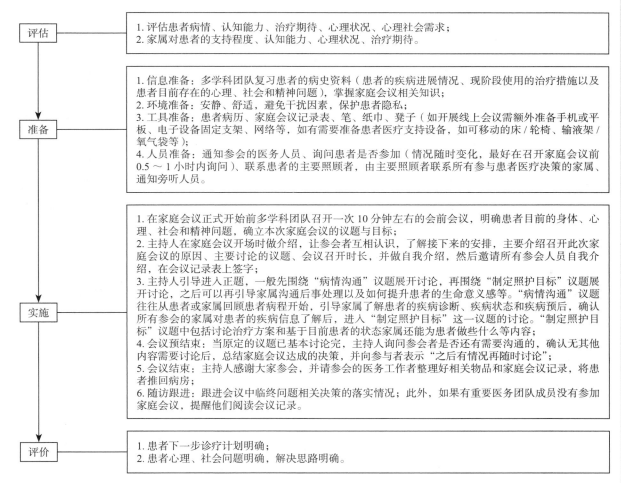

图 3-4　家庭会议流程图

（五）家庭会议的注意事项

1. 患者是否参会 依据会议的目的及患者意愿确定患者是否参会。患者不在场时，家属可能有更多机会表达自己的感受和担忧，愿意更开放地讨论患者的病情。

2. 人员数量 患者及家属人数较少时，参会人员中医务人员的数量需按比例减少，以避免让患者及家属产生压迫感，不敢畅所欲言。

3. 家庭会议效果影响因素

（1）会议效果的促进因素 提供情感支持、促进患者及家属的理解、建立信任关系、以人为中心的安慰策略、简短的会前会议、明确的会议目的等。

（2）会议效果的阻碍因素 质疑患者及家属、缺乏会议流程、会议间隔时间长、会议进程匆忙、人员构成不合理、会议混乱、患者及家属的问题未被回应等。

三、制定善终计划

《尚书》中说，人有"五福"，即"寿""富""康宁""攸好德""考终命"，其中"考终命"就是"善终"。对于疾病晚（末）患者如何实现善终，需要在安宁疗护团队的帮助指导下，由患者和家属共同制定善终计划，最终实现生死两相安。

（一）患者自主善终计划

1. 生前预嘱 生前预嘱（living will）是指人们事先，也就是在健康或意识清醒时签署的，说明在不可治愈的伤病末期或临终时要或不要哪种医疗护理的指示文件。1976 年 8 月，美国加利福尼亚州首先通过了"自然死亡法案"（natural death act），允许患者依照自己意愿不使用生命支持系统自然死亡。在此后的 20 年里，"生前预嘱"和"自然死亡法"扩展到几乎全美及加拿大。

北京市生前预嘱推广协会致力于通过公益网站和志愿活动不断推广生前预嘱，其中《我的五个愿望》是根据国情专门设计并针对中国居民使用的生前预嘱版本。它包括 5 个方面：①我要或者不要什么医疗服务？②我希望使用或者不使用生命支持治疗？③我希望别人怎样对待我？④我想让我的家人和朋友知道什么？⑤我希望谁帮助我？这五个愿望下还有很多详细的选择，包括药物使用、心理疏导等。填写者还可以增加其他选项，比如有人选择临终时用某支特殊的曲子相伴等。

2. 预立医疗照护计划 预立医疗照护计划（advance care planning，ACP）是安宁疗护的重要内容。具体见第五章安宁疗护道德伦理与法律中的描述。普通人群预立照护计划的基本过程包括：①评估预立照护计划的行为准备情况。②指定合理的医疗决策者。③与家庭、爱人和医疗照护人员谈论个人的价值观、信念和期望的照护目标。④签署 ACP 的列单。⑤持续评估计划执行情况。

目前美国及国际上对预立照护计划的实行存在差异，但一致强调以下几点关键内容：①若当事人丧失医疗决策能力时需指定可信赖的医疗委托人。②注意当事人的价值观、信仰和期望的照护目标会随时间的推移而改变。③当事人及其家庭、医疗照护专业人员之间的预立计划对话越早越有价值。④医疗决策的伦理体系要基于专业准则。

3. 死亡准备 善终计划中不可或缺的一部分是死亡准备。这个部分可以选择患者意识清醒，情绪稳定的时候，由安宁疗护专业团队在家庭会议中，由患者及家属一起讨论，了解患者的想法和心愿，包括但不限于以下几点。

（1）生命嘱托　生命嘱托包括留给后人的座右铭，如教导、期望、家庭精神；包括遗产分配或债务等事宜在内的预立遗嘱；审慎起见，可以申请遗嘱公证。关于临终前医疗、照护措施的选用及相关身后事的安排，也可以留下嘱托，具体可参考《我的五个愿望》文本。

（2）临终情境的安排　如临终地点的选择，最后希望谁留在身边陪伴，希望如何对待自己的身体，希望选用什么样的衣服，照片和音乐陪伴自己走完最后一程。

（3）丧葬方式的安排　如希望谁来参加自己的告别、用什么方式安葬自己、墓志铭等。

（4）其他相关事宜　如器官和遗体捐献等。

（二）家庭善终规划

1. "四道"人生　中国台湾地区赵可式提出了"四道"人生，即患者及家属之间相互"道歉、道谢、道爱、道别"，通过表达"对不起""我爱你""谢谢你""再见了"等来完成。生命末期的患者，心灵的需求其实比药物的需求更大。患者家人在最后的日子里给予真诚关怀，用心陪伴，了解患者的真实需求，满足患者的愿望，能有效减少患者及家人的痛苦，从而更平静而无遗憾地面对和接受死亡。

2. 家庭成员的分工与合作　照顾临终患者和善终安排是一个需要消耗大量体力和心力的工作，所以可以考虑在患者临终前，邀请亲朋好友（或志愿者）帮忙，把在死亡来临前必须处理的事项分配好，确保能完成所有需要处理的事务，而不会被过多的事情压垮。

3. 启动相应的准备

（1）照片　包括患者平时生活上的点点滴滴，收集成相册作为日后纪念。还需要准备半身正面照（依习俗准备黑白或彩色）用于丧礼悬挂。

（2）衣物　通常需要准备干净的内外衣裤及鞋袜一套，以备临终时换穿。可依据当地风俗（或者宗教习俗）准备相应的衣物，入殓时更换。

（3）预先规划丧礼　联系丧葬礼仪公司、殡仪馆、墓地等，预订相关事项。

（4）其他　通知亲朋好友探视，后事遗嘱委任代理人及代理事务。准备好患者及家属的身份证等重要证件，以便办理各项手续。

4. 关注家庭成员中的特殊情况　如果家庭成员中有未成年的儿童青少年、有基础疾病的老年人，或者与临终患者有更为复杂和纠缠情感的家属和亲属，需要在善终计划中进行特殊的关注，进行充分的沟通和交流，提供多方面的陪伴和支持，以顺利度过特殊阶段。

【思考题】

1. 我国本土文化下临终患者及家属沟通的特点是什么？
2. 如何促进临终患者及家属关于临终话题的互动？
3. 对于本章导入的案例，您将如何与患者及家属沟通？

第四章
死亡与死亡教育

扫一扫，查阅本章数字资源，含PPT、音视频、图片等

案例导入

　　王女士,48岁,公司职员,离异,女儿在读大学。1年前确诊恶性乳腺肿瘤并进行了肿瘤切除手术。两周前因双乳浸润性癌术后Ⅳ期伴有多处转移入院。随着病情逐渐恶化,患者愈发害怕死亡到来,每天生活在恐惧之中,常希望会出现奇迹能继续活下去。同时,也担心自己离世后女儿无人照顾,常常暗自伤心落泪。

　　请思考:

　　1. 如何评估王女士的死亡应对能力?

　　2. 如何通过死亡教育提升王女士的死亡应对能力?

　　从古至今,人类从未停止过对死亡的探索,死亡是人生旅程中不可避免也无法逆转的生物学过程,是人生之旅的最后一站,也是每个人必须思考的问题。死亡教育作为安宁疗护的重要内容,对改变民众对死亡认知和态度、提升死亡应对能力具有现实意义和实践价值。

第一节　临终与死亡概述

　　临终期是死亡过程的开始阶段,死亡是人生的最终归宿。我们无法回避死亡,也无力挽回逝去的生命,唯有把死亡作为现实问题加以认识、理解和面对。

一、临终期与临终轨迹

(一)临终期概念与界定

　　1. 概念　临终期(terminal stage)是临床死亡前主要生命器官生理功能趋向衰竭、生命活动趋于停止的时期,即生命活动的最后阶段,死亡过程的开始阶段。确定临终期对安宁疗护工作准入标准的建立、给予临终患者及家属及时全面正规的安宁疗护服务最佳时机的选择至关重要。

　　2. 界定　目前,国际上对于临终期的确定并无十分明确标准。世界卫生组织对临终患者的预期存活时间为6个月之内;各国家和地区有其各自的观点,美国基本采纳这种标准。但英国的界定较为宽泛,将预期存活时间1年之内的患者视为临终患者。日本指患者的预期生存时间为2～6个月。国内关于临终期的界定尚未统一,其临终阶段时限判定的参考条件是:①自然衰老的临终阶段,生命4个主要脏器衰竭,生活完全不能自理者,临终阶段的时限为300天左右。

②非恶性疾病的慢性病终末期，其临终阶段的时限为180天内。③晚期恶性肿瘤伴远处转移到骨、脑等部位，临终阶段一般为90天内。④意外伤害濒临死亡者，临终阶段通常为数天或数小时之内。

上海在结合我国国情与医疗保险制度及患者经济能力后提出建议：社区—居家开展安宁疗护服务对象是晚期恶性肿瘤广泛转移的患者，其临终阶段一般为 ≤ 90 天，在医疗机构临终阶段的安宁疗护服务对象的临终阶段原则上 ≤ 60 天。北京松堂关怀医院通过对 8000 个病例观察分析认为，临终期应为 10 个月左右。

（二）临终轨迹

死亡是一个遵循临终轨迹（dying trajectory）的过程，一般不是突然发生的，而是一个由量变到质变逐渐发展的过程。

1968 年美国社会学家巴尼·格拉泽（Barney Glaser）和安塞尔姆·施特劳斯（Anselm Strauss）描述了三种不同形式的临终轨迹：突然死亡（sudden death），可预计死亡（expected death）和在家与医院多次往返、反复出入的死亡（entry–reentry death）。

其中可预计死亡分为短时间内可预计死亡（如临终疾病）和延迟可预计死亡（如衰老）。死亡可能发生在几小时或几天之内，前驱症状包括嗜睡症、定向障碍、呼吸不规则、分泌物过多、出现视听幻觉、视力下降、尿量减少、皮肤斑、四肢冰冷、躯干温暖等。

如果用曲线图来表示临终轨迹，常见以下 4 种类型。

1. 突然死亡　少数死亡者，死前未发现重大疾病，但因突发疾病而导致猝死。更有极少数死者，生前健康状况良好，只因突发事故而导致意外死亡。曲线图见图 4-1（a）。

2. 典型的癌症死亡　多数癌症患者，从发病、确诊、治疗到终末期，一般会经历一段较长的疾病发展过程，健康状况越来越差，器官功能逐渐衰竭，痛苦症状逐渐加重，生活质量日益下降，直至离开人世。曲线图见图 4-1（b）。

3. 典型的末期器官衰竭死亡　部分患者患有一种或多种脏器的严重器质性病变，会发生多次器官功能的衰竭，每次衰竭的发生均会使健康状况急剧下降。经积极抢救和治疗，健康状况又可恢复到一定的程度，但健康状况总体处于逐渐下降的趋势，直至生命的终结。曲线图见图 4-1（c）。

4. 典型的失智症状死亡　失智症患者即痴呆患者，多见于老年人群。失智症患者一般会经历一段较长的疾病发展过程，在痴呆发生的早期和晚期进展比较快，中间会经历较长的平台期。曲线图见图 4-1（d）。

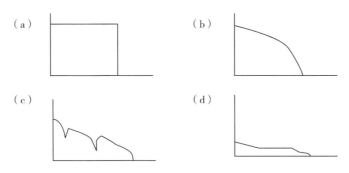

不同的死亡曲线图。纵轴代表健康状态，横轴代表时间。
（a）突然死亡；（b）典型的癌症死亡；
（c）典型的末期器官衰竭死亡；（d）典型的失智症状死亡

图 4-1　临终轨迹曲线图

二、死亡的概念与分期

（一）死亡概念

人们对于死亡的理解经历了一个逐渐认识和发展的过程，通常包含生物学、社会学和哲学3个层面。

1. 生物学死亡　传统的死亡（death）定义是临床上心肺功能的停止。随着医疗技术的发展，对于死亡的定义已从临床上的死亡进步到生物性的死亡，即呼吸心跳停止后大脑的死亡。

2. 社会学死亡　社会学死亡是指人处在衰老或临终阶段时，由于生理功能、情感精神和人际交往等方面退化，其社会活动和社会影响等社会存在性逐渐减少。个体在被确认为生物学死亡前，其社会存在性就已经减弱或终止了。

3. 哲学死亡　一般哲学上对于死亡的看法是人有生必有死，死亡是不可逆转的自然规律，无需畏惧，应该重视目前的生活，让生活更有意义。哲学死亡是对人类死亡现象进行全方位的思考，对个体的人生具有指导作用。

（二）死亡分期

1. 濒死期　濒死期（agonal stage）患者脑干以上神经中枢功能丧失或深度抑制，脑干以下功能犹存而处于紊乱状态，患者会出现意识模糊或丧失，呼吸、循环衰竭，各种反射迟钝，张力减退或消失。此期一般持续3～5天，短则数小时，持续时间长短及症状表现因不同病因有所不同，若得到及时有效的抢救治疗，生命仍可复苏。也有极少数患者未经过濒死期直接进入临床死亡期。

濒死体验（near-death experience）是人濒临死亡时的生理反应，可能是由于大脑缺氧，临终患者身体进入休眠状态，也可能是在此时期大脑分泌某种过量化学物质而引起幻觉，这些幻觉主要是生活回顾、隧道体验、意识与躯体分离、躯体陌生感、失重感、时间停止感和情感丧失感等。

2. 临床死亡期　临床死亡期（clinical death stage）患者的延脑延髓深度抑制和功能丧失，呼吸、心跳停止，反射完全消失，循环已终止，但组织微弱代谢仍在进行，脑中枢尚未进入不可逆的损伤状态。此期持续时间为5～6分钟，在低温或耗氧量低的情况下可延长至1小时或更久，及时采取积极有效的急救措施仍有复苏的可能。

3. 生物学死亡期　生物学死亡期（biological death stage）指细胞群体死亡，是死亡过程的最后阶段。此期从大脑皮质开始，到整个神经系统及全身各器官的新陈代谢都相继停止，整个机体出现不可逆变化，已不可能复苏。此时机体逐渐出现体温降低、尸冷、尸斑、尸僵、尸体腐败等。

三、脑死亡标准

（一）国际脑死亡标准

死亡标准是衡量与判断死亡的尺度。1968年美国哈佛医学院首次提出了脑死亡（brain death）的4条标准：无感受性和反应性、无运动和呼吸、无反射、脑电波平直。上述所有试验需在24小时后重复1次，且排除体温过低（＜32.2℃）、服用过中枢神经系统抑制剂（如巴比妥类）。此后，全世界范围内陆续发表多篇关于脑死亡或符合神经病学标准的死亡的指南和诊断流程，并且不断被修订和更新。2020 年世界脑死亡项目发布了《脑死亡或符合神经病学标准的死亡判定》，对脑死亡判定的程序进行了具体和明确的描述，具有较强的安全性和可操作性。

（二）我国脑死亡标准

2003 年卫生部制定了《成人脑死亡判定标准》；2013 年国家卫生和计划生育委员会脑损伤质量评价中心在临床实践的基础上对该标准进行修订，形成《脑死亡判定标准与技术规范（成人质控版）》，2014 年儿童质控版随即发表；2019 年国家卫生健康委员会脑损伤质控评价中心以 5 年临床实践为基础，以病例质控分析结果为依据，推出《中国成人脑死亡判定标准与操作规范（第二版）》；基于此版标准并参考 2020 年世界脑死亡项目发布的《脑死亡或符合神经病学标准的死亡判定》，通过了《脑死亡判定标准与操作规范：专家补充意见（2021）》，补充细化了脑死亡判定先决条件、临床判定和确认试验，对最新涌现的体外膜肺氧合（ECMO）治疗和目标温度治疗下脑死亡判定进行了补充，并强调了儿童作为特殊群体的特定判定标准与规范。我国现行脑死亡判定标准如下。

1. 判定先决条件　主要包括：①昏迷原因明确。②排除各种原因的可逆性昏迷。

2. 临床判定标准　主要包括：①深昏迷。②脑干反射消失。③无自主呼吸（依赖呼吸机维持通气，自主呼吸激发试验证实无自主呼吸）。以上 3 项临床判定标准必须全部符合。

3. 确认试验　主要包括：①脑电图显示电静息。②正中神经短潜伏期体感诱发电位显示双侧 N9 和（或）N13 存在，P14、N18 和 N20 消失。③经颅多普勒超声显示颅内前循环和后循环血流呈振荡波、尖小收缩波或血流信号消失。以上 3 项确认试验至少两项符合。

在满足脑死亡判定先决条件的前提下，3 项临床判定和两项确认试验完整无误，并均符合脑死亡判定标准，即可判定为脑死亡。如果临床判定缺项或有疑问，再增加一项确认试验项目（共 3 项），并在首次判定 6 小时后再次判定（至少完成 1 次自主呼吸激发试验并证实无自主呼吸），复判结果符合脑死亡判定标准，即可确认为脑死亡。

四、死亡的特点与价值

（一）特点

1. 死亡具有不可逆性　死亡是一种客观存在，意味着有限生命的终结，是永久的。

2. 死亡具有不可避免性　每个人都会经历死亡，生死是自然规律，无一例外。

3. 死亡意味着一切功能停止　死亡发生时，身体所有功能都会停止，不能动、不能呼吸、没有感觉、不会害怕等。

4. 死亡具有因果性　死亡是有原因的，如各种疾病、自然灾害、交通意外等，或自然衰老而死亡。

（二）价值

1. 死亡是自然界中生命运动的一种必然现象　既能促进生物进化，又能让死亡的机体参与大自然的能量循环，为新的机体提供能量。死亡可以调控人口增长速度，保证社会资源的充足，维持和促进人类社会的发展与进步。

2. 死亡凸显了生命的宝贵和人生的价值　激励人们珍惜有限的生命时光，积极筹划，为创造和实现个人价值、社会价值做出最大努力和贡献，赋予生命更璀璨的光芒。

第二节 死亡文化与死亡应对

在不同的死亡文化中会形成不同的死亡意识，造就不同的死亡态度。树立正确的死亡观，提升临终患者、家属和安宁疗护团队人员的死亡应对能力是实现患者尊严死的重要条件。良好的死亡应对能力不仅有利于开展安宁疗护工作，也有助于提高患者临终阶段的生活质量。

一、死亡文化

（一）中西方死亡文化

1. 中国传统死亡文化 儒家、道家、佛教都对人的生命、死亡进行了系统且深入的思考，形成了独特的死亡文化。

（1）儒家死亡文化 着重于现实生活，不轻易谈论死亡，形成了以生观死，重生轻死的死亡观。儒家强调积极入世，关于死亡，从根本上来说是一种乐生文化，秉持"死生有命，富贵在天"和"生则乐生，死则安死"的观念。认为人的死亡由天命决定，是上天安排的结果，有生就有死，是无法逆转的自然规律，如果死亡来临，那就和平地接受。生命的意义在于专注于现世生活，积极生活，尽人事听天命，不为死后归宿所困扰。以孔子为代表的儒家学说把人生在世的所作所为与死后的荣誉结合在一起，用各种道德标准如"仁""义""礼""气节"等使人们克服对死亡的恐惧，并且肯定生命的价值，提倡尊重和珍惜生命，个体要对自己的生命负责。

（2）道家死亡文化 具有鲜明特点。其一，生死自然。道家思想体系最重要的原则就是"道法自然"，生死乃自然规律，是一种正常的自然现象，不应赋予其太多情感观念，应顺应自然、尊重自然。其二，乐生忘死。道家的达官主义思想是以无限对有限，应用到死亡文化上，体现为人的生命是有限的，但是可以在有限的生命中活出人生的无限精彩。

（3）佛教死亡文化 形成了六道轮回、了生脱死的佛教死亡观。认为在三界六道之中流转生死，受尽苦恼不能解脱即为轮回，而佛教能为众生解脱轮回之苦。佛教教义由"死亡是无法避免的人生之苦，而苦是生命所无法把握的无常"之特性，引出"离苦得乐乃至脱离生死流转、超越死亡"的必要性，最终把"涅槃寂静"作为最终追求目标，从而了生脱死，实现生命幸福。

2. 西方死亡文化 西方文化源于富含宗教意识的希伯来文明和充满深刻理性精神的古希腊文明，对死亡的思考是西方宗教和哲学永恒的主题。

（1）宗教中的死亡文化 基督教中对于死亡的观念体现在殡葬文化中就是重灵魂、轻肉体，认为"肉体只是灵魂暂时寄托的场所，身体的本质只是土，死后归于尘土，死亡只是一条通道，人的生命属于尘世但是也通向永恒"，更加注重对灵魂的安抚，对于死者，一般祝其灵魂升入天堂，早日摆脱世间苦难。天主教主张死亡是"永生的开始"，来生比现世更美丽更幸福，一个人不死则不能永生，所以死并不可怕。

（2）哲学中的死亡文化 西方哲学家对死亡也一直进行着深刻的思考。苏格拉底从道德伦理角度提出死亡的意义，对死亡的看法较为豁达，认为只有对死亡进行反省，才能死得有价值和尊严。哲学家尼采提出"成就之死"的思想，即个人通过创造性活动赋予自己、人类和大地以新的意义之后死去。从本质上来看，对死亡意义的讨论也即对于生的意义的讨论，人活在世要有一定成就，"成就之死"即"成就人生"。海德格尔的"向死而生"和弗洛伊德的"生本能"与"死本能"的理论，要求人们不要漠视和回避死亡，要直面死亡，积极地思考和筹划人生。马克思主义的死亡哲学从辩证唯物主义和历史唯物主义角度出发，认为死亡是不可逆转的现实，是不以人的意志为转移的自然过程。

（二）死亡意识

1. 概念　狭义而言，死亡意识（death awareness）是对包括自己在内的人的生命的有限性的认识，是对个体生命的珍视，对他人生命的尊重，对人的灵性生命的探索，对超越优先、趋向永恒的渴望与追求。广义而论，死亡意识就是个体关于死亡的感觉、思维等各种心理活动的总和，既包括个体关于死亡的感觉、情感、愿望、意志、思想，也包括社会关于死亡的观念、心理及思想体系。人的死亡意识大致可以分为 4 个阶段。

（1）死亡的诧异期　对死亡及其本性的好奇、疑惑和震惊中产生了死亡意识。

（2）死亡的渴望期　把死亡看作是人实现"永生"、回归到神的必要途径。在中世纪，由于人们对宗教的狂热，把对死后天国生活的渴望转移到对死亡的渴望上。

（3）死亡的漠视期　人们把热爱生存，厌恶死亡作为人的天性。

（4）死亡的直面期　人们不再漠视和回避死亡，学会直面死亡，去积极地思考和筹划人生。

2. 意义

（1）塑造合理的死亡观　人们有了死亡意识，在对死亡的思考、理解过程中会形成死亡观，死亡观会进一步影响人们的死亡态度。

（2）突显生命的意义　意识到生命的有限性可以促使人们积极地面对人生，体会生命的意义。死亡意识的价值在于使人理解死亡，正确地对待死亡，向死而生，超越死亡，不断实现自身的意义和价值。

（3）超越死亡的羁绊　死亡意识有助于人们理解死亡也有其价值和意义，从死亡恐惧中挣脱出来，以更加平和的态度面对死亡。

（三）死亡态度

1. 概念　死亡态度（death attitude）是指个体面对死亡做出反应时所持有的评价性的、较稳定的内部心理倾向。

2. 表现形式

（1）死亡恐惧　是一种心理感受和情绪反应，表现为面对死亡在时间上不确定的同时又深知其必将到来的无能为力和恐惧不安。死亡恐惧是较为明确的、可知觉到的，其恐惧的对象是现实的、具体的。死亡恐惧源于他人之死、排斥死亡的社会文化背景及面临"自我之死"等。

（2）死亡焦虑　此种态度是指个体对预期死亡、濒死过程及死亡对个体自身、重要之人造成影响所产生的焦虑、害怕、紧张、痛苦交织而成的负性情绪反应。相较于死亡恐惧，死亡焦虑是模糊的、不易觉察到的，其对象是不确定、不具体的。

（3）死亡逃避　此种态度指的是人们尽可能回避与死亡相关的、可引发死亡恐惧的象征物，尽量不去思考死亡或讨论与死亡相关的话题，对"死亡"这两个字眼感到不自在或忌讳，尽可能地用其他用语来代替死亡。死亡逃避是死亡态度的一个重要方面，是一种减少死亡恐惧与焦虑的防卫机制。

（4）死亡接受

①自然接受　此种态度认为死亡是生命不可缺少的部分，生与死是相互并存的。对死亡持自然接受态度的人不害怕死亡，也不欢迎死亡，只是把死亡看作生命中自然存在的部分，是不可改

变的事实。由于明白死亡的不可避免性，他们能够很好地进行生涯规划，试图让自己度过一个有意义的人生。

②趋近接受　趋近导向的死亡接受是指某些人相信会有一个更好的来生，认为死亡并不是真正的死亡而是通往生的大门，因此不害怕死亡。

③逃避接受　逃避接受认为当生命充满痛苦、艰辛与不幸时，死亡可能是一个受欢迎的选择。特别是当没有办法摆脱这一切痛苦时，人们对生活的恐惧会超越对死亡的恐惧，他们将死亡视为解脱痛苦的途径。

3. 重点人群的死亡态度

（1）医护人员死亡态度　医护人员是安宁疗护服务的主要提供者。据统计，约80%的死亡发生在医院，这意味着医护人员面对濒死及死亡的概率较高。受传统文化影响，谈论死亡是人们的禁忌，即使是医护人员，尤其是初次接触死亡事件时也会感到恐惧。但随着工作经验增加，医护人员较其他人群更倾向于不介意谈论死亡。医护人员具有专业的医学教育背景，能够更为客观地看待死亡，因此在面对死亡时较少出现恐惧和逃避，更多的是自然接受。

（2）临终患者死亡态度　临近死亡时，患者对待生死问题往往会出现矛盾心理，即在要求加速死亡的同时，还表现出强烈的求生欲望。临终患者对待死亡的态度有以下5种类型。

①乐观开朗型　患者将死亡当作一种自然归宿，既然不可避免，便没有必要过多考虑死亡，整天沉浸在死亡恐惧中，应该珍惜目前的生活，让有限的人生过得有价值、有意义。

②寻求解脱型　病痛的折磨使患者饱受痛苦，当前的生存已无价值，患者认识到死亡迟早会降临，而死亡的痛苦要小于病中的痛苦，因此能平静地面对死亡，甚至会主动选择死亡。

③顺从接受型　受宗教观念的影响，大多有宗教信仰的人认为死亡不是痛苦，更不是人生悲剧，而是告别亲人走向天堂，因此常能以明智而平静的心态迎接死亡的到来，平静地告别人生。

④悲观恐惧型　人们对未知的事物总是会产生恐惧和焦虑。由于死亡的神秘性和不可验证性，无法预测死亡后的事情，临终患者对死亡产生恐惧是本能的反应。此外，有些患者对于死亡的恐惧源于害怕死亡夺走他们的生命，使他们失去美好的生活。

⑤死亡逃避型　当临终患者面临死亡的威胁时不知如何面对，尚未准备好与自己的一生告别，对人生还留有遗憾，此时患者对死亡的承受能力并不比普通人群高，部分临终患者对死亡采取否定和回避的态度。

二、死亡应对

（一）死亡应对概念

死亡应对是指个体应对和处理死亡的一系列技巧和适应性行为及相应的信念与态度。提高死亡应对能力有助于人们面对死亡和接纳死亡，对于医护人员而言，死亡应对能力更是一项重要的专业能力。

（二）死亡应对评估

1. 死亡应对能力量表（coping with death scale，CDS）　该量表是首个死亡应对能力测量工具，可用于个体死亡应对能力评估和死亡教育效果评价。量表共30个条目，包含死亡接受能力、濒死处理能力、死亡思考表达能力、处理丧葬能力、生命省察能力、处理哀伤能力、谈论他人死亡能力和谈论自己死亡能力8个维度，采用Likert 7级评分，1表示"完全不同意"，7表示"完全同意"，得分越高表明死亡应对能力越强。CDS 能够较全面地评估死亡应对能力，在国内外应用较为广泛。

2. 死亡应对自我效能量表（Death Coping Self-Efficacy Scale，DCSS）　该量表共 29 个条目，按照 Likert 5 级评分，1 分表示"确定不会"，5 分表示"很确定会"，分数越高表示死亡应对自我效能越强。该量表涉及的死亡应对能力维度比 CDS 少，但考虑了临终关怀自我效能。

3. 死亡工作自我能力量表（Self-Competence in Death Work Scale，SC-DWS）　该量表用于评估从事死亡相关工作专业人员的自我能力。量表共 16 个条目，每个条目评分从 1 分（完全不相符）到 5 分（完全相符），每项评分相加构成量表总分，总分为 16 ～ 80 分，分数越高代表死亡工作自我能力越强。

（三）死亡应对能力提升策略

1. 加强死亡教育　面对死亡会引起个体恐惧、焦虑、抑郁等不良情绪，开展死亡教育可以帮助人们更好地应对死亡。可通过讲授法、影片欣赏法、仿真模拟法、在线教育、体验式学习、案例教学、教学查房和反思日记等方法开展死亡教育。此外，死亡教育需求受年龄、学历、临床经验、丧亲经历的影响。因此，在进行死亡教育时，可以针对性地选择教育对象，有效提高死亡教育的效果和意义，提升死亡应对能力。

2. 提供支持性资源　社会支持是影响人们死亡应对能力的一个重要因素。对于医护人员而言，医院管理层提供支持非常重要。此外，同伴的支持对于应对死亡也有积极作用，有助于排解负性情绪。心理咨询也是社会支持的方式之一，团体咨询可以减轻人们应对死亡情境的心理压力，提高心理健康水平。

3. 学会自我调节　情感分离是保护自己的一种方式，这种方式可以短暂缓解面对死亡时的痛苦，但对自身死亡应对能力的提高并没有帮助，因此，提高自身的调节能力才能真正提升死亡应对能力。日常生活中定期锻炼、阅读、充足的睡眠和良好的营养等都有助于平衡个人生活和恢复精力。

第三节　死亡教育

死亡教育贯穿于人的一生，通过对死亡教育课程的学习，可以帮助人们深入思考死亡的价值和意义，使人们意识到死亡是生命的一部分，消除因恐惧死亡而带来的悲观和焦虑，继而形成健康积极的生命观，进一步增进对生命的欣赏，创造有意义的人生。死亡教育还可以帮助患者及家属平静地接受死亡，为安宁疗护工作的顺利开展奠定基础。

一、概念与意义

（一）概念

我国《医学伦理学辞典》中死亡教育（death education）的定义为，死亡教育是针对如何认识和对待死亡而开展的教育，其主旨在于使人们正确地认识和对待死亡。据美国《死亡百科事典》记载，死亡教育是指理解关于生命的死亡意义、死亡过程、悲哀、离世，促使其知识化并有计划地用多种多样的手段实施的教育体验。死亡教育以死亡学理论为指导，从医学、哲学、心理学、法学、社会学、伦理学等不同方面增进人们对死亡的认识，并促使人们认识到生命中死亡所扮演的角色，进而深入了解生命，形成健康而积极的生命观，从而使人生更加积极和有意义。

（二）意义

1. 有利于树立正确的人生观和价值观 生死观的形成和发展对人生观和价值观的确立具有重大影响，而死亡教育是影响个人生死观的重要因素。死亡教育表面上是在谈论死亡和濒死，但实质是通过对死亡本质做深层次的思考，进而探讨人生、阐述生命的意义。死亡教育不仅强调生命的神圣，更强调了生命的质量和价值必须相统一，使人们积极地面对生活，珍惜生命，积极探寻生命的价值。

2. 有利于正确理解死亡，推动人类社会文明的进步 死亡教育使人们认识到死亡是不可抗拒的自然规律，应学会坦然接受死亡，既要追求没有痛苦地活，又要追求有尊严地死。通过指导人们正确认识死亡，死亡教育还可以帮助人们破除迷信，提高素养，促进社会精神文明的发展。死亡文明具有三个环节：文明终—文明死—文明葬。文明终指临终抢救的科学和适度，强调提升临终阶段生命的尊严和质量；文明死指从容、安详地接受死亡现实；文明葬指丧葬的文明化改革。其中文明死是死亡文明的核心环节。

3. 有利于安宁疗护工作的开展和普及 死亡教育可以缓解和消除患者的恐惧和焦虑，帮助临终患者平静地接受死亡。同时还可以帮助患者表达自己的临终意愿，维护生命最后一程的尊严和权利。死亡教育帮助临终患者家属正视和接受亲人的离世，顺利度过悲伤期，尽早恢复正常生活。死亡教育可以提高安宁疗护团队人员的整体素质。安宁疗护工作者在向临终患者家属实施死亡教育的同时，本身也在接受死亡教育，客观上提高了自身对死亡的科学认识，有利于安宁疗护工作者与临终患者及家属形成一个在死亡和濒死态度上互相促进的良性循环过程。

二、目的与目标

（一）目的

死亡教育旨在使人们正确地认识和对待生死问题，获得健康死亡的知识，懂得尊重和维护生命，提高生存质量，降低无效医疗费用。其根本目的在于改变我们所处的社会文化，实现人的优生—优活—优逝，最终改善、维护和提高个人、家庭和社区的生存质量和死亡质量。

（二）目标

1. 知识目标 死亡教育在知识层面的目标是帮助学习者获得与死亡相关议题的基本概念。这一目标的主要内容有以下 5 项。

①通过死亡、濒死及哀伤相关的教育丰富学习者的人生。

②指导个人在社会中如何处事。

③支持个人的专业和职业角色。

④加强个人的能力，使之能在死亡相关事件上进行更有效的沟通。

⑤协助个人正确理解和分析生命发展历程中与死亡相关的事件。

2. 实践目标 死亡教育在实践层面上的具体目标则包括以下 3 项。

①照护者能够辨别临终患者所处的情境及反应。

②降低个人对死亡的害怕、恐惧，或潜意识中逃避死亡的态度。

③个人通过思考死亡，深入了解到生命的意义，珍惜自己拥有的生命时光，并对人生的最后旅程做好规划，寻求并实现生命的价值。

3. 情感目标　死亡教育在情感层面的目标包括以下 2 项。

①具有同情心，可以陪伴患者、了解患者的内心世界，用心去爱每一位临终患者。

②领悟到生命的意义和归属。理解宗教信仰可以使临终患者达到内心的安宁和平静。

三、国内外死亡教育发展

（一）我国死亡教育发展

我国的死亡教育近年来逐渐得到重视和发展。1991 年，段德智在武汉大学开设了死亡哲学选修课，开始在高校系统地讲授死亡话题。2000 年广州大学胡宜安教授开设了生死学课程。2005 年山东大学王云岭开设了死亡文化与生死教育课程。2019 年生死学与生死教育专业委员会在北京市癌症防治学会下成立。2020 年在全国政协十三届三次会议上，《关于新冠疫情后加强全社会生死教育的提案》被正式提出。教育部针对提案予以公开回复，表示将进一步督促落实《教育部等八部门关于加快构建高校思想政治工作体系的意见》台账要求，把心理健康教育课程包括生死教育内容纳入整体教学计划，全面统筹心理健康教育资源，增强全员全过程全方位的心理育人合力，进一步完善生死教育体系。

20 世纪 80 年代初，中国香港开始善终服务活动，开展死亡教育和哀伤辅导。随后，中国香港各大学都将死亡相关议题纳入通识课中。2006 年香港大学行为健康科研活动中心开展大型活动"美善生命计划"，提供死亡教育相关专业培训，使 7 万余人受益。20 世纪末，中国台湾地区引入死亡教育后，将其与本土特征结合称为"生死教育"。2000 年中国台湾地区成立生命教育推动委员会，并将 2001 年定为"生命教育年"。

（二）国外死亡教育发展

1959 年美国心理学家赫尔曼·菲费尔（Herman Feifel）发表了第一部关于死亡学的著作《死亡的意义》（*The Meaning of Death*）。1963 年罗伯特·富尔顿（Robert Fulton）在美国明尼苏达州的大学里首次开设了美国大学的第一门正规的死亡教育课程，并在大学中推广。1969 年伊丽莎白·库伯勒 – 罗斯（Elisabeth Kübler–Ross）出版了经典著作《论死亡与濒死》（*On Death and Dying*）。书中描述了濒死患者的反应，并从人本观点对医护人员与濒死患者的相处提出建议。1974 年美国有 2000 余所大学开设死亡教育课程，在医学院校中更为普遍。到 1976 年已有 1500 余所中小学开设死亡教育课程。除了在学校开设死亡教育课程外，医院和社会服务机构也开办了死亡相关讲座和培训。1976 年美国成立了死亡与咨询协会（association for death education and counseling，ADEC），这是美国最重要的死亡专业组织，也是国际上最大的教育—专业—科学一体化的死亡学组织。1977 年第一本死亡教育专业期刊 *Death Education*（现 *Death Education and Research*）在美国出版，标志着美国死亡教育发展步入成熟。

英国将死亡教育知识融入宗教改革相关内容，于 20 世纪 50 年代发动了"死亡觉醒运动"，其中最突出的主题是死亡焦虑。1967 年西塞莉·桑德斯（Cicely Saunders）在英国伦敦设立第一所现代安宁疗护院（Saint Christopher's Hospice）。1976 年皇家学院建立了死亡教育机构，开展相关研究和教育项目，面向民众在全社会范围开设远程教育课程，并专门为儿童开设死亡课程。2002 年生命教育被英国政府纳入国家和学校的正规教育课程。

德国实施"死的准备教育"，出版了专业教材，引导人们以坦然明智的态度面对死之挑战。意大利南方城市阿戈瑞奈有一所世界上首创的死亡准备学校。澳大利亚于 1979 年成立了"生命教育中心"（Life Education Center，LEC），该中心现已发展成为一个国际性机构。死亡教育走进日本人视野是在 20 世纪 70 年代，在具体实践中多强调"为死亡所做的准备性教育"，出版了相关的教科书、论著及磁带。韩国死亡教育中体验式实训教育的做法和效果得到世界公认，也构建了较系统的死亡教育课程和教学内容体系。

第四节　安宁疗护之死亡教育

死亡是人类生命中不可避免的过程。死亡教育是向人们传递死亡相关知识，培养与提升死亡事件应对及处置能力，同时应用于实践生活中的特殊教育，旨在帮助人们树立科学、正确的生死观念，尤其是接受安宁疗护的患者、家属和从事安宁疗护的团队人员。

一、安宁疗护之死亡教育对象

1. 临终患者及家属　接受安宁疗护服务的临终患者及其家属是死亡教育的主要对象。在安宁疗护阶段接受死亡教育可以帮助患者更好地面对疾病，引导患者正确认识死亡，缓解患者对死亡的焦虑与恐惧。对于临终患者的家属，可以通过死亡教育给家属更多的安慰和支持，帮助其正视家人的离世，平稳度过居丧期，重新开始新的生活。

2. 安宁疗护团队人员　安宁疗护团队人员既是死亡教育的实施者，又是受教育者。医护人员是进行安宁疗护的核心人员，死亡教育可以提升其死亡应对能力，促进医护人员更好地为患者及其家属进行安宁疗护服务。安宁疗护志愿者一般由学生、社会爱心人士及社区志愿者等组成。对志愿者进行死亡教育可以使其理解志愿者的角色和职责，为临终患者及其家属提供更好的爱心支持服务，也能帮助志愿者进行自我情绪调节，缓解志愿者在安宁疗护工作中遇到死亡案例而造成的心理压力。

二、安宁疗护之死亡教育内容

（一）针对安宁疗护团队人员的死亡教育内容

1. 死亡本质教育　包括死亡的定义及界定标准，生命及死亡的过程及变化阶段，死亡教育的意义与目的，死亡相关的社会问题等。通过学习这些内容从而科学地认识死亡及其过程，体会死亡教育的重要性。

2. 死亡观及死亡文化教育　包括我国传统儒家、道家、佛教生死观，我国不同地域死亡文化风俗、殡葬文化、形式和礼仪等。了解不同的死亡文化有助于塑造和丰富个人的生死观，帮助安宁疗护团队人员树立正确的死亡观，也能更好地理解患者的想法和行为。

3. 死亡伦理教育　包括安乐死、尊严死、生前预嘱、脑死亡、植物人、器官移植、遗体处置及尸体解剖等相关伦理争议。学习这些知识能够指导安宁疗护团队人员在未来相应情境下对患者及其家属做出正确的引导，避免陷入困境或发生纠纷。

4. 死亡及濒死相关情绪及心理教育　包括死亡认识的演进与发展，死亡恐惧、死亡焦虑、悲伤、哀恸等负面情绪特征及影响因素，濒死患者及其家属的心理反应历程及心理需求等。通过对这些知识的学习能够更好理解患者及其家属的情绪状态并给予反馈和疏解。

5. 死亡及濒死照护技能训练　包括濒死患者及家属照护技能，患者症状管理与控制技能，丧亲者照护技能，死亡告知技巧及哀伤辅导技能等。这部分内容具有很强的专业性、实践性和操作性，能为从业者提供实践指导。

（二）针对临终患者及其家属的死亡教育内容

1. 认识死亡　向患者讲述死亡的医学本质、自然过程、判断标准及临床中的死亡场景，引发对死亡的客观思考。重申死亡是生命的一部分，强调死亡与生命同等重要，开启探讨死亡话题的通道。

2. 直面死亡　讲述人们在面对死亡时常有的死亡态度，畏惧死亡实属正常，是珍惜生命、敬畏生命的表现。对死亡的恐惧可通过与他人表达、分享而减轻及获得释怀。

3. 准备死亡　让患者回忆亲人或朋友之死带给自己的思考，思考是否符合自己对未来之死的期待，尝试性思考自己想死在何处、面临死亡时希望哪些人陪伴身边、希望别人如何对待自己、希望接受什么样的治疗与救治措施、希望家人能记住什么、想让家人知道些什么，以及是否需要提前委托他人建立生前预嘱等。

4. 超越死亡　超越死亡是个体意识到生命的局限性和死亡对生命的影响后而激发的一种积极的、主动的行为，其实现过程需要深入思考死亡及学习死亡知识。第一，告知患者死亡的必然和偶然，做好适当准备。第二，引导患者进行人生回顾，使其领悟生命的价值和意义，感恩生命中的一切，规划有限的生命，努力活出自己想要的生活，超越对死亡的恐惧感，以更好的方式圆满度过生命的最后一程。

5. 哀伤辅导　家属丧亲后易产生恐惧、抑郁等不良情绪，甚至出现身体不适，安宁疗护团队人员应给予心理抚慰与支持，指导家属表达丧亲之痛，提高对悲伤的认知，鼓励家属积极融入社会活动，转移家属注意力，从而引导家属回归正常生活。

三、安宁疗护之死亡教育方式

（一）针对安宁疗护团队人员的死亡教育方式

1. 组织学习　可通过专家授课、专业书籍阅读、影音欣赏等形式，进行系统学习、深入理解。利用工作坊、案例分析及感悟分享等形式引发思考讨论，对死亡产生正确的认知，树立正确的死亡观，提升死亡应对能力。

2. 体验式教学　包括与临终患者密切接触、参观殡仪馆、参加葬礼等形式，获得濒死与死亡事件的体验和直观感受，从而加深对死亡的思考和认知，提升对照顾临终患者的认同感和自信心。

3. 情景模拟　死亡教育具有一定特殊性，临床实践或参观殡葬仪式有一定的暴露风险，情景模拟是一种可替代的实践教学策略，也是对临床实践教学资源不足的补充。一般根据病例情境可设置为角色扮演、高仿真模拟人、标准化患者等多种层次的模拟形式，通过在课堂教学中预设场景进行模拟表演。

（二）针对临终患者及其家属的死亡教育方式

1. 倾听　无论是患者还是家属，在面临死亡威胁时都饱受身心摧残，需要找到一个情绪宣泄的出口，这种情绪的宣泄会在一定程度上平复他们的情绪，甚至能帮助他们与死亡和解。因此，安宁疗护工作者应耐心地倾听他们的抱怨与诉说，对患者或者家属都是一种很好的安慰、教育与治疗。

2. 座谈会　座谈会是在一位主持人的组织下，与某一话题相关的人坐在一起进行的一种理性交流形式。座谈会可以用来与患者及家属就病情、预后、治疗方案、心理支持、生死议题等进行深入交流，帮助患者扫除疑问，深入了解患者的情绪、疑虑、生死观等个人信息，便于进一步开展有针对性的死亡教育，也可以增进患者对生死议题的深度理解。

3. 工作坊　工作坊强调对话、沟通、共同思考，强调相互交流、凝聚共识。在形式上要求多向互动，轻松有趣。在工作坊中，患者及其家属会被带入特定的情境并经历心灵、意志等洗礼。在安宁疗护中采用工作坊的形式进行死亡教育，可以提升患者和家属的参与感，在工作坊的场域氛围下获得被支持的感觉及共命运的体验，从而摆脱孤独、无助的负面感觉。

4. 尊严疗法　让患者讲述自己的生命故事，从而帮助患者回忆生命中的闪光点。将患者的生命故事用文稿逐字记录，并返给患者做修正，最终将文档交给患者及其家属留作纪念。尊严疗法旨在提升患者的人生目的、意义、价值感，减轻精神和心理负担，从而提高患者生活质量，增强患者尊严感。

【知识拓展】
死亡教育的实践要点
2017年国家卫生和计划生育委员会印发的《安宁疗护实践指南（试行）》中关于死亡教育的实践要点如下。

1. 评估和观察
①评估患者对死亡的态度。
②评估患者的性别、年龄、受教育程度、疾病状况、应对能力、家庭关系等影响死亡态度的个体和社会因素。

2. 操作要点
①尊重患者的知情权利，引导患者面对和接受当前疾病状况。
②帮助患者获得有关死亡、濒死相关知识，引导患者正确认识死亡。
③评估患者对死亡的顾虑和担忧，给予针对性的解答和辅导。
④引导患者回顾人生，肯定生命的意义。
⑤鼓励患者制定现实可及的目标，并协助其完成心愿。
⑥鼓励家属陪伴和坦诚沟通，适时表达关怀和爱。
⑦允许家属陪伴，与亲人告别。

3. 注意事项
①建立相互信任的治疗性关系是进行死亡教育的前提。
②坦诚沟通关于死亡的话题，不敷衍不回避。
③患者对死亡的态度受到多种因素影响，应尊重。

【思考题】

1. 死亡教育的意义有哪些？
2. 如何提升民众的死亡应对能力？
3. 如果你的好友被确诊为癌症晚期，你将如何帮助他（她）面对死亡？

扫一扫，查阅本章数字资源，含PPT、音视频、图片等

案例导入

2011 年的某一天，广东的李先生收到了一封好友王力（化名）发来的"另类"邮件，信件的主要内容是好友王力自拟了一份"生前预嘱"，如果自己突发意外丧失自我意识，就委托李先生替自己签署文本放弃一切痛苦的医疗抢救措施，让他有尊严地自然死亡。王力的生前预嘱一式三份，另两份文本分别存放在办公室和汽车工具箱内，上面有签名和指印，有详细联系方式，这份友情委托令李先生"心情很沉重，责任太大"。

请思考：

1. 王力的"生前预嘱"有没有缺陷？是否有效？
2. 该如何理解和执行王力的"生前预嘱"？

追求优逝、获得善终是每个人的基本权利。在安宁疗护中，常常会产生如何满足患者的基本需求、如何实现患者的尊严死、如何公正分配社会卫生资源及患者家属在相关医疗决策中的角色和作用等伦理道德困惑。因此，医护人员不仅要具备安宁疗护的专业知识与技能，还需具备相关的法律知识，遵循医学伦理原则，尊重患者的生命自主权，为患者及家属提供合情合理合法的医学专业照护。

第一节　医学道德与生命伦理

生命伦理与道德密不可分，只有在生命伦理视野下剖析生命价值观所蕴含的道德内涵与价值意蕴，才能从深层次理解生命尊严作为人类社会规范和秩序的基础性和前提性意义。本节主要介绍医学道德规范、生命伦理相关概念与内涵，有助于医护人员更好地了解安宁疗护中道德与生命伦理的重要性与必要性。

一、道德

道德是人们共同生活及其行为的准则和规范，道德通过社会的或一定阶级的舆论对社会生活起约束作用。马克思主义认为，道德是建立在经济基础上的特殊的意识形态，以善恶为评价标准，并通过社会舆论、风俗习惯及个人的良心来调整人们的行为规范的总和。

道德规范是调整人与人之间关系的行为准则，也是判断人们行为善恶的标准。不同时代、不同阶级有不同的道德规范，但一经形成就具有相对稳定性。

二、医学道德规范

医学道德是医务人员在医疗卫生工作中形成的并依靠社会舆论监督和内心信念指导的、用以调整医务人员与服务对象及医务人员相互关系的行为原则和规范的总和。

医学道德规范是医务人员道德行为和道德关系的普遍规律的反映，是在医学道德理论与基本原则指导下制定的、用于调整医学实践中各种关系的、评价和引导医学行为的具体准则。2012年我国发布《医疗机构从业人员行为规范》中提出医疗机构从业人员应遵循的八条基本医德准则：①以人为本，践行宗旨。②遵纪守法，依法执业。③尊重患者，关爱生命。④优质服务，医患和谐。⑤廉洁自律，恪守医德。⑥严谨求实，精益求精。⑦爱岗敬业，团结协作。⑧乐于奉献，热心公益。

三、生命伦理

生命伦理是指人作为生命主体在面对自然、社会、自身及其他生命客体的生命价值与生命尊严时所应遵循的道德规范与道德原则。生命伦理的最高境界在于生命主体通过树立正确的世界观、人生观和价值观，形成敬畏生命、尊重生命、关爱生命和珍惜生命的意识和理念，并成为其自身生命文化的自觉。因此，尊重生命是生命伦理的首要价值。

安宁疗护的宗旨是最大限度提高患者舒适度、尊重患者生命，维护患者生命尊严。生命尊严是安宁疗护的哲学基础与生命伦理的核心内容，其内涵主要包括两个方面：第一，尊严是将自己看作一个整体的有自主性的人。第二，尊严属于个体的内在价值。生命末期的患者由于不能独立日常活动、丧失自我照顾的能力，缺少社会角色等，往往感觉尊严丧失。国外研究调查显示，安宁疗护患者尊严主要涉及以下3个主题、9个亚主题：①疾病相关（自主性、症状痛苦）。②尊严保护（尊严维护认知、尊严维护策略）。③社会尊严（自我原则、社会支持、照护措施、他人的负担、后顾之忧）。中国香港学者研究发现，中国安宁疗护患者尊严内涵除了上述主题外，还应包括疼痛忍受（不屈疼痛苦难的意志）、道德超越（家族道德信仰的传承）、精神屈服（接受生命无常的心境）和继代团结（家族亲情凝聚的意愿）。

第二节　医学伦理原则

伦理原则为医护人员解决安宁疗护中的伦理问题提供策略和方法，对安宁疗护行为和技术活动起规范指导作用。医护人员在照护过程中应遵循伦理原则来调节与患者间的各种医学道德关系。

一、医学伦理的基本原则

医学伦理的基本原则是患者利益第一的有利原则、尊重自主原则、不伤害原则和公平公正原则。有利原则和不伤害原则同中有异，不伤害原则是一个相对的原则，避免伤害的义务比为患者施益的义务更为严谨。公平公正原则多是在尊重自主、有利和不伤害原则之下，当尊重自主原则和有利原则相冲突时往往以尊重自主原则为主，但在卫生资源分配等问题上，公平公正原则应排在首位。

二、安宁疗护中的伦理原则

安宁疗护伦理是指安宁疗护团队人员在为患者及其家属服务过程中应遵循的道德原则和规范。安宁疗护伦理表达的是人道主义和职业道德精神，体现了对生命的关怀和尊重、维护了患者的自主权益，具体原则如下。

（一）尊重自主与知情同意原则

尊重患者是医护人员无条件的伦理道德义务，是建立良好医患关系的必要条件，主要包括尊重患者的生命价值、人格尊严、知情同意权、自主权、个人隐私权、风俗习惯及文化背景等。坚持"知情同意"的原则，各种医疗护理决定须有患者及家属参与。当患者与家属对治疗和护理的意见不一致时，应坚持尊重患者第一的原则。患者有权要求治疗，也有权拒绝治疗。患者在意识清醒、能够自己行使权利时，医护人员要尊重患者的选择。患者意识障碍时，不能正确地行使自己权利的时候，可以按照患者的预嘱或意愿执行。

（二）人道主义与行善原则

关爱是人道主义精神的体现，是最能体现照护的本质，将关爱化为实际行动，也是施益行善的具体体现。当临终患者极度痛苦且烦躁不安时，关爱是临终患者的一种心理期待。因此，对临终患者提供全人整体照护，除了用必要的专业治疗和护理来缓解或解除其痛苦外，还应从心理、精神层面给予关爱和疏导。对待临终者家属，医护人员应给予暖心的人文关怀和支持帮助。

（三）有利受益与无伤害原则

在安宁疗护实践中，应把有利于患者健康利益或受益放在第一位，要求尽可能为患者制定最佳的决策照护措施。一是应遵循最优化原则；二是相对安全，副作用最小；三是患者痛苦最少，不受伤害；四是经济耗费最低。提供患者医疗照护时，应做伤害和利益的评估，避免任何不适当及受伤害的风险。各种医疗措施难免会有风险，造成患者的伤害，但在知情同意下，风险和伤害在合理范围内仍是合法和合乎道德的，这符合"双重作用"原则。此外，若医护人员不顾及患者医疗自主权，为达成行善目的而干预甚至违背患者的意愿，执行其认为对患者有益的医疗措施，会引发道德问题，以及行善与自主原则之间的冲突，医护人员应该避免这类"医疗父权主义"。

（四）公平与公正原则

接受安宁疗护的患者虽千差万别，但在人格尊严上应是相互平等，人人享有平等的生命健康权、医疗保健权和自主决策权，公平合理地享受医疗资源。对医护人员而言，应一视同仁地给予照护，坚持患者最佳利益原则，提高患者的生存质量。坚持社会卫生资源公平公正分配的原则，在努力满足患者舒适的基本需求前提下，注意节约卫生资源。在面对威逼利诱可能导致违背患者利益行为时，医务人员要有勇气、胆识和智慧，坚持以公平正义的原则协调和解决这些冲突，最大限度保护患者的权益。

第三节　安宁疗护相关法律

目前，我国正在积极探索安宁疗护的适用对象、实施条件、相关主体的权利与义务等相关法律，并借鉴国外经验，制定符合我国安宁疗护服务客观规律的法律制度，以法治化路径实现对人民群众生命权和自主权的保障。

一、安宁疗护立法目的及意义

（一）立法目的

推进安宁疗护立法，建立安宁疗护相关法律制度，旨在明确相关部门和机构的管理权限和职责，明确安宁疗护的适用对象、实施条件、相关主体的权利与义务等内容，以期建立安宁疗护的有效法律保障机制，从而推动我国安宁疗护事业快速、健康、有序地发展。

（二）立法意义

1. 顺应时代发展和社会文明进步的必然要求　安宁疗护是社会发展到一定阶段的产物。安宁疗护符合新时代文明教育下的生死观，维护了患者的生命尊严，体现了人道主义精神，是患者维护自身权利的结果，符合现代文明的伦理观。国家应制定相关的政策予以保障，联合国也从人权保障和社会文明进步的角度，强调推进安宁疗护事业发展的重要意义。

2. 适应人口老龄化和疾病谱变化的现实需要　随着社会经济的发展，人口老龄化和人类疾病谱的变化，我国慢性病、肿瘤患者数量逐年增加，人们追求生命质量的愿望大于生命的长度，对安宁疗护的需求不断扩大，这决定了我国开展安宁疗护事业的广泛性和立法的紧迫性。

3. 符合优化医疗卫生资源配置和遵循公平正义的伦理需求　在我国安宁疗护实践过程中，由于受到传统伦理道德思想的影响，家属往往会忽略临终患者的病况和意愿，依然会选择投入大量的人力、财力对其进行维生治疗，忽略临终患者感受，也造成了医疗卫生资源浪费。而安宁疗护有利于优化医疗资源配置，体现公平、正义原则。

二、国内外安宁疗护立法现状

关于安宁疗护的立法问题，许多国家都进行了有益的探索。纵观安宁疗护的发展，一般都经历了萌芽期、发展期、完善期等阶段，其中法律保障的建立是进入快速发展期的标志，并为尊重患者权利、保障社会安定及推动安宁疗护发展奠定基础。

我国自20世纪80年代开始引进安宁疗护理念、理论及实践服务以来，业界一直持续关注和积极探索安宁疗护的立法之路。我国安宁疗护的立法还刚刚起步，2022年6月，深圳市人大常委会表决通过了《深圳经济特区医疗条例》修订稿，并于2023年1月1日开始施行，迈出了我国探索建立生前预嘱法律制度的第一步，具有里程碑式的重要意义。表5-1和表5-2总结梳理了国内国外安宁疗护的立法现状，对进一步理解和探寻适合我国安宁疗护发展的法律化路径具有重要的现实意义。

表 5–1　中国安宁疗护立法探索

年份（年）	主要相关立法探索
2000	中国台湾地区通过《安宁缓和医疗条例》
2004	中国香港法律改革委员会代做决定及预前指示小组委员向香港特区政府提出在现有法律环境下推广生前预嘱的 10 项建议
2006	北京"选择与尊严"公益网站建立
2013	北京生前预嘱推广协会建立
2015	中国台湾地区公布《患者自主权利法》，其主要内容在于具有完全行为能力的意愿人，以书面方式立下"预立医疗决定"来选择在特定临床情景下是否接受维生医疗；或指定"医疗委任代理人"在其意识不清无法表达其意愿时代理其表达医疗意愿
2017	国家卫生和计划生育委员会发布《安宁疗护基本标准（试行）》《安宁疗护中心管理规范（试行）》和《安宁疗护实践指南》等文件，进一步规定了安宁疗护实践；国务院办公厅印发《关于进一步深化基本医疗保险支付方式改革的指导意见》，明确了安宁疗护服务项目的费用结算与基金支付
2020	安宁疗护被写入 2020 年 6 月起正式实施的《中华人民共和国基本医疗与健康促进法》中，明确安宁疗护是每位公民的基本医疗权利
2022	2022 年深圳首次将生前预嘱写进《深圳经济特区医疗条例》（修订版）并于 2023 年 1 月 1 日起施行《关于加强我国临终关怀事业发展的提案》得到了国家卫健委和九三学社中央的重视并予以回复，提案提到了关于安宁疗护立法的问题

表 5–2　国外安宁疗护立法现状

国家	年份（年）	相关法律文件
美国	1974	美国参议院法兰克乔其（Frank Church）与法兰克摩斯（Frank E. Moss）提出第一个安宁疗护法案
	1976	美国加州通过《自然死亡法案》，推行"生前预嘱"
	1991	美国联邦政府正式实施《患者自决法案》
	2013	美国佛蒙特州通过《尊严死法案》
	2015	美国加利福尼亚州通过《临终选择法》
英国	1990	英国发布了《国家卫生服务及社区关怀法》，将安宁疗护纳入国民的医疗保险
	2017	英国国家卫生部制定了安宁疗护机构指南
德国	1986	颁布了《临死协助法案》，该法案明确规定了尊严死的适用条件和限制
	2005	德国政府出台第一部《临终关怀法》
日本	1976	成立"尊严死协会"
	1979	"尊严死协会"提出《末期医疗的特别措施法》草案，以期立法规范寻求尊严死的保障
	2003	政府发布《安宁疗护实施基准》
新加坡	1997	实施《预先医疗指示法令》，给予生命末期患者以选择人性化安宁疗护服务的权益
丹麦	1998	通过《丹麦病人权力法》
韩国	2016	通过《关于临终关怀缓和医疗及临终期患者延命医疗决定的法案》（简称《安宁疗护法》）的立法，对患者的自主决定权进行规范

三、安宁疗护中相关法律问题

随着安宁疗护在我国的推行，其引发的法律问题会进一步增加并复杂化，由此产生很多实践层面和理论层面的质疑。我国现行的相关法律可为安宁疗护立法提供体系性的支持，但还需进一步理清安宁疗护在我国法律制度层面的不足与问题，借鉴其他国家的立法过程和内容，对建立健全我国安宁疗护的法律，促进安宁疗护的健康发展至关重要。

（一）安宁疗护适用对象问题

在安宁疗护服务工作中，首先需要解决的问题是明确安宁疗护的适用对象，这是立法的前提。安宁疗护适用对象具体可包括：①有先天性损伤或疾病，需要长期依赖生命维持治疗，和（或）需要长期护理的儿童或成年人。②患有急性、严重危及生命的疾病（如严重创伤、白血病等），并以治愈或康复为目标，但增加患者生活及治疗负担而致生活质量降低者。③患有慢性进行性疾病者，如周围血管性疾病、慢性肾衰、肝功能衰竭、有显著功能障碍的脑卒中、进展性心脏病或肺疾病、严重的神经退行性疾病等。④承受其他事故或其他创伤引发的慢性疾病患者和生活受限的伤痛患者。⑤身患严重疾病或绝症（如临终老年失智症、恶性肿瘤晚期或严重的致残性卒中），且不可能恢复或稳定者。

（二）实施安宁疗护法律条件规范问题

由于安宁疗护直接关系到患者的生命权益，在实践层面常常会遇到法律问题，如患者是否有拒绝心肺复苏术及维生医疗的权利，或患者拒绝医疗的意愿是否有效？执行安宁疗护是否应该谨慎？对上述所有程序是否需要再次进行综合审查与监督？鉴于这些问题和困境，需要通过立法来进行规范。

1. 明确医生的鉴定与义务　对于选择安宁疗护的患者，需要医生等相关专业人士对其所患病症、临终状态等病况进行评估诊断，以鉴定该患者是否属于安宁疗护的适用对象。

（1）通过立法规定医生等相关专业人员的鉴定资格和鉴定义务。

（2）在安宁疗护实践中，医务人员应履行医疗告知义务，需将患者病况及后续治疗措施详实地告知患者，尊重患者意愿，包括尊重患者拒绝医疗的抉择，更好地保护患者的医疗权与生命权。

（3）在保障患者自主的同时，也应尊重医疗专业的自主。主要体现在四个方面：①患者的医疗选择与决定并非毫无限制，而必须以医生依其专业判断所提供的医疗选项为范围。②医务人员如因个人良知或价值观而无法认同患者拒绝维生医疗措施的选择，则法律不会强制其执行患者的预立医疗决定。③依法执行患者预立医疗决定的医疗机构或医生免除刑事、行政、民事责任，使其不用担心因尊重患者拒绝医疗意愿而带来法律责任。④患者有权拒绝维生医疗，但患者的预立医疗决定不影响医护人员依伦理持续提供安宁疗护服务。

2. 明确患者的自主决定与家属医疗代理权

（1）患者的自主决定权　安宁疗护实施的重要前提是，必须得到患者真实、明确的意愿，即患者明确表示要求拒绝或撤除心肺复苏术及维生医疗措施，该前提的法理基础是患者自主权之拒绝医疗权。而安宁疗护立法的目的主要是赋予患者在就医的过程中拥有自主决定权，并需通过立法对患者意愿的有效性进行规范，以保障患者拒绝医疗的权利；同时明确患者做出"生前预嘱"的形式及相关问题，为安宁疗护实践提供可操作的程序。

（2）家属医疗代理权　在安宁疗护实践中，常见末期患者未来得及表达相关意愿或作"生前预嘱"，却因疾病恶化而处于无意识状态。面对这类情形，究竟谁是患者利益的最佳维护者？谁能代理患者行使医疗抉择权？代理人又应以怎样的标准和形式行使该权利才得以保障患者最大利益呢？《中华人民共和国侵权责任法》第 56 条规定，在患者生命垂危需施行紧急医疗措施之际，家属的意见可视为患者本人的意见。但是家属在患者意识不清难以表达意愿时是否也可代理患者拒绝医疗的权利呢？为了防止家属滥用权利，我国是否应在立法上对此权利进行一定的限制？因此，需要立法来明确医疗代理权使用前提与目的，规范该权利使用的范围与程序等，以保障患者权利能真正有效落到实处。

实施安宁疗护，首先应遵循患者本人自主优先和患者最佳利益的原则。在患者具备决定能力时，家属不得妨碍医生执行患者的自主决定。即使在患者欠缺决定能力时，家属也不能直接决定。如患者有生前预嘱，医生仍应遵从患者的事前决定。其次，如果患者指定了医疗委任代理人，则医生应遵从委任代理人的合理决定。最后，如患者未做事前决定和指定，患者家属才有权代行医疗决定，但是法律应当对有权家属的范围（或者顺位）及代行决定的行使规则做出规定。

3. 明确相关机构的审查监督　由于预立医疗决定是关系患者生命的重大医疗决策，应设定严格的形式要求，以宣示其严肃性与谨慎性。尤其我国传统的家族文化致使家属的抉择常常凌驾在患者自主权之上，由此出现"患者自主权"变为"患者他主权"的状况，若无相关机构进行审查监督，患者的生命权益可能将被置于危险境地，同时也会扩大安宁疗护的适用范围。因此，我国应在安宁疗护的立法上设立相应的审查监督程序，防止上述情形的发生。

根据 2022 年北京卫生法学会发布的《疾病终末期医疗决策相关法律问题专家共识》制定有预先医疗决定书的患者在住院或急诊就诊时应向医疗机构及医务人员告知其决定内容并提供预先医疗决定书原件，患者本人需确认该决定书的真实性；患者因病无法确认的，已经依法公证或律师见证的预先医疗决定书，可作为疾病终末期决策的依据；未经公证或律师见证的，需要由患者配偶、父母和成年子女共同认可患者预先医疗决定书的真实性。患者本人意识清楚时可以随时改变先前的预先医疗决定，包含经公证或律师见证的预先医疗决定。已向医疗机构提供预先医疗决定书的患者在住院期间改变本人预先医疗决定的，应有书面文书，紧急情况下可以口头决策，但需要 2 名以上见证人在场并签字确认。收到患者预先医疗决定书或患者更改的预先医疗决定文书的临床科室应当将收到的文书复印件留存入病历，同时报医疗机构管理部门备案。

（三）医护人员法律责任的豁免问题

"双重作用"原则是指某一个好的行为可能引发意外的伤害。所有的医疗都有固有的风险，有时甚至不可避免地出现伤害。"双重作用"原则同样存在于安宁疗护实践中，生命末期患者往往面临剧烈病痛，镇静（痛）药在安宁疗护中被广泛应用，同时伴随着副作用的发生，且持续深度镇静具有不可避免地缩短生命的作用，这种"双重作用"法律性质不明确，容易带来一定风险和纠纷，甚至有人认为生命末期镇静有可能被利用作为安乐死的手段或达到医助自杀的目的，若没有从立法上明确药物施用"双重作用"的正当性，医生的行为就可能构成故意或过失伤害、杀人等罪责。临床实践中没有或不用"双重作用"原则是不可能的，如果出现这种类型的伤害，不能将其归咎为不合适医疗行为引起的伤害，甚至将这一行为视作患者受伤害的原因。因此，我国在安宁疗护立法的内容中，应设立相对应的法律责任豁免条件，保障医生权益，使其免于承担刑事责任的风险，同时有利于缓解或避免医患矛盾的产生。

参考其他国家的相关法律规定，安宁疗护实施中法律责任豁免的条件应包括：①医务人员应基于职业的道德良知，及时告知临终患者病情及拟提供的安宁疗护服务。②医务人员施行的安宁疗护活动应符合合理的医疗标准。③没有开展安宁疗护的医疗机构应及时告知患者并将其转诊至能提供安宁疗护服务的医疗机构，并遵照临终患者意愿不对其实施延命治疗措施。在开展安宁疗护过程中即使发生患者提前死亡等情况，只要符合以上条件的，医务人员可无须承担法律责任。

除此之外，安宁疗护的立法须先立行业管理规范，应借鉴国外的做法建立专门的医疗保险法，明确安宁疗护的服务机构、服务人员、服务内容及服务费用保障等问题，为患者安宁疗护保险支付提供法律保障。

第四节　安宁疗护伦理困境的应对

在安宁疗护实践中，医务人员常会面对诸多的伦理困境，而一些重要的社会、文化、伦理及法律等因素常使伦理问题的决策变得更为复杂。因此，医护人员应重视并学习相关的伦理知识，具备与患者和家属深入沟通的能力，了解和尊重患者或家属的文化背景、需求、偏好及价值观等，帮助其做出适宜有效的医疗决策。

一、病情告知与知情同意

病情告知是指医务人员法律明确规定的义务，强调医护人员应如实告知患者、患者家属或有关人员关于患者疾病诊断、病情、治疗、风险及预后等。知情同意的"知情"与"同意"两部分又被认为"知情决定"或"知情选择"，是基于保障患者自主权利，使其参与医疗决策过程。而知情同意的先决条件是病情告知，同时患者或其代理人必须具备了解与医疗决定相关的信息后才能自愿作出决定。病情告知与知情同意，可降低患者的不确定感及焦虑等情绪困扰，避免有被放弃的感受，也让临终患者有机会为自己的未来预做准备。同时可增加患者对医疗技术的信心，减少不必要的医疗资源浪费，维护及增进医患之间的信任关系，降低医疗争议。

（一）伦理困境

患者医疗知情权取决于医护人员的告知方式和医疗信息告知的准确性，在安宁疗护实践中常常会遇到隐瞒病情情况，"善意的谎言"虽不违背有利及不伤害原则，但违反了尊重患者权利。同时，家属是最易成为告知患者病情的障碍者。常见的伦理困境：有的家属与患者之间存在潜在利益冲突；在家属不同意告知患者真实病情该怎么办？或担心患者陷入难以接受的痛苦，不知如何处理告知后患者的情绪反应？患者是否有能力理解及有能力做决定？如何有效告知？

（二）策略与方法

告知实情是一门艺术，应选择适当时机、场所及方式，告知患者想知道的事实或回应他的疑问，最大程度减少患者的伤害，避免让患者陷于悲观和无奈之中。应掌握时机尽早告知实情，以免患者接受不恰当医疗而造成伤害与痛苦。病情告知的重点是先了解患者想知道什么又已知道什么、由谁告知、如何告知、应告知多少，告知的态度要真诚、语气要中肯和委婉，预留时间让患者提出问题，同时给予一些希望、生存意愿及心理情绪支持。对于心理承受能力差的患者，直接告知病情可能使患者陷入悲观和绝望，可先实行保护性医疗措施。病情告知是一个动态、连续又重复的过程，同时，也应注意文化差异。临终患者知情同意的过程与"预立医疗计划"相关，当患者清醒时，应尽早详细告知医疗信息，与其沟通医疗意愿；向患者病情告知的同时应提供选择医疗的信息，让其在接受现实之后，能够自主选择医疗计划并做好准备。若为委托代理人签署同意书，应站在患者立场来做抉择。无论是家属还是医护人员，都应避免"医疗家庭主义或父权主义"。

二、自主决策与预立医疗照护计划

（一）自主决策

在安宁疗护实践中，自主决策主要指有行为能力的患者在获得医生诊疗时，拥有自主做出医疗决策的权利，自主决策是患者自主权的体现。患者自主权涵盖生命、健康、隐私和人格尊严等基本权利，不限于知情后同意医疗的权利，也应包括拒绝医疗措施的权利，主要为拒绝侵入性过度抢救措施；拒绝或撤除维生医疗措施；选择安宁疗护医疗方案；选择死亡方式。预立照护计划也是患者自主决策的主要体现。

（二）预立医疗照护计划

1. 预立医疗照护计划　预立医疗照护计划（Advanced Care Planning，ACP），是指患者在意识清楚且具备决策能力时，在了解疾病现状、转归、预后及临终救护措施的前提下，结合个人价值观和生活经验，与家属和（或）医护人员共同商讨，表达个人对临终照护的意愿，做好生命的临终规划。

ACP 实施过程主要包括患者对自身病情及治愈机会的了解、忧虑，对意外或重大疾病治疗的价值观取向，希望照护计划能达到的目标，未来希望采取的治疗护理措施，并讨论患者有无意愿采取维生治疗措施，还可能涉及终末期照护地点、器官捐赠、后事安排、宗教信仰等问题，在法律行业还会被应用于残疾人或无行为能力个体的遗产规划中。ACP 实施除了更加注重患者家属、医务人员的沟通过程以外，也需要从其法律效力方面考虑如何开展有效性实践。首先，患者通过参与 ACP 思考、讨论和交流，最终可能将个人意愿记录到预立医疗指示中，预立医疗指示在具体应用时并不是唯一的证据，而应同时给予代理人应对复杂情况的决策空间。其次，ACP实施的重点不在于设想具体临终情境下可能采取的治疗决定，而是以患者的价值观为导向确定护理目标、优先事项；此过程可借助决策辅助工具进行记录。在患者同意的前提下，律师和医务人员可以共同协调开展 ACP。ACP 为终末期无法表达的患者提供提前表达自我意愿的机会，充分享有自主决策权。ACP 实施的前提是对临终和死亡开诚布公，使患者及家属正视死亡，可避免家属在长期照护中的情感消耗及身心负担，减少医患矛盾，避免过度医疗，提高生命质量，促进安宁疗护的发展。

2. 预立医疗指示　预立医疗指示（Advance Directives，ADs），ADs 是一个正式的法律声明，指个人在意识清醒并具备决策能力的情况下，预先以文件形式陈述其将来失去决策能力时所接受或拒绝的医学治疗与个人价值观、信仰，和（或）个人指定的医疗选择代理人；该文件需由两位见证人见证和签名后，才有法律效力保障（原件放置于患者病历），在个人决策能力不足并被诊断为生命末期、不可逆转的昏迷或持续植物人状态时生效。ADs 包含了书面要求或拒绝采取某项医疗措施的指示和指定医疗选择代理人指令。其中，指令型 ADs，指以具体的医疗意愿为内容的ADs，其不仅适用于临终患者的医疗决策，还包括丧失决策能力的患者的医疗决策，如痴呆晚期患者、精神病患者等。代理型 ADs，即持久性医疗授权委托书。两种类型可以单独或合并使用。

3. 生前预嘱　生前预嘱（Living Will，LW）属于指令型 ADs，用于明确记录患者对未来临终医疗护理方式的决定，如是否想要手术、插管进食、使用呼吸机维持生命等医疗措施指令。而 ADs 是对生前预嘱和持久性医疗授权委托书的统称。个人可以在个人自主权保护下签订生前预嘱，但在未通过 ADs 相关立法的情况下，在施行患者偏好的医疗措施时，医务人员仍需要获取患者法定监护人的同意，以突显授权委托书的作用。

4. ACP、ADs、LW 三者联系　ACP、ADs、LW 三者紧密相关，又存在一定差异。ACP 可以理解为患者、家属与医师就医疗决策达成共识的过程，更注重沟通和教育的过程；ADs 可以理解为以书面形式签署的相关授权及证明性文件，更侧重于医疗决策；LW 是指处于健康状态或神志清醒情况下的个体自主选择接受或不接受任何医疗和护理手段而签署的文件。简而言之，ACP 的概念中包含 ADs，ADs 是 ACP 的书面形式，ADs 相关书面文件中包括 LW 和其他授权文件。

（三）伦理困境

受中国传统文化影响，人们忌讳谈论死亡，回避商讨死亡，不愿预立医疗照护计划，被认为是不祥之事。很多家属认为若放弃抢救亲人会被外人唾弃甚至谩骂，维持患者生命可让家属得到宽慰。对于绝症患者，为了避免患者病情知晓后的心理打击，医务人员往往先告诉家属，由家属决定是否告知患者，因此临床实践中会出现隐瞒病情与尊重患者自主权之间的冲突。大众普遍对 ACP 认知度低，未能获得如末期患者、不予或撤除维生医疗等这些医疗专有名词的资讯，会影响当事人签署"预立医疗照护计划"。常见的伦理问题有医护人员对推行"预立照护计划"的认知程度如何？是否有足够的准备？针对避谈"死亡"的文化，如何沟通？如何减少家属"抢救与不救"的矛盾心理与痛苦？

（四）策略与方法

推行自主决策与预立医疗照护计划，应从立法层面进一步完善临终医疗告知程序，促使患者做出理性决策；进一步完善预立医疗决定制度，建立临终医疗决策的犹豫期；进一步规范代理医疗决策制度，完善替代判断的最佳利益标准；进一步完善司法介入干预标准，加强患者最佳利益的司法保障。

1. 加强临终医疗告知　制定预立照护计划的过程是以患者为中心，讨论的最好时机一定要"事先"，可在医护人员反复沟通及心理支持下，引导患者在意识清醒时制定预立照护计划，接受安宁疗护。主要讨论患者的医疗照护、安置地点、相关经济与法律问题等。在制定预立照护计划前应让患者获得病情告知，医护人员应诚实地传达医疗信息，让患者了解预立照护计划所包含的内容，对其中提到的各种抢救措施和医疗护理内容给予专业的解释，并且能清楚知道各种选择会导致什么后果等，使患者在获知完整的信息之后，为自己预立符合期待的医疗指示，掌握自己的生命权。

2. 重视患者真实意愿　当患者意识清楚，有决策能力时，患者本人是这个过程的主体，但同时也应考虑个人的社会关系及如何减轻他人负担等问题。因此在制定过程中，家属、主要照顾者、代理人、医护人员和相关法律人员应参与其中。患者也可将其医疗目标及偏好以书面方式陈述。医护人员须具有良好的沟通技巧及充足的会谈时间，才能充分评估及判断患者的"决定能力"。强调患者本人的真实意愿，而不应迁就其他人比如家属的想法，同时，应当非常清楚地把患者意愿明确告诉家属，以免日后可能发生一些困惑、不同意见甚至纠纷。注重核实患者的决策能力，有决策能力者可做出知情决定，也可设立代理人，代理人人选由患者自行指定。

3. 维护患者最佳利益　疾病和死亡是一件复杂的事，患者有权在任何时候改变过去做出的决定，重新签署预立医疗照护计划，尤其要理解病重和临终状态做出的决定，医护人员应协助与指导，并加以关怀与支持，应当以维护患者利益及其医疗偏好为依据，强调患者最佳利益原则。

三、不予与撤除维生医疗

不予与撤除维生医疗（Withholding & Withdrawing Life-Sustaining Treatment）是医护人员常面临的伦理困境，也与医疗法律、道德及宗教等相关。维生医疗指用以维持临终患者生命征象但无治愈效果，只能延长其濒死过程的医疗措施。不予与撤除维生医疗是指决定不给予维生医疗措施或开始治疗之后停止或没有持续给予无效的医疗干预。不予与撤除维生医疗包含但不限于以下内容：不予心肺复苏术和电除颤；不进行急诊起搏器、呼吸机辅助通气、气管切开、气管插管、经鼻支气管镜吸痰和输血等标准急救程序或其他紧急救治行为。

（一）伦理困境

主要的伦理困境包括：①有决定能力的成年人放弃维生医疗是否被认为是自杀的行为？医生尊重临终患者要求，撤除已给予的维生医疗，是否为协助自杀行为？不予与撤除维生医疗与安乐死有何不同？②在中国忌谈"死亡"的文化背景下，面对终止生命抉择时，都会面临与患者意愿、价值观及人际关系冲突，很难让患者及家属做出客观决定。③子女为尽孝道不顾临终患者意愿坚持要求医生予以抢救，产生"侍疾尽孝"与"放弃抢救"的家庭伦理冲突。④担心家属及社会舆论的道德谴责，存在"救死扶伤"与"放弃抢救"的医学伦理冲突；担心"撤除"维生医疗遭到滥用。

（二）策略与方法

推行现代生死观教育，让临终患者明白死亡的价值和生命的意义，克服对死亡的恐惧，学习"准备死亡，面对死亡，接受死亡"。医护人员有责任学习"谈论死亡"的沟通技巧，回应临终患者"我会不会死""我还能活多久"等问题，充分利用各种时机进行安宁疗护的宣教和指导，尤其是"生前预嘱"的意义等。拓新传统孝道观念，提高临终患者生命质量。转变传统医德观，从现代医学目的和医学伦理原则出发，救死扶伤已不是医务人员的唯一职责，对于临终患者，缓解痛苦亦是医务人员应尽的义务。医务人员应理解患者的需要，尊重患者的选择，给予其全面照护，让患者安详地走向生命终点。此外，应提高患者和家属对无效医疗的认识，了解生命维持治疗的利弊，了解不愿放弃无效抢救的原因，转变对传统医德的认识。另外，应健全限制医疗的相关法律法规，特别是"放弃心肺复苏"（Do Not Attempt Resuscitation，DNAR）立法，才能解决有关伦理困境，保证患者的生命尊严。

四、生命末期人工营养与补液

人工营养指通过肠内或肠外等途径提供营养物质，肠内途径包括鼻胃管、经皮内镜胃造瘘术、经皮内镜胃空肠吻合术或胃空肠造瘘管；肠外途径包括外周静脉通路或中心静脉通路。人工补液指通过口腔以外的任何途径提供水或电解质溶液。如静脉、皮下、皮肤和直肠等途径。人工营养与水分的供给是一种医疗措施，许多临终患者需要依靠喂养管或静脉获得营养，但这往往会给其带来不适与痛苦，且目前没有足够研究表明为临终患者提供人工营养或补液可改善其健康状况和生活质量。自愿停止摄入（voluntary stopping of eating and drinking，VSED）患者加速死亡的主要原因是"已准备好面临死亡""认为生活毫无意义""希望控制死亡情况"等，调查研究表明，选择拒食的生命末期患者的生命质量差，但愿以自己的方式控制死亡。通常停止饮食后 1～3 周导致死亡。

（一）伦理困境

食物和水分是人类生存的基本需求，提供营养和水分象征着对患者表达关爱与照顾，可避免患者感受到"被放弃"，故决定不予或撤除是非常困难的，尤其家属往往无法接受，可引起"传统孝道"与"停止喂养"的伦理冲突。其次，临终患者依靠喂养管或静脉获得营养和水分，这些侵入性操作往往给患者带来疼痛、出血、感染等，还可能导致患者肺水肿、恶心呕吐而增加其痛苦，在"延长生命"与"延长痛苦"之间形成伦理冲突。

（二）策略与方法

从伦理、医疗及法律角度分析，没有证据可以证明给予患者食物与水是绝对必需的措施，临终患者会逐步丧失对口渴和饥饿的感知。大量研究证明人工营养或补液并不能延长末期患者生存时间，反而会延长患者痛苦的死亡时间。而经由静脉或喂养管摄取营养和水分为侵入性医疗措施，相较之下伤害多于获益。因此，医护人员应向末期患者及其家属提供有关人工营养和补液的信息，进行利弊分析，了解他们的期望和要求，积极沟通，缩小认知差距，让患者或其家属做出最优的医疗抉择。生命末期人工营养与补液的决策依据以下三种情况执行：一是有决策能力的患者有权决定是否停止人工摄入；二是缺乏决策能力的患者，应根据生前预嘱由专业人员做出决策；三是缺乏生前预嘱并无决策能力的患者，应由家属及医护人员根据其偏好做出决策。同时，医护人员应为停止摄入的末期患者提供足够的镇痛和口腔护理，提高患者的舒适，缓解患者的痛苦。可让家属成员参与口腔护理活动，减少家属给予患者喂食的想法，还可使患者身心得到关爱。

五、末期镇静

临终患者往往会出现谵妄、疼痛、呼吸困难等难治性症状，由于症状的复杂性与严重性，常规治疗无法缓解，而末期镇静是安宁疗护中经常使用的干预手段。末期镇静又称姑息性镇静（Palliative Sedation）是在严密的监控下应用药物，具有诱导降低意识状态，或者使其丧失意识（无意识状态），目的是缓解顽固性（难治性）症状所致的难以忍受的痛苦，且不缩短患者生命进程。所有这些镇静的方式都应该在必要性的基础上制定，包括缓解痛苦的需求，同时尽可能地把对意识和生命的影响的风险降到最低。实施末期镇静应满足行为善意、意向积极、符合比例三项原则。但是，持续深度镇静（Continuous Deep Sedation，CDS）具有不可避免地缩短生命的作用。

（一）伦理困境

镇静药物具有很大的副作用，持续应用可能导致认知能力削弱，并进而降低行为能力，最终使患者的生活质量下降，加速患者死亡，失去和家人道别的机会，也有悖于医护人员救死扶伤的职责。尤其是持续深度镇静直至死亡具有极大争议，是"正常的"治疗，还是"最后求助"的措施？在什么状态或什么节点实施，CDS 是否等同于"慢性安乐死"？生存痛苦是 CDS 的合法指征吗？

（二）策略与方法

末期镇静的临床实践是依照指南来实施，确保应用合理的药物和药物剂量；指南强调合理的滴定控制症状的药物剂量，应该尽一切可能维持患者的清醒。医护人员应掌握镇静处理的知识、技能和相关指南，在使用药物之前，必须解释病情与药物应用相关信息，让患者和家属在充分了解后进行选择，并有遵从治疗的意愿；在进行 CDS 之前，需要安宁疗护专家参与评估和讨论，应先做风险与利益评估。同时，特别重视高品质的关怀照护能够减少 CDS 的需求，能让患者感到身心灵的舒适。CDS 只有在极少特殊情况下才有必要使用，关于实施 CDS 的时间有争议，有些指南中强调 CDS 预期发生死亡之前几小时或几天前才实施，CDS 在患者临近濒死期应用被认为是可以接受的临床实践，但对只有生存痛苦的患者实施 CDS 可被视为"慢性安乐死"。CDS 与安乐死的区别见表 5-3。

表 5-3　CDS 与安乐死的区别

区别	CDS	安乐死
意图	通过降低意识缓解痛苦	通过人为的致死术来缓解患者痛苦
方法	药物剂量滴定	标准的致死剂量
药物	镇静药物	致死的鸡尾酒
合理性	合理，至少伦理上合理	尚无定论
成功标准	痛苦缓解	立即死亡

六、过度医疗与无效医疗

过度医疗是指由于多种原因引起的超过疾病实际需要的诊断和治疗的医疗行为或医疗过程，其产生的前提是医疗机构或医务人员违背临床医学规范和伦理准则，该行为只会徒增医疗资源的耗费，而无法提高诊治患者的价值。过度医疗是在无法逆转生死的客观事实面前仅仅是维持患者永久无意识状态或者不能结束患者对医护的完全依赖，主要表现为无效医疗。无效医疗指短期内观察不到病理生理改善，又无严谨的科学证据证实可以改善远期疗效的治疗措施，它产生于现代医疗高速发展，无例外救命的法律义务、缺失患者意愿的表达工具、保护性医疗的"父权主义"等因素促使该医疗情景的发生。无效医疗可发生于不同的情况下，譬如对癌症末期心肺功能衰竭患者予以积极的急救，或者对于不可逆的植物人状态病患给予全面的重症监护手段等。

（一）伦理困境

由于患者无法自主表达或家属介入而导致无效医疗或过度医疗，可能会违反患者真实意愿，从而违背了患者自主权。过度医疗或无效医疗不能为患者提供利益，或者进行该医疗处置的负担远远超过患者的获益，许多不适当的医疗措施甚至可能会对患者造成严重伤害，违反了行善和不伤害的伦理原则。医护人员在这种过度医疗或无效医疗情形下经常面对违背自己伦理价值观及道德标准，损害了医疗专业的伦理正直。其次，一些患者家属由于信息不对称，缺乏专业知识，相信现代医疗科技可以"起死回生"，会强求医务人员实施无效的医疗措施，但事后却发现不仅对患者无益，还会增加痛苦和医疗成本，导致不满情绪，易造成医患关系紧张，且不利于有限医疗资源的合理分配。

（二）策略与方法

患者意愿远重于家属或医护人员。除涉及国家利益和公共健康与安全情况，如传染病法和精神卫生法层面设立强制性医疗制度外，患者拒绝医疗的自主权必须被尊重。因此，应推广预立医疗照护计划，使得患者在具备决策能力的状态下，提前设立关于医疗决策方案。根据医学可行性、医疗效益、疾病治愈概率、患者痛苦程度、生活质量、濒临死亡时间及经济耗费等多方面因素，结合个体差异性及医疗不确定性，综合判定医疗决策的有效性；明确要求停止无效医疗必须履行正当法律程序，完善医疗保险制度，减少甚至避免无效医疗的报销制度。此外，应加强医患沟通，了解患者及家属意愿的基础上，使其知晓医疗决策的利弊。调整对重症末期患者的医护策略，应从治愈性治疗转换至舒缓性照护，以控制疼痛及有关症状为重点，并关注其身、心、灵、社的需要，旨在提高和改善患者和家属的生活质量。

总之，在安宁疗护的实践过程中，会遇到各种情景下的伦理困境，医务人员应遵循尊重、关爱、有利、公平公正的伦理原则；认知和尊重每位患者的独特性与尊严，回应患者的需求和意愿；总是采取能促进和保障患者利益的行动；以开放和合作的方式，鼓励患者及其家属参与安宁疗护照护计划中；在诚实、信任的基础上加强互相沟通，不断提高自身的伦理决策知识和能力。

【知识拓展】

如何为患者的整体权益做决定

在英国，若末期患者没有能力做决定，没有生前预嘱或授权法定代理人，则由负责患者照护的医生做决定。患者的整体权益并不仅限于医疗受益，而且涵盖了患者所有利益，包括精神心理的和社会权益。必须能够代表患者的"最佳利益"。最终的决定必须是对患者未来的选择或整体权益给予最小限制。确定整体利益的内容包括：

（1）尽管患者缺乏能力做最后的决定，也应尽可能地让患者参与做决定的过程。

（2）找到患者过去和现在的愿望、情感和观念，可能会影响最后的决定，并且患者可能通过以下方式已有表达。

①口头的。

②书面的，例如：愿望和优先声明。

③通过行为或习惯。

④通过任何宗教、文化或道德信仰或价值观等。

（3）通过以下任何一方面进行咨询，以便酌情考虑患者的整体利益：

①指定的监护人或律师（当患者没有能力做出特殊决定时）。

②健康关怀团队的其他成员。

③患者先前所提名的其他人，如照护者、亲近的家属和朋友，只要有可能和当其合适时，就应尽可能地纳入。

④独立精神能力支持者。

⑤避免任何原因的歧视，如年龄、外貌、疾病状况或行为。

【思考题】

1. 安宁疗护的伦理原则是什么？

2. 安宁疗护中常见的伦理问题和法律问题有哪些，如何处理？

3. 何为尊严死？何为安乐死？两者有什么区别？

4. 生前预嘱、预立医疗照护计划、预立医疗指示这三者之间有什么联系和区别？

第六章
安宁疗护评估与准入

案例导入

王爷爷，73岁，20年前诊断为2型糖尿病，平素血糖控制不佳，5年前出现视物模糊、恶心、呕吐、少尿甚至无尿等症状，确诊为糖尿病肾病伴慢性肾功能衰竭，行血液透析维持生存。现病情加重，卧床3个月，并出现严重贫血、上消化道出血、水电解质和酸碱平衡紊乱。

查体：反应迟钝、贫血貌、口腔黏膜溃烂、口中散发尿臭味，骶尾部有压疮，面积约5.0cm×8.0cm。实验室检查：空腹血糖13mmol/L、血红蛋白51g/L、肌酐900μmol/L。

请思考：

1. 可应用哪个量表对其进行生活质量评估？如何解释评估结果？

2. 你认为王爷爷符合安宁疗护的准入标准吗？为什么？

安宁疗护评估与准入标准是安宁疗护工作者必备的专业技能，恰当应用科学的工具对安宁疗护患者进行评估，对指导安宁疗护的治疗和护理决策、改善患者生活质量具有重要作用。本章从安宁疗护患者的生存期、生活质量、死亡质量及安宁疗护质量的评估和服务对象的准入进行阐述，在总结国内外安宁疗护评估与准入实践经验的基础上，探索建立符合我国国情的准入标准，以促进安宁疗护服务的规范化发展。

第一节　生存期评估

生存期评估是与患者及家属制订相关临床决策的重要前提，是安宁疗护及时介入和实施的保证。生存期评估可促使患者及家属尽早得到专业的安宁疗护照护服务，最终实现善终的目的。本节重点介绍常用的生存期评估方法，以期科学预测患者的生存时间，提供更有品质的前瞻性照护。

一、生存期概念与影响因素

1. 概念　生存期评估（pre-evaluation of survival）是指医护人员通过运用自身临床经验和相应的测评技术来预测和识别患者的生存期限，生存期评估有两种方法。第一种是临床生存期预测（clinical prediction of survival，CPS），指临床医生基于诊疗经验结合患者病情和以往相似病例的存活情况对患者生存期做出的预估。第二种是精算判断（actuarial judement，AJ），它依赖于大量统计学研究筛选出的具有独立预后因素的指标，并建立用于预测姑息治疗晚期癌症患者生存期的量表。量表评估法是根据构建模型中各参数及其设定的权重设计成表，对患者进行等级评定的方法。

2. 影响因素　目前，安宁疗护的服务对象常见于肿瘤末期患者，因此对于生存期评估影响因素的研究多集中于肿瘤患者生存期的影响因素。

（1）功能状态　功能状况一直是各种肿瘤预后的预测指标。目前使用频率较高的有卡氏功能状态评分、姑息功能评价量表和美国东部肿瘤协作组评分。

（2）症状　当患者出现吞咽困难、厌食 – 恶病质综合征、谵妄、呼吸困难、瘦体重下降等症状时，生存期会相应受限。呼吸困难与谵妄通常是濒死状态有效的预测指标。患者在死亡前 1 个月，呼吸急促、嗜睡、烦躁、食欲不振和疲劳的严重程度增加。

（3）客观指标　当患者出现 C 反应蛋白增高、血沉加快、白细胞增多、淋巴细胞减少时，可在一定程度反映患者生存状态。此外有文献显示，晚期实体瘤患者，有高钙血症后中位生存期小于两月。

二、评估目的与预测内容

由于临终患者受疾病、治疗和环境等诸多因素变化的影响，生存期评估比较困难，医护人员需结合自身经验，掌握相关知识和熟练运用相关工具对患者进行综合评估。

1. 评估目的　生存期评估在慢性疾病和不可治愈疾病的诊疗过程中意义重大。首先，能够为医疗决策和护理计划提供依据；其次，能够使安宁疗护及时介入和实施，提供专业、整体的围死亡期照护，是实现善终的必要途径；此外，生存期评估可为相关部门制定政策提供参考依据。

2. 预测内容　患者的功能状况（performance status）是最明确的生存期评估指标，症状中食欲减退、体重下降、吞咽困难、呼吸困难、意识障碍等也确定为生存期的预测指标，被称为"临终综合征"（terminal syndrome）。其中，并发症是预测死亡率和患病率最重要的指标。其他标准有：①＞ 6 个月，体重减轻＞ 10%。②体力衰退。③人血清白蛋白＜ 25g/L。④全身功能状态降低。⑤卡氏评分＜ 50%。⑥日常活动大部分依赖他人。

三、常用评估工具

晚期癌症患者的生存期预测在安宁疗护中具有重要地位。常见的晚期癌症患者生存期评估主要包括以下四个量表。

（一）姑息功能评价量表

姑息功能评价量表（palliative performance scale，PPS）于 1996 年由安德森等人对加拿大 119 例居家姑息护理和 213 例临终关怀机构的晚期癌症患者进行观察而研发的，包含 5 个指标：移动能力，活动能力及疾病征象，自理能力，进食情况，意识水平。PPS 是姑息护理中评估患者身体状况的工具，可用于沟通、分析家庭护理工作量、描述患者入院和出院情况，以及预测患者生存期。PPS 评分越高表明患者功能状态相对越好，生存期越长。

（二）姑息预后评分

姑息预后评分（palliative prognostic score，PaP）最初是由皮罗瓦诺等人于 1999 年在意大利多中心研究的基础上发展起来的，包括 2 个临床症状（厌食症、呼吸困难）、卡氏功能状态评分、生物学参数（白细胞计数和淋巴细胞百分率）及临床生存预测。该评估工具已在不同的国家、医疗环境和肿瘤类型患者中得到大样本验证，适用头颈部、肺部、乳腺、胃肠道、妇科等癌症患者，但该评估工具不适用于肾癌、骨髓瘤及其他血液学恶性肿瘤人群，且对大于 30 天生存率的患者预测准确性不高。

（三）姑息预后指数

姑息预后指数（palliative prognostic index，PPI）：由盛田昭夫等学者于 1999 年在日本建立并验证的评分系统。主要用于预测小于 3 周和生存期小于 6 周患者的生存期。共包含 5 个独立指标，即功能状况评分、经口摄入量、水肿、静息时呼吸困难、谵妄。通过计算各维度评分的总和进行预测，分值越高，预后越差。如果 PPI ＞ 6.0，生存期小于 3 周（敏感性 80%，特异性 85%）。3 种常用的生存期评估量表比较，见表 6-1。

表 6-1 3 种常用的生存期评估量表比较

评估工具	评测指标	评估方法	应用范围
PPS	移动能力，活动能力及疾病征象，自理能力，进食情况，意识水平	从 0%～100% 分为 11 个水平（以 10% 递增），评分越高生存期越长。 0% 表示患者死亡 100% 表示患者能进行日常活动	沟通、分析家庭护理工作量、描述晚期癌症患者入院和出院情况、生存期预测
PaP	厌食症、呼吸困难、卡氏评分、临床生存预测、外周血白细胞计数、淋巴细胞百分率	总分为 0～17.5 分 0～5.5 分：30d 生存率大于 70% 5.6～11.0 分：30d 生存率 30%～70% 11.1～17.5 分：30d 生存率小于 30%	除肾癌、血液系统恶性肿瘤之外的晚期癌症患者 30 天内的生存率预测
PPI	PPS、经口摄入量、水肿、静息时呼吸困难、谵妄	总分为 0～15 分 ≤ 4 分：生存期大于 6 周 4～6 分：生存期 3～6 周 ＞ 6 分：生存期小于 3 周	终末期癌症患者 3 周及 6 周生存期预测

（四）中国预后量表

中国预后量表（Chinese prognostic scale，ChPS）是我国首个对晚期癌症患者进行生存期预测的量表，于 2009 年由上海长海医院的周玲君等学者开发，基于对上海地区家庭安宁疗护中心的 1019 例晚期癌症患者的人口学数据、症状（体征）、生活质量和生存期进行回顾性分析而开发，其中 80% 患者的数据被用来建立预测模型，20% 患者的数据用来检测模型，用于预测 3 个月的生存率。共包括 10 个预后因素：体重减轻、恶心、吞咽困难、呼吸困难、水肿、恶病质、脱水、性别、卡氏功能状态评分和生活质量评分。该工具的总得分为每个病例中存在的指标得分的总和，得分为 0～124 分，得分越高，预后越差。

患者生存期评估是一个复杂的过程，易受多种因素的影响，如个人因素、环境因素、疾病、照护场所等，且医生评估结果相对乐观的情况居多。因此，医护人员应认识到任何一种评估工具和由它产生的结果都只是一个数据，只能对临床判断起辅助作用。医护人员只能观察而不能决定患者的临终过程，评估的目的是患者及其家属能够对即将到来的死亡做好准备，并有尊严而无憾地离世。

【知识拓展】

安宁疗护介入癌症的适应证

根据美国国家综合癌症网络（national comprehensive cancer network，NCCN）2019（第2版），安宁疗护介入癌症的适应证如下。

（1）顽固性症状。

（2）或与癌症及癌症治疗相关的中至重度痛苦。

（3）合并严重的躯体、精神及心理社会痛苦。

（4）患者、家属、照顾者担心疾病及诊疗决策过程。

（5）患者、家属、照顾者寻求安宁缓和医疗。

（6）转移的实体瘤和难治的血液肿瘤。

（7）其他指征：①体能状态不良，美国东部肿瘤协作组评分≥3分，或者卡氏功能状态评分≤50分。②持续的高钙血症。③脑或脑脊膜转移。④谵妄。⑤恶性肠梗阻。⑥上腔静脉综合征。⑦脊髓压迫。⑧恶病质。⑨恶性浆膜腔积液。⑩姑息性支架置入或者是需要排气性胃造瘘。

（8）潜在的威胁生命的疾病。

（9）已知不良预后。

（10）患者要求加速死亡。

第二节　生活质量评估

随着生物医学模式向生物—心理—社会医学模式的转变，人们的健康观念也开始转变，逐渐对自身的生活质量有了极大的关注。生活质量是人生活状态的综合体现，生活质量评估不仅能够判断患者预后，也是评价安宁疗护质量的重要指标，同时生活质量评估还可指导安宁疗护实践，对安宁疗护服务的提高与发展具有重要作用。

一、生活质量概念

生活质量（quality of life，QOL）又称生存质量、生命质量，是在社会经济水平、文化背景和价值取向的基础上，人们对自己的身体状态、心理功能、社会能力，以及个人整体状况的一种感觉体验。WHO认为生活质量是指生活在不同的文化和价值体系中，个人对与其生活目标、期望、标准及所关心事物有关的生活状态的体验，包括个体生理、心理、社会功能及物质状态四个方面。

二、评估内容

生活质量是一个综合性的概念，因而对生活质量的评估应该从多角度进行。一般从生理、心理、社会功能、主观判断与满意度四个方面来进行评价。同时结合疾病特异性量表进行整体性评估。

1. 生理状态

（1）活动受限　①正常躯体活动。如弯腰、伸腿受限等。②迁移。无法在室内自如活动、不能使用交通工具等。③自我照顾能力下降。不能自主穿衣、进食等。

（2）社会角色受限　不能适应持家、娱乐、学习、工作等活动。

（3）体力适度　常有疲劳感、无力和虚弱感。

2. 心理状态

（1）情绪反应　指因临终状态而对事物的态度和行为改变，是评价心理状态的敏感部分，包括正性情绪和负性情绪。

（2）认知功能　包括意识、机智、定向、推理及记忆力等，是评估临终患者心理状态不可缺少的内容。

3. 社会功能状态

（1）社会适应　是否因处于临终状态而影响与周围人群的接触。如患者已知处于临终状态，而是否愿意和家人和环境保持紧密联系等。

（2）社会接触　是临终患者与他人的实际交往密度和强度，可分为密切接触、一般性接触和社会整合，例如：患者知道自己处于临终状态而产生抑郁不愿与家人接触等。

4. 主观判断与满意度

（1）自身健康和生活判断　指患者因临终状态对疾病、生活状态和人生价值的综合测定。

（2）满意度与幸福感　指个人需求得到满足时的良好情绪反应。满意度用来测定临终患者需求的满足程度；幸福感用来测定临终患者整个生活质量的水平。

三、常用评估工具

正确运用评估工具来评定晚期患者的生活质量，是进行疾病诊断和实施护理措施提供重要依据。针对不同患者的临终情况，选择恰当的评估工具是为临终患者提高优质安宁疗护质量的必经步骤。

（一）卡氏功能状况评分量表

卡氏功能状态评分量表（Karnofsky performance scale，KPS）根据患者生活自理能力和活动情况，每10分为一个等级，共分为11等级，100分代表正常，0分代表死亡。KPS是最早应用生活自理能力和活动情况来评估临终患者预后和选择姑息治疗方法的量表，见表6-2。KPS评分若在40分以下，治疗反应常不佳，且往往难以耐受化疗。

表6-2　卡氏功能状态评分量表

序号	体力状况	评分（分）
1	正常，无症状和体征	100
2	能进行正常活动，有轻微症状和体征	90
3	能勉强进行正常活动，有一些症状或体征	80
4	生活能自理，但不能维持正常生活和工作	70
5	生活能大部分自理，但偶尔需要别人帮助	60
6	常需要人照料和经常的医疗护理	50
7	生活不能自理，需要特别照顾和帮助	40
8	生活严重不能自理	30
9	病重，需要住院和积极的支持治疗	20
10	重危，临近死亡	10
11	死亡	0

（二）其他生活质量评估量表

除了卡氏功能状态评分量表，常用的安宁疗护生活质量评估工具还有麦克马斯特生活质量量表（McMaster quality of life scale，MQLS）、the Missoula-VITAS 生活质量指数（the Missoula-VITAS quality of life index，MVQOLI）、生命末期生活质量评估（assessment of quality of life at the end of life，AQEL）、生命末期的生活质量（quality of life at the end of life，QUAL-E）等 9 种评估工具，各量表信息见表 6-3。

表 6-3　9 种安宁疗护患者 QOL 评估工具的基本情况

工具	国家	适用对象	条目数	QOL 维度	测量时间
MQLS	加拿大	安宁疗护患者	32 条	生理、心理、社会、精神	过去 1 天
MVQOLI	美国	疾病终末期患者	MVQOLI：25 条；MVQOLI-15：15 条	症状、功能、人际关系、幸福感、超越	
AQEL	瑞典	安宁疗护癌症患者	AQEL：19 条；AQEL20：20 条	AQEL：生理、心理、社会、存在、医疗服务、整体 QOL；AQEL20：基础功能、活动、情绪功能、认知功能、社会支持、存在需要、医疗服务质量感知	过去 1 周
QUAL-E	美国	疾病终末期患者	QUAL-E：26 条；QUAL-EC：17 条	QUAL-E：人生完成、症状影响、与医疗保健提供者的关系、为生命终结做准备；QUAL-EC：症状控制、与医护人员的关系、为生命终结准备、人生完成	过去 1 月
PQLI	希腊	晚期癌症患者	28 条	活动、自我照顾、健康状况、治疗选择、支持、沟通、心理、整体 QOL	过去 1 周
QOLC-E	中国	晚期慢性病患者	29 条	食物关注、社会支持、生活价值、医护关注、身体不适、负面情绪、疏离感、生存痛苦	
EORTCQLQ-C15-PAL	欧洲	晚期癌症患者	15 条	躯体功能、情绪功能、症状、整体 QOL	过去 1 周
FACIT-Pal	美国	姑息治疗患者	FACIT-Pal：46 条；FACIT-Pal-14：14 条	生理健康、情绪健康、社会和家庭健康、功能健康、姑息治疗特异性分量表	过去 1 周
QOL2	中国	晚期癌症患者	12 条	饮食、亲情、睡眠、毁形（损伤身体或皮肤）、疼痛、家属照顾、社会支持、疾病的认识、治疗态度、活动能力、副反应、面部表情	

第三节　死亡质量评估

死亡质量是评价安宁疗护服务质量的重要指标之一，关于死亡质量的研究也逐渐成为安宁疗护领域的热点。提高死亡质量不仅是安宁疗护的重要目标之一，也是当今全科医学的实践重点之一。对死亡质量的评估有助于判断所给予的安宁疗护措施是否有效，从而帮助更多的临终患者实现"优逝善终"的目标。

一、死亡质量概念

死亡质量（quality of dying and death，QODD）起源于哲学，是死亡哲学的重要组成部分，它是以个人和社会文化为基础，融入个人过去、现在和未来的多维度、动态变化的个人体验。该概念不仅包含生活质量的生理、心理、社会、精神等维度，还包括对生命的终结、死亡前的准备、死亡情境等方面。从安宁疗护的角度，可以将患者的死亡质量划分为两部分，分别是以患者的自主决策权为主的内在死亡质量和以心理、医学和社会支持为主的外在死亡质量；从价值主体的角度，可以分为两个层面：社会层面和个体层面，从社会层面来看，死亡质量与国家医疗保健体系的配置和覆盖程度紧密相关；从个体层面来看，死亡质量是指临终者的需求在多大程度上能够被满足。由此可见，死亡质量是一个多维度、个性化的概念。

二、死亡质量测评工具

死亡质量测评工具的对象多集中于终末期癌症患者，主要有濒死及死亡质量问卷 –31 和死亡质量—安宁疗护量表。

（一）濒死及死亡质量问卷 –31

濒死及死亡质量问卷 –31（quality of dying and death–31，QODD–31）是基于患者家属或其他主要照顾者角度回顾性测量终末期患者的死亡质量。该问卷由 6 个维度 31 个条目组成，分别是症状和个人护理（6 个条目）、死亡准备（10 个条目）、死亡时刻（3 个条目）、家庭（5 个条目）、治疗偏好（3 个条目）及整体关怀（4 个条目）。该问卷虽然是测量患者死亡质量使用最广泛的问卷，但它是在西方文化基础上开发应用的。

（二）死亡质量 – 安宁疗护量表

死亡质量 – 安宁疗护量表（the quality of dying–hospice scale，QOD–Hospice）是从医护人员和家属角度来评价终末期癌症患者的死亡质量，在国外较为常用。该量表由 3 个维度 20 个条目组成，分别是准备维度（11 个条目）、安全维度（8 个条目）和沟通维度（1 个条目）。该量表条目相对较少，评价者对于条目理解相对容易，但该量表是在癌症患者离世 3 个月后进行的回顾性评价，产生的回忆偏倚较大。

三、死亡质量指数

死亡质量指数（quality of death index）聚焦于安宁疗护的质量和供应情况。新加坡连氏基金会（Lien foundation）自 2010 年开始，每五年调查世界各地的死亡质量指数。

（一）2010 年第一次死亡质量调查

2010 年全球死亡质量指数调查对 40 个国家及地区进行评估，指标仅有 2 项：①民众对终末期照护的意识（public awareness of end–of–life care）。②国家对止痛药物的可及性（如吗啡等药物），搜集的是宏观层次的国家评比，并将研究报告刊登于英国经济学人期刊（Economist Intelligence Unit），引发全球关注。

（二）2015年第二次死亡质量调查

2015年全球死亡质量指数调查对全球80个国家及地区进行评估，评估内容扩大为20项定性和定量指标，指标涵盖五大类别：①安宁疗护与医疗环境（权重20%，含4项指标）。②人力资源（权重20%，含5项指标）。③照护的可负担程度（权重20%，含3项指标）。④照护质量（权重30%，含6项指标）。⑤公众参与（权重10%，含2项指标）。本次调查仍是搜集宏观层次的资料，并在此基础上发布了2015年度世界死亡质量指数。

（三）2020年第三次死亡质量调查

2020年全球死亡质量指数调查搜集了81个国家及地区各2名指定人员的问卷，重点调查患者过去6个月接受终末期照护的体验，问卷共13个条目：①安宁疗护的环境干净、安全、舒适。②患者能够在选择的地方得到照顾和死亡。③医务人员提供适当水平和质量的延长生命的治疗。④医务人员支持患者的精神、宗教和文化需求。⑤不同医务人员之间的照护得到很好的协调。⑥医务人员将疼痛和不适控制在患者期望的水平。⑦医务人员帮助患者应对情绪。⑧医务人员鼓励患者与朋友和家人联系。⑨医务人员帮助解决患者的非医疗问题。⑩医务人员提供清晰及时的信息，以便患者做出明智的决定。⑪医务人员问了足够多的问题，以了解患者的需求。⑫医务人员大多以友善和同情的态度对待患者。⑬费用不是患者获得适当照护的障碍。调查结果于2022年刊登于美国安宁疗护和姑息医学会、国家安宁疗护和姑息治疗组织的官方期刊《疼痛与症状管理杂志》（Journal of Pain and Symptom Management）。

第四节　安宁疗护质量评估

安宁疗护质量是安宁疗护结局指标中重要的组成部分。符合国情的安宁疗护质量评价工具有助于准确评估并管控安宁疗护质量，帮助患者和家属选择高质量的安宁疗护机构，提高患者和家属对安宁疗护的接受度和满意度。

一、安宁疗护质量评估的重要性

我国安宁疗护正处于起步发展阶段，构建符合国情与传统文化的高质量安宁疗护质量评价体系尤为重要。

1. 对安宁疗护质量进行评估可以为安宁疗护质量提供一个客观的评判标准，对不同机构的安宁疗护服务质量进行评价、控制和管理，为高质量的安宁疗护提供保障。

2. 将安宁疗护质量评价工具纳入日常评估中，使医护人员在工作中可以及时发现问题，不断反思改进，让临终患者真正舒适安详有尊严地走过人生的最后一程。

3. 高质量的安宁疗护可以提高晚（末）期患者及其家属对安宁疗护的接受度、信任度和满意度，和谐医患关系。

4. 为医院对安宁疗护医护人员的业务管理和绩效评估等提供依据，推动安宁疗护的专业化、规范化发展。

二、国外安宁疗护质量评估

（一）国外安宁疗护质量评估概况

目前国外发达国家的安宁疗护照护质量评价指标较为全面，包括安宁疗护机构、社区、居家和日间安宁疗护照护质量的评估。结构—过程—结局模式作为国外质量指标体系构建的主要理论模型，其三种指标相辅相成，相互影响，能较全面反映照护每一阶段和部分的细节。

1. 结构指标 侧重于评价卫生保健系统资源特征，主要包括安宁疗护机构规模、制度、人力及资源配备等。英国制定了日间安宁疗护服务质量评估指标体系，包括 7 个结构指标，指标主要围绕管理制度方面的评估。加拿大对安宁疗护质量评估概括为 13 条陈述，包括患者需求、照护计划、预立医疗照护计划、照护者、多学科团队、转诊等方面，每条陈述下分别设有 2 ～ 3 个指标，主要涉及安宁疗护可及性、照护者可利用的资源、教育资源、评估工具的可及性等。

2. 过程指标 安宁疗护质量指标中纳入较多的指标，侧重于评价服务的过程及与服务相关的特定工作。根据安宁疗护的服务内容及范围，安宁疗护质量的过程指标主要包括患者及家属的照护、医疗照护者的操作及道德伦理问题。加拿大安大略省安宁疗护质量评价体系中的 20 个过程指标包括患者和家属多方位需求被评估和满足的情况、预立医疗照护计划的实施、信息支持、记录情况等。

3. 结局指标 主要用于评估照护行为对患者健康或结局的影响，安宁疗护质量的结局指标主要表现为患者的生活质量、死亡质量及患者和家属的满意度。2005 年国际卫生保健协会总结出如下用于评价濒死患者护理的指标：濒死前 2 周是否接受化疗、至少有 1 次急诊入院经历、至少有 1 次入院经历，濒死前最后 1 个月在重症监护室接受治疗，濒死前最后 1 个月接受心肺复苏，在急诊去世。此指标已在加拿大、中国台湾地区等地应用。

（二）国外安宁疗护质量评估工具

1. 以主要家庭照顾者为调查对象的评价工具 安宁疗护调查工具（consumer assessment of healthcare providers and systems hospice survey scores，CAHPS）由美国医疗保险和医疗补助服务中心在姑息护理家庭评估工具和终末期治疗的家庭评估工具的基础上编制而成。主要用于评估患者及其照顾者所接受的安宁疗护质量，通过邮寄或电话随访的方式在患者离世后 6 个月内提供给其照顾者，由照顾者完成。该工具共有 47 个条目，包含沟通，终末期患者接受护理的及时性，终末期患者及其照顾者的尊严与被尊重，终末期患者及其照顾者的情感和精神支持，症状控制，终末期患者及其照顾者获得的安宁疗护培训，安宁疗护评级，是否愿意向他人推荐安宁疗护 8 个维度。

2. 以医护人员为调查对象的评价工具 支持性团队评估量表（support team assessment schedule，STAS）为姑息照护质量评价工具，但安宁疗护属于姑息照顾的一个阶段服务，二者的目标相同，服务理念相似，服务内容相近，故有文献证明该量表也可用于安宁疗护的质量测量。STAS 由医护人员完成，包含 17 个条目和 8 个维度：疼痛或症状控制，对疾病及死亡的见解，患者及其家属的心理，家庭需求，沟通，居家服务，对事物的计划，其他专业照护者的支持。该量表是用于评估多学科癌症支持团队的姑息照护质量的标准工具之一，同时有研究证明该工具可以用于测量姑息照护的结局。

3. 以晚（末）期患者为调查对象的评价工具 姑息照护结局量表（palliative care outcome

scale，POS）由赫恩（Hearn）等人在 STAS 和其他结局评估工具的基础上开发，主要用于评估晚期癌症患者姑息照护或安宁疗护质量。POS 共 12 个条目，分别用于调查患者过去 3 天的疼痛控制、其他症状控制、患者及其家属的焦虑、信息支持、支持水平、生命价值、自我价值及个人事务。

三、国内安宁疗护质量评估

我国安宁疗护质量规范化评价标准尚不完善，国内研究主要探讨养老机构的护理质量及肿瘤患者安宁疗护护理质量评价指标，对安宁疗护质量这一指标的研究相对较少。目前，安宁疗护质量评估从评估方式角度来看，主要有两类，一类是根据各省市安宁疗护基本服务规范进行质量评价，第二类是通过构建质量评价指标体系对安宁疗护质量进行评价。

（一）根据安宁疗护服务规范进行质量评价

目前，国家卫生健康委员会已着手制订国家层面的安宁疗护服务相关的规范标准，上海、河北、湖南、辽宁、南京及太原等省市也陆续颁布了各地安宁疗护服务规范的地方标准，对安宁疗护服务的评价基本是从患者需求、患者与家属满意度、安宁疗护机构内部评价等方面进行服务质量评估。如辽宁省安宁疗护基本服务规范中强调：①成立服务质量管理小组，开展定期及随机的针对安宁疗护服务对象的访谈，了解并征求其对安宁疗护机构服务质量的意见和建议。②定期针对工作效率、技术应用及掌控、服务连续性及系统性等问题进行机构工作人员的自我评价。山西省太原市安宁疗护机构服务规范中明确指出：①应定期听取患者的建议和意见，采取设置意见箱、网上留言等方式收集信息。②建立内部患者及家属服务满意度测评、机构内部服务质量自我监督与考核等工作机制，完善服务质量的自我评价。③采取日常检查、定期检查、不定期抽查、专项检查等方式进行内部评价，评价内容包括但不限于：服务项目、服务质量、服务人员、服务满意度、工作记录及归档情况等，并形成检查报告。

（二）构建安宁疗护质量评价指标体系

我国对于安宁疗护质量评价体系的探索起步较晚，有学者依据对晚（末）期患者"全人照顾"的理念，以三维质量结构模式为理论框架，采用文献分析法和德尔菲法初步构建了综合医院安宁疗护质量评价指标体系，结构维度指标聚焦基本构成要素，包括安宁疗护床位配比、制度规范、安宁疗护辅助设施、人员培训与考核、护士素质、多学科协作团队、评估工具的可及性 7 个二级指标；过程维度指标注重安宁疗护专科实践，共包含 16 个二级指标，其中躯体及心理症状筛查、评估与管理、多学科团队照护、病情告知、生死教育、哀伤辅导、善终准备组合权重值相同且最高，是影响安宁疗护质量的核心内容；结局维度指标体现照护结局，包括满意度、患者的生命质量、患者的死亡质量、镇痛镇静药使用比例、患者照护体验等 7 项二级指标，是安宁疗护质量的综合反映。该体系为推动安宁疗护朝着科学化、规范化的方向发展提供参考依据。

第五节　安宁疗护服务对象准入标准

安宁疗护准入是指经过一定的评估过程，决定是否启动安宁疗护服务，患者能否进入安宁疗护机构的相关规定。目前已有一些国家建立了安宁疗护准入系统，并在长期的实践中不断对其进行完善。我国目前尚未对安宁疗护准入标准形成统一规定。制定科学的安宁疗护准入标准，

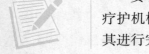

可帮助医护人员准确识别并及时收治安宁疗护服务对象，利于晚（末）患者及时接受安宁疗护服务。

一、国外安宁疗护准入标准

根据适用人群，安宁疗护准入标准可分为两类：一类为普遍适用的准入标准，适用于任何晚（末）患者，如利兹安宁疗护准入标准和托马斯（Thomas）等人构建的黄金标准框架（the gold standards framework，GSF）；另一类则为针对某种疾病的患者而制定的安宁疗护准入标准，针对疾病的准入包含晚期肿瘤、心力衰竭、帕金森、精神疾病及多器官衰竭等，以晚期肿瘤患者的准入最为多见。

（一）英国的安宁疗护准入标准

作为全球安宁疗护的起源地，英国是全球死亡质量最高的国家，这主要归功于 GSF 的实施。GSF 是英国第一个针对晚（末）期患者管理的质量改进培训计划，旨在为接近生命终点的所有人提供"黄金标准"照护。为帮助全科医生更好地预测未来 12 个月内有死亡风险的患者，在 GSF 基础上，英国于 2004 年制定了第 1 版主动预测指南（proactive identification guidance，PIG），2016 年进行了第 6 版 PIG 更新，被用于各种环境下的常规临床实践，并得到了英国国家卫生与临床优化研究所支持，被推荐为最佳实践指南。目前，在英国，一位患者获取安宁疗护服务标准流程如下：①家庭或全科医生明确患者患现有医疗技术无法治愈的疾病。②患者预计生存时间小于 6 个月。③医生需告知患者本人其病情诊断及疾病所处阶段，建议接受安宁疗护。④医生清楚明确地告知患者服务相关信息。⑤在患者有意愿接受临终安宁疗护的情况下转入附近的临终服务机构，对患者疼痛等症状进行支持治疗。⑥在安宁疗护服务期间，患者有权选择出院或转入其他临终服务机构。以上每一步骤都制定有详细具体的标准来确保安宁疗护得以规范地实施，以确保患者及其家属的身体、心理、社会和精神均可在安宁疗护服务中获得最大的益处。

英国未成年人安宁疗护协会与皇家护理学院、皇家儿科和未成年人健康学院曾于 1997 年提出了四类未成年人安宁疗护服务的对象，受到近年来美国、欧洲等国家和地区安宁疗护的认可和进一步发展。这四类未成年人服务对象分别为：①未成年人患有危及生命的疾病，对其实施治愈性的治疗方案或许可行，但也有可能失败，对于这类患者，在实施延长生命的治疗方案的同时和（或）治疗方案失败后，获得安宁疗护服务可能对患者有益。②未成年人患者的早逝是不可避免的，但可能存在长期的集中治疗，可以用来延长患者生命、维持其生活质量并允许其参与日常活动，此类包括许多患有不可治愈疾病的未成年人患者。③未成年人患有恶性的、没有治愈方案的疾病，诊断后只能通过安宁疗护来缓解其痛苦，并且可能持续多年。④未成年人患有不可逆转但非恶性的疾病时，患者复杂的医疗需求导致有并发症和早逝的可能性。由此可见，安宁疗护服务的未成年人对象十分多样，服务对象的患病类型也不仅限于癌症，相较于成年人来说，未成年人对象包含了更多非癌症类疾病的患者。

（二）美国的安宁疗护准入标准

美国国家安宁疗护协会编制了适用于所有疾病的通用指南，还编制了艾滋病、慢性阻塞性肺疾病、老年痴呆、心血管疾病和肾脏疾病等特殊准入指南。在美国，通常由患者提出书面申请要求接受安宁疗护服务，随后开始启动安宁疗护服务准入评估：①由两名临床医师（多为原本为患者提供常规治疗的医师与安宁疗护医师）共同明确，如按照疾病的自然进程发展，患者生存期小于 6 个月。②在患者接受服务期间，每 90 天进行生存期评估，明确患者确实处于临终阶段，如患者接受服务时间大于 6 个月，需由临安宁疗护医师再次确认患者确处于临终阶段，可以继续使用医保支付安宁疗护服务，其后每 60 天进行生存期评估，明确患者适合继续接受安宁疗护服务。③在接受安宁疗护服务期间，患者必须放弃可能延长生命的一切治疗，如患者明确同意接受安宁疗护，且经医师判断符合临终患者标准，患者与医院将由第三方主导签署放弃常规治愈性治疗及临终抢救等法律文件。④患者可根据自身意愿随时停止安宁疗护服务，转至常规医疗服务机构，安宁疗护服务即可终止。此外，当治愈性治疗不再有益，治疗负担超过受益时，患者也可以进入安宁疗护。

（三）国外安宁疗护准入标准的启示

1. 丰富评估方式　目前国内安宁疗护准入较少借助评估工具对患者全面评估，主要是医生根据患者的临床指标与预后情况判断，常常忽略患者的日常功能状态、需求及心理情绪状态。在国外安宁疗护准入评估中，先由护理工作者初筛，再由临床医生评估，减轻了医生的工作量，更能体现安宁疗护工作的科学性。

2. 拓宽准入途径　目前我国安宁疗护准入主要来源于住院部或 ICU 患者，忽略了门诊与急诊患者对于安宁疗护的需求。我国应完善急诊准入与转诊体系以更好地转介患者。安宁疗护门诊准入较合适的模式是安宁疗护与其他学科门诊相互融合，通过其他门诊对有安宁疗护需求患者进行转介，但在此之前需有合适的门诊准入作为参考与指引。

3. 完善准入体系　国外研究集中于构建不同类型机构的安宁疗护准入评估标准，其主要目的是将安宁疗护和对应医疗保险支付相对接，因此，关于肿瘤患者安宁疗护准入标准的引进，必须考虑我国本土情况。在非肿瘤准入标准上，我国有学者通过专家咨询进行了构建，通过赋值评分，达到分值标准的患者能够转介安宁疗护，但目前缺乏临床应用评价。

二、国内安宁疗护准入标准

国内在安宁疗护准入方面的研究与实践起步较晚，目前处于探索阶段。我国安宁疗护准入评估的研究与国外相似，一种是普适型的准入标准，另一种是针对某一系统疾病的准入，包括肿瘤与非肿瘤患者的准入研究。

（一）普适型的准入标准

目前我国可提供安宁疗护服务的各机构及团体对于收治患者群体尚没有统一的准入标准，各地区机构根据自身医疗水平及地区医疗发展情况收治患者。大部分机构根据其他国家准入标准自行选择，多采用下列标准：①患者所患疾病已经没有被治愈希望，且病情不断恶化，预期生命小于 6 个月。②经医师、家属及患者确定不再接受治愈性治疗。③患者及家属自愿接受安宁疗护服务。

有学者对安宁疗护机构收治患者的准入标准进行了实践探索及深入研究。如清华长庚医院路桂军教授团队，经过近十年的临床实践，不断优化和完善服务对象的准入标准构建了"以患者及家属需求为导向、以关爱帮助为核心"的安宁疗护准入标准体系。建议在患者及家属接受安宁疗护理念、明确表达拒绝继续疾病治愈性治疗的前提下，经医疗机构确定患者处于疾病终末期，结合考虑当时疾病状态的中位生存期不足 6 个月，至少合并下列一条标准，方可进入安宁疗护：①疾病终末期，有不适症状。②肿瘤末期，患者及家属拒绝继续肿瘤治愈性治疗，且有不适症状。③严重疾病，患者及家属继续治愈性诊疗的风险和痛苦明显大于受益，不能承受并明确表示拒绝治愈性诊疗。④身体功能障碍、高龄衰竭老人等，脏器功能严重障碍且无法通过治疗改善，生活质量低下处于痛苦状态，身体状况处于衰竭进程，患者及家属拒绝继续常规医疗诊治流程，寻求减轻痛苦的医疗帮助。

上述标准中"当时疾病状态的中位生存期不足 6 个月"可解释为在当时疾病状态下，此类患者的预期生存期不足 6 个月，而非对该个体生存期的预判，因此不作为严格限定条件。此准入标准强调患者及家属意愿的重要性；充分尊重患者及家属的自主权，有利于医患双方的充分沟通、提高医护人员的执业规范、保护医护人员的正当利益。同时，该标准顺应了我国传统文化，不强调死亡的预期终点，其体现的医学人文关怀精神有利于促进安宁疗护的推广和应用。

我国专家学者根据国内外安宁疗护准入相关经验，认为进入安宁疗护的评估流程为：①由和患者无利害关系的、两位无关联的专业医生独立评估，包括患者的诊治医生评估其预期寿命 ≤ 6 个月，建议转介安宁疗护服务。②具有安宁疗护资质的医生（或接受过相关培训的医生）评估患者预期寿命小于 6 个月，有安宁疗护的实际需求。③患者及家属认同安宁疗护理念，自愿接受安宁疗护服务，并签署相关服务协议。在接受安宁疗护过程中，患者可以随时终止安宁疗护，重新选择适合自己的医疗服务。

中国台湾地区在安宁疗护服务上表现突出。中国台湾地区健康保障体系涵盖的安宁疗护服务对象包括以下几种。

癌症晚期及八大项非癌症末期疾病：运动神经元病（渐冻人）、老年期和初老期器质性精神病态（失智症）、其他脑部病变、急性肾功能衰竭、肺衰竭、慢性肝病或肝硬化、心脏衰竭及慢性肾功能衰竭。2015 年 12 月，中国台湾地区通过了亚洲第一部专门保护患者自主权的"患者自主权法"，规定年龄在 20 岁及以上且具有完全行为能力的任何人（患者或预立医疗代理人）符合五种临床状况之一时，可以选择接受或拒绝治疗，这五种临床状况是：①身患终末期疾病。②处于不可逆昏迷状态。③处于永久性植物状态。④患有严重痴呆症。⑤其他疾病或痛苦难以忍受，疾病无法治愈，且没有其他合适的治疗选择。中国台湾地区安宁疗护服务对象准入没有生存期的限制，符合条件的患者都有资格接受服务。

（二）针对某一系统疾病的准入标准

1. 肿瘤患者的准入标准　有学者对安宁疗护准入进行了初步探索，开发了评估工具癌症患者预后量表（Chinese prognostic scale for cancer patient，ChPS），预测生存期为 3 个月可作为肿瘤患者安宁疗护准入的评估工具。也有学者探索了包括生存期、症状控制、疾病诊断、抗肿瘤治疗、社会支持 5 个一级指标和 15 个二级指标的晚期肿瘤患者安宁疗护准入评估，但对患者和家属对安宁疗护的需求未给予考虑，有待进一步完善。

2. 非肿瘤患者的准入标准　有学者借鉴发达国家的经验，结合不同疾病特点构建了针对终末期心脏病（心力衰竭）、终末期肝病（肝衰竭）、终末期肺病、终末期肾病（肾衰竭）、终末期脑病 5 类疾病患者的个性化的安宁疗护准入标准，最终形成 49 个四级指标的适用于综合医院安宁疗护中心病房的准入指标体系和 47 个四级指标的适用于社区安宁疗护病房的准入指标体系；并在此基础上，明确和探索了以病种为单位的非肿瘤患者"综合医院—社区"双向转介标准。不同疾病安宁疗护准入评估内容，见表 6-4。

表 6-4 不同疾病安宁疗护准入评估

疾病	决定因素
肿瘤	广泛转移、侵袭的证据：症状加重、实验室指标持续恶化和（或）转移的证据；PPS 功能分级评分 ≤ 70%
痴呆	FAST 评分第 7 级（不能说话、运动、意识丧失）；合并疾病或脏器、功能受损，预期寿命 ≤ 6 个月；濒临死亡；PPS < 40
终末期心脏疾病	经利尿剂及血管扩张药治疗后好转，或静息状态下出现心绞痛，不适宜行有创操作；静息下反复出现心衰症状，NYHA 心功能Ⅳ级；需要辅助治疗；药物无效的室上性或室性心律失常、心脏骤停等
存活不良	BMI < 22；PPS < 40%
终末期肺病	静息状态下呼吸困难，活动能力下降；因肺部感染或呼吸衰竭急诊或入院频率增加，存在低氧血症或高碳酸血症；需对肺心病进行辅助治疗，6 个月内体重下降 ≥ 10%，静息状态下心动过速
急、慢性肾衰	不再进行透析或肾移植；GRF < 10mL/min（糖尿病患者 < 15mL/min）；血清肌酐 > 707.3μmol/L，糖尿病患者 > 707.3μmol/L；需要对并存疾病进行支持治疗

【知识拓展】

安宁疗护服务对象的界定

1. 去除疾病限定

从癌症→ALS 渐冻疾病→8 大非癌疾病→去疾病化（与国际同步）。

2. 去除阶段限定

从终末期阶段（生存期少于 6 个月）→无治愈性治疗的阶段（与国际同步）。

3. 去除年龄限定

从成人→去年龄化（与国际同步），英国 1985 年就已创立儿童安宁院。

【思考题】

1. 简述三种常用的预生活期评估工具 PPS、PaP、PPI 的应用范围的差异。

2. 简述生活质量的概念与常用评估工具。

3. 简述死亡质量的概念和影响因素。

第七章

临终患者常见症状控制与护理

扫一扫，查阅本章数字资源，含PPT、音视频、图片等

案例导入

陈阿姨，68岁，诊断右肺癌7月余，主诉"右侧肩关节酸痛半个月"收住入院。患者于7个月前查体被诊断为右肺占位，CT示右肺占位及纵隔淋巴结肿大，肺穿刺示腺癌。化疗4个疗程后出现右侧肩关节持续性酸痛。入院后骨扫描检查示右侧肩关节有转移灶，责任护士对其疼痛进行全面评估，遵医嘱给予盐酸羟考酮缓释片口服，疼痛控制不佳，夜间睡眠受到严重影响。主管医生拟改用吗啡口服，但患者害怕成瘾。

针对此案例，请思考：

1. 如何评估患者的疼痛？使用什么疼痛评估工具比较合适？
2. 止痛药物的使用原则和护理要点有哪些？

临终患者常见症状的控制与护理是安宁疗护的核心内容，是心理、精神和社会层面照护的基础；是有效提高患者生存质量的主要措施；是满足临终患者安详、舒适、有尊严地离开人世的重要保障；是安宁疗护团队中医护人员必备的实践技能。

第一节　疼痛症状控制与护理

疼痛（pain）是临终患者最常见的症状之一，也是患者在治疗过程或生命最后一段岁月中最恐惧的感觉，被列为"第五大生命体征"。疼痛控制是安宁疗护医护人员的基本功，医护人员应高度重视，积极采取有效措施，及时控制疼痛症状。

一、疼痛概念与原因

（一）疼痛概念

2018年国际疼痛研究协会（International Association for the Study of Pain，IASP）将疼痛定义为"由现有的或潜在的组织损伤引起或与损伤有关的感觉和情绪上不愉快的体验"，包括感觉、情感、认知和社会成分的痛苦体验。疼痛与个人主观体验高度相关，患者对疼痛的自诉是疼痛存在的一个可靠指标，也是评估疼痛程度的金标准。现代安宁疗护事业的创始人西塞莉·桑德斯开创性地提出了整体疼痛的概念：患者及其家属在患者生命晚（末）期所经历的强烈的痛苦是生理性、心理性、社会性、精神性的疼痛，见图7-1。因此，疼痛是一种个体的、主观的、多方面的

体验，并随着生理、心理、社会和文化等因素的不同而发生变化。

	生理性（身）：身体疼痛为疾病直接伤害。	
心理性（心）：身体以及生命的失控、形象的破坏，以及对死亡的担心，常出现恐惧、焦虑、孤独、沮丧、受伤、愤怒等。	整体疼痛 （total pain）	社会性（社）：担忧家庭和经济，担心失去社会地位，失去家庭中的作用，以及人际关系等。
	精神性（灵）：个人依文化背景、种族、信仰不同承受的心灵痛苦，其次是对生命意义的困惑和不理解，对往事恩怨的困扰等。	

图 7-1　整体疼痛

（二）疼痛原因

1.伤害性因素　由分布于皮肤、软组织或内脏的传入神经直接受到不良刺激，使该组织结构受损而导致的疼痛，包括躯体痛与内脏痛。

2.神经病理性因素　神经病理性疼痛是由于外周神经或中枢神经受到损害，导致痛觉传递神经纤维或疼痛中枢产生异常而引起的疼痛，可细分为中枢性疼痛及周围性疼痛。常见因素有肿瘤直接侵犯压迫局部组织，肿瘤转移累及骨等组织。

3.心理因素　疼痛信号可在任何传递水平和环节上受到心理因素的调控。人格特征、早期疼痛的经验、年龄、性别、文化背景等因素均会影响疼痛的体验。心理因素对疼痛的性质、程度、时间空间感知、分辨和反应程度等均能产生影响。对死亡的恐惧、身体及生命的失控、对亲人的留恋等均可造成心理痛苦。

4.社会因素　临终患者失去工作和社会地位，生活上还需要家人照护，心理落差明显。社会、家庭支持，医疗费用等因素均影响疼痛。

5.精神因素　由于文化背景、宗教信仰及对生命价值的理解等原因均会造成心灵上的痛苦。

二、疼痛临床表现

1.疼痛反应　因患者的个体差异等影响，临终患者对疼痛的反应及耐受不尽相同，其疼痛的表现形式多种多样。

2.疼痛程度　患者对疼痛程度的描述与病情的发展有密切关系。如恶性肿瘤晚期的爆发痛是一种难治性癌痛，以突然发生、瞬间达峰、疼痛剧烈为特征，超出了患者已控制的背景痛水平。此外，大多数的癌性爆发痛都与肿瘤进展和活性增强相关。其诊断标准为：①在过去 1 周患者是否存在持续性疼痛（背景痛）。②在过去 1 周患者的背景痛是否充分控制（数字化疼痛评分 ≤ 3 分）。③患者是否存在短暂疼痛加重的现象（数字化疼痛评分 ≥ 4 分）。若上述问题的答案均为"是"，则可确诊患者存在癌性爆发痛。

3.疼痛伴发反应　疼痛常伴随情绪反应包括情感、认知、动机及生理多种成分在内的复杂的生理心理过程。疼痛可以加重情绪障碍，甚至引起抑郁症的发生，一些慢性疼痛患者常有明显的认知功能扭曲和无助感，继而形成疼痛、情绪低落、病情加重的恶性循环，同时伴有自主神经功能紊乱。

三、疼痛评估

疼痛评估是合理且有效进行止痛治疗的前提，疼痛评估应遵循"全面、量化、常规、动态、谨慎"的评估原则。

1. 评估病史　由于疼痛是一种复杂多维体验，因此需要综合的、整体的评估，需详细询问患者疼痛的起始时间、部位、性质、强度、持续时间、发作频率、加重因素、缓解因素、伴随症状及对疼痛的耐受性；评估疼痛对患者活动能力、日常生活能力的影响及睡眠质量；评估患者用药史，有无精神病史、滥用镇痛药物及治疗不足的危险因素等。

2. 评估要素　疼痛评估包括多种要素，其中疼痛部位（包括范围）、强度、性质和疼痛发生的时间特点是四个基本要素，可采用评估疼痛的 SOCRATES 方法，见表 7-1。

表 7-1　评估疼痛的 SOCRATES 方法

基本要素	特点
部位（site，S）	疼痛具体在什么部位
开始（onset，O）	疼痛是从什么时候开始的
特征或性质（characteristics，C）	疼痛的感觉像什么？是刀割还是烧灼
放射性（radiation，R）	疼痛是否扩散或放射到任何其他部位
相关症状（associated symptoms，A）	有无与疼痛相关的任何其他症状
时间因素（temporal factors，T）	是所有时间都疼痛？还是有时疼痛有时好转？在白天或者夜间的任何一个特殊时间疼痛是否加重
加重或缓解因素（exacerbating/alleviating factors，E）	什么原因使得疼痛加重 什么原因使得疼痛好转
程度（severity，S）	疼痛到底有多严重 疼痛对你的生活质量有多大影响

（1）疼痛部位　通过观察或与患者交谈，获得疼痛发生部位的信息：具体的疼痛部位（包括范围），也可让患者在人形图上画出疼痛区域，以准确定位疼痛发生的部位。除此之外，还应关注疼痛是局限于某一区域，还是弥散性的全身性疼痛，是否有牵涉痛或者放射痛，疼痛是固定的还是有变化的等。

（2）疼痛强度　疼痛强度是指疼痛严重程度，受个体体质、耐受力、心理状况、社会、文化和教育背景等因素的影响。按世界卫生组织的疼痛分级标准进行评估，疼痛分为 4 级：①0 级无痛。②1 级（轻度疼痛）平卧时无疼痛，翻身咳嗽时有轻度疼痛，但可以忍受，睡眠不受影响。③2 级（中度疼痛）静卧时痛，翻身咳嗽时加剧，不能忍受，睡眠受干扰，需用镇静药。④3 级（重度疼痛）静卧疼痛剧烈，不能忍受，睡眠严重受干扰，需用镇痛药。

（3）疼痛性质　患者对疼痛性质的描述是确定疼痛病因的重要参考。如针刺样疼痛、电击样疼痛、麻木、夜间痉挛或者灼烧样痛多提示神经病理性疼痛；波动感或撞击感多提示血管病变；运动时出现锐痛常提示肌肉和骨骼的病变；绞痛、痉挛性痛、尖锐痛、钝痛提示内脏病变；风湿性疼痛常被描述为酸胀痛、冷痛、钝痛或刀割样疼痛。

（4）疼痛发生的时间特点　通过评估，了解疼痛开始发生的时间、持续时长及疼痛发作的时间规律等特征，可为临床诊断提供有价值的线索，如疼痛是持续、长期的，还是间断、短暂、瞬时的；是阵发，还是偶发；是定时、规律发生，还是不规律发生；是急剧发生，还是缓慢发生等，这些是紧急处理或常规诊治的重要参考。

3. 体格检查及辅助检查　应观察患者皮肤颜色、温度、反应情况、完整性及其他异常情况，从而确定疼痛位置。根据神经系统检查可判定疼痛的特定区域，引起疼痛的神经分布，亦可判断肿瘤的位置及压迫程度，以确定诊断和可能的原因。放射学的检查有助于疼痛潜在病因的诊断，是否采用更多的诊断学手段需根据临床情况、患者意愿、患者功能和生活质量及患者对疾病与疼痛控制的期望来决定。

4. 常用的疼痛评估工具

目前临床常用疼痛评估工具可分为单维度评估、多维度评估、行为疼痛评估等，详见表7-2。

表 7-2　疼痛评估工具

类别	评估工具名称	内容
单维度评估工具	文字描述评定法（VDS）	无疼痛或轻度疼痛或中度疼痛或重度疼痛
	视觉模拟评分法（VAS）	以10cm的横线作为疼痛量尺，最左端表示无痛，最右端表示剧痛，由患者亲自或他人协助以笔在横线上标记疼痛的感受
	数字评分法（NRS）	由数字0到10表示无痛到最痛，数字越大表示疼痛越严重
	面部表情疼痛量表（FPS-R）	从微笑、悲伤到哭泣的6种面部表情来表示疼痛的程度，可直接指出疼痛程度
多维度评估工具	简式McGill疼痛问卷（SF-MPQ）	包括疼痛评级指数（PRI）、视觉模拟疼痛评分（VAS）、现时疼痛强度（PPI）3个部分，根据患者主观感受在相应分值上做记号，最后对PRI、VAS、PPI进行总评
	简明疼痛评估量表（BPI）	包括疼痛部位、疼痛程度、疼痛控制及疼痛对自己的影响等几个方面，见附录1
行为疼痛评估工具	中文版晚期老年痴呆患者疼痛评估量表（PAINAD）	观察患者的呼吸、负面的声音表达、面部表情、身体语言、可安抚程度等，观察时间约5分钟，满分为10分。总分最高10分即表示患者极度痛楚
	危重症患者行为疼痛量表（BPS）	包括面部表情、上肢活动、呼吸机的顺应性等3个方面，总分3～12分，3分无痛，分值越高疼痛越重，12分最痛
心理社会评估工具	疼痛心理社会工具	评估患者对疼痛的心理、行为反应、精神压力等；评估患者疼痛对人际关系的影响程度；评估患者对疼痛的想法和态度
特殊患者评估工具	患儿的疼痛评估工具	掌握QUEETT的原则
	Doloplus和Abbey疼痛量表	认知障碍的疼痛患者最常出现的行为改变为呼吸形态的改变、发出异常声音、皱眉、表情痛苦、肌肉紧张、易激动等

四、疼痛的疗护措施

(一)疼痛控制目标与原则

1. 疼痛控制目标 不仅要缓解或消除患者的疼痛,而且要求最大程度改善其功能活动,提高患者的生活质量,并且使阿片类药物的副作用及不良反应达到最小化。2022年美国国家综合癌症网(National Comprehensive Cancer Network,NCCN)发布指南,强调疼痛管理应达到"5A"目标,即优化的镇痛(optimize analgesia)、优化的日常生活(optimize activities of daily living)、最小的不良反应(minimize adverse effects)、避免不恰当给药(avoid aberrant drug taking)、重视疼痛和情绪之间的关系(attach relationship between pain and mood)。

2. 疼痛控制原则

(1)以提高晚(末)期患者的生活质量为宗旨 有效控制疼痛、缓解痛苦,全面提高患者生活质量,维护晚期患者的生命尊严。

(2)全面、持续、动态评估疼痛 持续、动态地监测、评估癌性疼痛患者的疼痛症状和变化情况,包括疼痛的原因、部位、性质、程度变化情况、爆发性疼痛发作情况、疼痛减轻和加重因素、疼痛治疗的效果及其不良反应等,及时调整治疗方案。

(3)遵循世界卫生组织的"3B"原则

①口服给药(By the mouth)在患者状况许可下,首选口服给药。

②按时给药(By the clock)在前一剂量药效尚未消失时给予下一剂量以维持血液中浓度,不必待患者感觉疼痛要求时再给药。

③依据三阶梯原则给药(By the ladder),见图7-2。世界卫生组织三阶段模式有新见解,即疼痛严重的患者可以直接从第一阶梯跳到第二或第三阶梯,如疼痛 ≥ 4分(中重度疼痛)的患者,可直接选择低剂量强阿片类药物如吗啡或羟考酮,它们比弱阿片类药物有更好的疗效和相似的不良反应。

(4)遵循癌痛药物治疗原则

①止痛药物和剂量的选择 应注重个体化用药,根据药物的药理作用选择止痛药物,应用时要避免药量不足。注意由低剂量逐渐增加,调整到最佳剂量。

②联合用药(非复方药物) 可达到止痛增效及减少副作用。使用疼痛辅助治疗用药,但绝不使用安慰剂。对阿片类药物产生抵抗的神经性疼痛,可增加辅助药物的使用。

③监测药效 随时监测药物的止痛疗效,预防处理副作用发生,或评估添加辅助药物(如止吐剂、轻泻剂、精神用药等),提供相关药物的护理指导。

④当阿片类药物对呼吸困难和疼痛的适当治疗是必要时,不能仅因为血压、呼吸频率或意识水平降低而减少阿片类药物的剂量。在快速增加阿片类药物剂量的同时,如果疼痛控制不佳,应当考虑进行疼痛或姑息治疗评估或会诊。

⑤在开始使用阿片类药物治疗时,要制定一个恰当的用药计划。不必要同时使用两种阿片类药物。对于止痛药无法完全涵盖的疼痛,一般建议在原来规则使用的药物上追加额外剂量,而非另用一种药物。

⑥由于止痛药物均有不同程度的耐药性,应交换使用不同止痛药物。

(5)采用综合治疗原则 规范的三阶梯镇痛方案仍有10%~20%的癌痛无法缓解。可使用微创介入、放射治疗、物理疗法、心理治疗等方式缓解疼痛。

（6）尊重患者偏好与选择的原则　为了有效地使用这些药物，医护人员必须了解剂量和滴定，并熟悉耐受性、依赖性、成瘾和假成瘾等问题。在考虑用于症状控制的药物时，除了药物的利与弊，临终患者的偏好也很重要，应考虑任何可能影响他们选择的个人或文化观点。

第三阶梯（疼痛持续且加剧）

（强效阿片类止痛剂 ± 非阿片类止痛剂 ± 辅助剂）常用药物：吗啡、盐酸吗啡控释片、硫酸吗啡控释片、芬太尼透皮贴、美沙酮、盐酸羟考酮控释片

第二阶梯（疼痛持续或加剧）

（弱阿片类止痛剂 ± 非阿片类止痛剂 ± 辅助剂）常用药物：可待因、双氢可待因、布桂嗪、曲马多、泰勒宁、氨酚待因（对乙酰氨基酚＋可待因）

第一阶梯（轻微加剧）

（非阿片类止痛剂 ± 辅助剂）常用药物：对乙酰氨基酚、阿司匹林、布洛芬、吲哚美辛、奈普生、百服宁、双氯芬酸钠、塞来昔布

图 7-2　三阶梯常用止痛药物一览表

（二）护理措施

1. 整体护理　应减少或消除引起疼痛的原因，解除疼痛的刺激源。同时，应强调处理"整体痛"，即在处理生理疼痛时，其心理、社会和精神层面也应得到更好的处理和护理。鼓励运用舒适的技巧和方式，如放松、想象、音乐、阅读等。医护人员要注重发挥语言及非语言的技巧，给予关爱关怀，可使用 LETGO 来解除心理和精神方面的疼痛，见表 7-3。

表 7-3　解除心理和精神层面疼痛的方法 LETGO

关键词	方法
L（listen）倾听	倾听患者的故事，让患者表达他们的痛苦
E（encourage）鼓励	鼓励患者放下他们的自我形象
T（tell）告诉	告诉患者你的关怀，让患者叙述他们的往事，减少孤独感
G（Gain hope）获得希望	重新建立希望和生命的意义、价值与目的
O（Own limitations）自己的极限	承认我们的能力极限，但是尽量处理生理的不舒适，运用合适的技能和资源帮助患者

2. 药物护理　止痛药物是目前解决疼痛的重要措施之一，其种类分为非阿片类止痛药、阿片类止痛药及辅助药等。药物镇痛应遵循五大原则：口服首选、按阶梯给药、按时给药、个性化给药、注意监测用药反应和副作用。

（1）给药途径　为确保达到有效的镇痛效果，应使用创伤性最低、最简便和最安全的给药方

式。口服给药是慢性疼痛治疗的首选途径。其他的给药途径有直肠、肠外、舌下、鼻腔、皮下、静脉及吸入等非经口途径。透皮贴剂给药是常用的无创给药途径。

（2）非阿片类止痛剂　非甾体抗炎药物（NSAIDS）主要是干预环氧酶，进而抑制前列腺素的合成，能有效缓解轻度到中度的疼痛，以及治疗转移性骨骼疾病的严重疼痛与减少骨骼或组织损伤的炎症反应。常用药物有布洛芬、吲哚美辛、双氯芬酸、对乙酰氨基酚等，以最小剂量开始使用，选择半衰期较短的药物，一般采用口服，不产生耐受性及生理性依赖。

（3）阿片类止痛药　作用于大脑和脊髓的阿片受体，产生中枢性镇痛作用。常用药物：可待因、曲马朵、芬太尼贴剂、吗啡、美沙酮等。根据美国国立综合癌症网疼痛管理指南，不推荐用于癌痛的药物包括：丙氧氨酚、哌替啶、混合激动拮抗剂、部分激动剂及安慰剂。

①阿片类药物处方原则　使用前，首先要把患者分为未使用过阿片类药物者和阿片类药物耐受者。把阿片类药物耐受的患者定义为服用至少以下剂量药物者：口服吗啡 60mg/d，芬太尼透皮贴剂 25μg/h 或等效剂量的其他阿片类药物，持续 1 周或更长时间。根据前 24 小时内阿片类药物使用总剂量计算增加剂量。剂量增加的速度应参照症状的严重程度。调整药物时，需注意如所需阿片类药物的剂量导致复方制剂中非阿片类成分的剂量过度，建议将复方制剂转换为单纯阿片类药物。如果患者出现难治的不良反应，疼痛评分又小于 4 分，考虑阿片止痛药减量 25%，然后再评估止痛效果，并且对患者进行密切观察以确保疼痛不再加剧，经过 5 个半衰期可以达到稳态。吗啡 30 ～ 60mg/d，一般不需减量，可直接停药；如果吗啡总量大于 60mg/d，建议缓慢减量直至停药；当出现疼痛再发时应停止进一步减量。

②阿片类药物滴定原则　对于未使用过阿片类药物的患者，如果疼痛评分 ≥ 4 分，或疼痛评分 < 4 分但未达到疼痛控制和功能目标，以 5 ～ 15mg 口服短效硫酸吗啡或 2 ～ 5mg 静脉短效硫酸吗啡作为起始剂量开始滴定；对于阿片类药物耐受的患者，则以前 24 小时所需药物总量的 10% ～ 20% 作为起始剂量开始滴定，后续剂量需根据用药后的疗效和不良反应进行增减，直至达到理想剂量。

③阿片类药物维持原则　阿片类药物剂量达到稳态后，可改用长效制剂维持用药。维持原则：对于持续性疼痛，应按时给药；当 24 小时阿片类药物的止痛剂量比较稳定时，考虑将短效阿片类药物更换为缓释阿片类药物来控制慢性持续性疼痛；对于无法通过缓释阿片类药物缓解的疼痛，包括爆发痛或急性加重的疼痛、与活动或体位相关的疼痛、或在给药间期末出现的疼痛，尽量使用短效的缓释阿片类药物；当阿片类药物对呼吸困难和疼痛的适当治疗是必要时，不能仅因为血压、呼吸频率或意识水平降低而减少阿片类药物的剂量；加强阿片类药物便秘的处置，通过制定肠道计划来预防便秘；阿片类药物在使用时存在着明显的个体差异，没有理想的标准用药剂量，在实际治疗过程中，应个体化给药，可采用自控镇痛技术（patient-controlled analgesia，PCA）。

④治疗期间的监测　对于有阿片类药物治疗高风险和有药物相关异常反应的患者应定期进行尿液检查，监测患者肝肾功能状况。不良反应低风险和剂量恒定者至少 3 ～ 6 个月监测一次；有成瘾史的患者和老年患者在用药起始和剂量改变时更需密切监测；不良反应高风险者建议每周监测一次。当患者疼痛减轻，到达完全无痛时，需提高警觉，观察患者意识程度：在嗜睡而可唤醒程度即应注意或调整剂量，通常不能唤醒时需立即处理。观察患者呼吸频率，当呼吸频率小于每分钟 10 次时，即应调整剂量或做其他处理；观察患者瞳孔大小，在弱光下瞳孔 < 2 毫米时即需注意。

（4）辅助治疗用药　目前有多种辅助治疗用药被广泛推荐并作为增加麻醉性止痛剂的效果，

包括三环类抗抑郁药、抗焦虑药、类固醇、局部麻醉剂、双磷酸盐及抑钙激素等。神经病理性疼痛属于特殊疼痛，在使用阿片类药物无法缓解时，可加用抗抑郁药、抗惊厥药、局部药物及皮质醇类固醇类药物等。使用辅助用药之前，必须先考虑疼痛的性质、特殊适应证、体质差异和多重给药的利弊。麻醉性止痛剂若与中枢神经副作用的辅助药物并用，将增强副作用，出现过度昏睡、意识混乱或谵妄等，必须严密观察。

3. 非药物治疗与护理 提倡根据疼痛的病因、机制开展有针对性的多模式、多学科联合治疗。非药物疗法或结合止痛药物，是疼痛整体护理计划中的一部分。包括需要医嘱的放射治疗及辅助治疗，必要时还可采用介入治疗手段止痛。

（1）缓和性放射治疗 此治疗方法常用于肿瘤患者。缓和性放射治疗是利用短时间、高剂量的放射线治疗来缩小肿瘤体积，减轻组织受浸润性压迫所造成的疼痛。适应证包含骨转移、脊髓压迫、肿瘤造成内脏器官阻塞或压迫引起的疼痛等，需同时给予放射治疗后的护理，如皮肤护理、口腔护理。

（2）微创介入治疗 癌痛微创介入治疗既可有效控制疼痛，又可减少爆发痛的发生。通过下述几个途径达到减少爆发痛及疼痛程度：①减少肿瘤对组织、脏器、神经的损伤。②作用于神经传导通路，减少伤害性冲动向中枢神经系统的传导。③改善组织结构和功能，提升组织结构的稳定性，减少事件性爆发痛的发生。④通过改变给药途径或方式，提升镇痛药物治疗效果或加快起效时间。

（3）其他辅助治疗 主要借由非侵入性的措施，促进血液循环，精神放松，减轻紧张、疼痛和其他症状，使患者可以感受到有能力协助自我控制疼痛而减少消极反应，也可降低治疗的风险和不良反应的发生。常见的辅助治疗包括物理方法如热冷敷、按摩、运动等；认知行为疗法包括深呼吸、分散注意力、正念疗法、冥想疗法、音乐疗法等。

五、宣教指导

医护人员应鼓励患者尽量准确地表达疼痛，教会患者使用疼痛评估方法和评估工具，重视对患者和家属进行阿片类药物获益与风险教育与指导，减少对止痛药成瘾性的恐惧，教会患者如何安全使用、存储和丢弃阿片类药物。同时，医护人员应告知患者和家属，出现了新的疼痛或疼痛没有得到缓解、出现难以控制的恶心呕吐、超过 2 天没有肠蠕动或出现意识障碍等症状，应及时联系医护人员。

第二节 常见非疼痛症状的控制与护理

临终患者除疼痛症状外，还会出现很多其他症状，如发热、呼吸困难、咳嗽咳痰、咯血、恶心呕吐、消化道出血、睡眠障碍、水肿等，给患者和家属造成了极大痛苦，医护人员应给予高度重视，认真评估，采取综合疗护措施有效控制这些症状。

一、发热

（一）概念与原因

发热（fever）指机体在致热原或非致热原作用下，引起的体温调节中枢功能紊乱，致使产热增加、散热减少，体温超过正常范围。正常人腋下温度为 36 ～ 37℃，口腔温度比腋下温度高

0.2 ～ 0.4℃，直肠温度又比口腔温度高 0.3 ～ 0.5℃。

临终患者常见 3 种类型发热：感染性发热，肿瘤性发热，中枢性发热。

（二）临床表现

发热时患者主诉头痛、疲乏无力及肌肉酸痛等。客观症状包括体温升高或降低，面部潮红或苍白、呼吸增快、心率加快、寒战及出汗等。

不同类型发热的临床表现不同。感染性发热可表现为间歇热、弛张热、不规则发热。肿瘤热一般为午后或夜间，常表现为间歇热或不规则热，或者是出现持续性高热，体温在 38℃左右，甚至 40℃以上，常见皮肤发红及出汗，很少出现畏寒，应用抗菌药物无效。中枢性高热表现为突然高热，体温可直线上升，达 40 ～ 41℃，持续数小时至数天直至死亡；或体温突然降至正常，躯干温度高，肢体温度次之，双侧温度可不对称，相差超过 0.5℃，一般不伴有随体温升高而出现的脉搏和呼吸增快和发抖，无颜面及躯体皮肤潮红等反应，表现为全身皮肤干燥，四肢发凉。

（三）评估

1. 症状评估　患者引起体温变化的原因、发生的缓急、变化的程度、伴随症状及体温变化对机体功能的影响。

2. 发热分级　根据发热程度将发热分为 4 个等级：体温在 37.3 ～ 38.0℃为低热，体温在 38.1 ～ 39.0℃为中热，体温在 39.1 ～ 41.0℃为高热，体温在 41℃以上为超高热。

3. 辅助检查　如尿便常规、血培养、痰培养、白细胞计数与分类，红细胞沉降率、C 反应蛋白、降钙素及电解质等。

（四）治疗与护理

1. 治疗　常用的药物是非甾体类消炎镇痛药，如双氯芬酸钠，也可使用对乙酰氨基酚。对于濒死患者的严重持续发热可以口服或静脉注射地塞米松。用药期间应常规检验肝肾功能，同时密切关注患者出汗情况，警惕因大量出汗、大量丢失体液而出现虚脱或休克现象。对发热伴大量出汗者，应记录 24 小时液体出入量。使用任何类固醇药物时，注意躁动、焦虑、精神错乱及胃肠道出血。中医针刺疗法、扶正化痰和祛瘀解毒方、当归六黄汤等具有改善癌性发热的作用。

2. 护理

（1）局部冷疗　冰袋放置在大血管处，即前额、颈部、两侧腋下及腹股沟等处。全身冷疗可用乙醇擦浴、温水擦浴方法降温。中枢性高热可应用智能降温仪、冰毯、冰帽、新型低温静脉输液装置。

（2）病情观察　监测体温的变化和伴随的症状，一般体温在 39 ～ 42℃的患者每 4 小时测量 1 次体温，直到退热 72 小时。采用降温措施后每半小时测体温 1 次，此时测量以肛温为主，肛温保持在 32 ～ 34℃为宜。观察伴随的症状：高热时及时观察患者有无头痛、食欲下降、体温分布不均匀、四肢远端厥冷、头部及躯干和肢体近侧大血管处皮肤灼热、肤色灰暗、静脉塌陷、皮肤干燥无汗等体征。

（3）寒战护理　降温时观察有无寒战的发生，在降温过程中监测意识、瞳孔、血压、脉搏和呼吸变化。发生寒战时，注意保暖，协助患者饮温开水，待患者无明显的发冷寒战时，准确测量体温。

（4）意识障碍、头痛和抽搐护理　中枢神经系统病变转移或感染的患者出现以上症状，设专人看护，拉起床挡，避免坠床。

（5）口腔护理　高热患者易出现口唇干裂、口腔黏膜干燥，甚至引起口腔炎或口腔溃疡。意识清楚的患者晨起、饭后帮其漱口，口干裂时，涂润唇膏，有溃疡的患者可用康复新液进行漱口或涂抹在口腔溃疡表面；昏迷患者可用生理盐水棉棒清洗口腔，每日 2 次。

（6）饮食护理　维持营养均衡，注意补充水、电解质和营养物。中枢性高热患者给予易消化的高热量、高维生素、高蛋白、低脂肪饮食。昏迷的患者采用鼻饲饮食，在进食时注意抬高床头防止误吸。

（7）皮肤护理　高热者及时擦干汗液，卧床休息，更换衣服及床单，保持皮肤的清洁和干燥。创造清洁、舒适的环境，保持室内空气清新，注意调节室温，以 22～25℃为宜，为降温创造条件。

（五）宣教指导

向患者和家属解释发热的原因和表现，指导正确使用体温计的方法；帮助患者和家属识别体温异常的表现，向患者和家属解释退热药物的使用和注意事项；向患者和家属解释物理降温的意义，告知退热后的表现，缓解紧张、焦虑情绪。

二、呼吸困难

（一）概念与原因

1. 概念　呼吸困难（dyspnea）是指患者的某种不同强度、不同性质的空气不足、呼吸不畅、呼吸费力及窒息等呼吸不适感的主观体验，伴或不伴呼吸费力表现，如张口呼吸、鼻翼扇动、呼吸肌辅助参与呼吸运动等，也可伴有呼吸频率、深度与节律的改变。呼吸困难可发生于 50%～70%的晚期癌症患者。频繁发作且难以控制的呼吸困难与晚期癌症患者的生存预后不良具有相关性。

2. 原因　呼吸困难由生理、心理、社会和环境多种因素相互作用产生。常见的病因包括：肺炎、误吸、肺癌或肺转移瘤、肺栓塞、肺水肿、胸腔积液、肺出血、严重贫血、胸肌无力、"临终喉鸣"、终末期慢性阻塞性肺病、终末期间质性肺病等。疾病治疗也可能引起呼吸困难，如手术（肺切除）、放疗（肺纤维化、放射性肺炎）、化疗（肺纤维化、心肌病变）等。心理因素也可引发，如极度抑郁、焦虑、恐惧等。

（二）临床表现

患者主诉呼吸不畅、呼吸费力、主观上感觉空气不足，严重时出现鼻翼扇动、口唇发绀、端坐呼吸，并伴有呼吸频率、深度及节律的异常，甚至出现窒息感、濒死感等。

按临床特点可分为：吸气性呼吸困难、呼气性呼吸困难、混合性呼吸困难。

（三）评估

1. 询问患者的主观感受　评估呼吸困难的强度、与呼吸困难相关的功能障碍、生活质量下降和心理痛苦，评估患者病史、呼吸困难发生时间、起病缓急、诱因、伴随症状、活动情况和用药情况等。

2. 评估工具　采用记忆症状评估简表、埃德蒙顿症状评估量表筛查呼吸困难；采用数字评估量表、视觉模拟量表和改良 Borg 量表评估呼吸困难程度；采用呼吸窘迫观察量表对无法自我报告的患者进行评估。

3. 判断　呼吸困难指数：正常为 0 级，快步走时出现气促为 1 级，平常速度步行时出现气促为 2 级，平常速度步行时因气促而停止步行为 3 级，轻微活动后出现气促为 4 级。

4. 辅助检查　胸片、血沉、痰培养、血常规等，必要时行纤维支气管镜检查。

（四）治疗与护理

1. 治疗　首选非药物干预控制呼吸困难症状，对非药物干预措施无法缓解的呼吸困难症状实施药物治疗。肺炎引起的呼吸困难使用适当的抗菌药进行治疗，阿片类药物可能有助于缓解严重情况下的呼吸困难和疼痛，但阿片类药物具有潜在的呼吸抑制作用，应严密监测患者的呼吸频率。对经其他治疗措施无法缓解的顽固性呼吸困难患者，在充分衡量利弊、尊重患者及家属意愿后，可给予姑息性镇静治疗。

（1）氧疗　仅向已知或怀疑存在低氧血症（血氧饱和度 $SpO_2 < 90\%$）的呼吸困难患者提供氧疗，且优先使用鼻导管吸氧。

（2）体位疗法　坐位或半卧位有利于改善患者的呼吸状况。前倾坐位可增加腹压，提高膈肌效率，减少腹部矛盾运动和辅助呼吸肌运动。应及时清理呼吸道分泌物保持呼吸道通畅。

（3）呼吸训练　浅呼吸增加患者的呼吸困难感，帮助患者建立一个放松的呼吸模式，做深而慢、规则的放松呼吸如腹式缩唇呼吸等。

（4）风扇疗法（fan therapy）　利用风扇产生的气流吹向患者面部，以缓解患者主观性呼吸困难症状的非药物疗法，其作用机制可能与刺激面部温度感受器和调节呼吸中枢的传入信号等因素有关，见图 7-3。

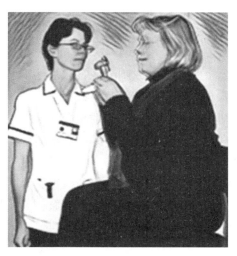

图 7-3　风扇疗法

（5）想象疗法（imagery therapy）　也称引导想象（guided imagery），由他人或自己通过语言引导想象，结合背景音乐，辅以情景。想象疗法可以减缓呼吸频率，增进有效呼吸，促进二氧化碳排出，缓解呼吸困难症状。

2. 护理

（1）病情观察　密切观察患者的生命体征、意识状态、面容与表情、口唇、指（趾）端皮肤颜色，重点观察呼吸的频率、节律、深度，以及体位、胸部体征、心率及心律等。

（2）环境管理　保持环境清洁，室内空气流通，温度保持在 18～20℃，湿度保持在 50%～60%，避免对流风及刺激性气味，患者衣着宽松。

（3）心理护理　严重的呼吸困难易造成恐惧，而恐惧本身又加重呼吸困难，鼓励患者表达出内心恐惧，给予心理支持和疏导，进行心理放松训练，应用放松疗法，转移注意力。

（五）宣教指导

为患者及家属提供针对呼吸困难的健康教育和有关呼吸衰竭死亡的预期指导。医护人员帮助患者及家属正确区分终末期呼吸系统正常的生理变化和呼吸困难的表现，安抚他们的情绪，并有助于提高呼吸困难症状发生后的报告率。医护人员提供呼吸衰竭死亡的预期指导，帮助患者及家属充分认知疾病及治疗的利弊，为其提供参与决策的机会，共同制订预立医疗照护计划。

三、咳嗽咳痰

（一）概念与原因

咳嗽（cough）是因咳嗽感受器受刺激引起的一种呈突然的、爆发式的呼气运动，以清除呼吸道分泌物。咳痰（expectoration）是借助支气管黏膜上皮的纤毛运动、支气管平滑肌的收缩及咳嗽反射，将呼吸道分泌物经口腔排出体外的动作。咳嗽咳痰是肺部疾病患者的最基本临床表现。

咳嗽的原因包括肿瘤的浸润或阻塞、胸腔积液或心包积液、感染、胃食管反流、COPD 或慢性心衰加重等。癌性咳嗽是很多胸部恶性肿瘤的首发症状，常见于肺癌、肺转移癌、恶性淋巴瘤等。

（二）临床表现

1. 咳嗽分类
干性咳嗽：咳嗽无痰或痰量极少，干咳或刺激性咳嗽常见于上呼吸道或大气道疾病。
湿性咳嗽：咳嗽伴咳痰，常见小气道和肺部的咳嗽。
2. 咳嗽病程　根据病程长短可分为急性、亚急性和慢性咳嗽。
急性咳嗽：3 周以内发生的咳嗽，常见于由呼吸道感染、感冒等疾病。
亚急性咳嗽：持续 3～8 周的咳嗽。
慢性咳嗽：持续 8 周以上还未治愈，并且经过各种检查后原因依旧不明的咳嗽。
3. 咳嗽咳痰的伴随症状　发热、胸痛、呼吸困难、咯血、大量脓痰、哮鸣音、杵状指（趾）。

（三）评估

1. 一般评估　评估生命体征、意识形态、胸部情况、营养状况等，以及检查、治疗经过、用药情况。
2. 评估咳嗽　包括咳嗽类型、诱发因素，以及咳嗽对生存质量的影响、咳嗽时间等。主观评估工具包括咳嗽症状积分、咳嗽视觉模拟评分、生活质量问卷等；客观评估工具包括咳嗽激发试验、咳嗽频率监测仪等。
3. 评估咳痰　咳痰难易程度，痰液的颜色、性质、量、气味和有无肉眼可见的异物等。
4. 辅助检查　痰液检查、外周血常规、X 线胸片、CT 检查、肺功能测定等。对于有慢性或持续性急性咳嗽的安宁疗护患者，是否进行胸部 X 线检查应个体化，只有在能够找出影响对症治疗的信息时才会进行诊断性检查。

（四）治疗与护理

1. 治疗

（1）药物治疗措施

支气管扩张剂和糖皮质激素可以治疗肿瘤相关的炎性反应性咳嗽，抗胆碱能药物可以抑制分泌物，缓解气道痉挛，适用于晚（末）期患者伴有气道分泌物增加的咳嗽症状。如果效果欠佳，可使用中枢性镇咳药阿片类药物，对各种原因引起的咳嗽均有一定效果。还可以考虑使用外周性镇咳药物左羟丙哌嗪或莫吉斯坦等。顽固性的咳嗽采用雾化吸入局部麻醉药物如利多卡因。中药方剂如古方控涎丹等也可缓解癌性咳嗽症状。

（2）非药物治疗措施

①体位护理　坐位或半坐卧位有助于改善呼吸和咳嗽排痰。

②有效咳嗽　患者尽可能坐位，先深而慢地腹呼吸式 5～6 次，然后吸气到膈肌完全下降，屏气 3～5 秒，继而缩唇，缓慢地经口将肺内气体呼出，再深吸一口气屏气 3～5 秒，身体前倾，从胸腔进行 2～3 次短促有力的咳嗽。患者咳嗽时同时收缩腹肌，或用手按压上腹部，帮助痰液咳出。

③气道湿化　包括湿化治疗和雾化治疗两种方法，主要适用于有痰液黏稠者。加强口腔护理，及时洗脸防止药液残留；及时翻身拍背，保持呼吸道通畅。

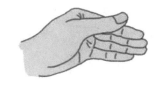

④胸部叩击　该法适用于长期卧床、排痰无力者。禁用于咯血、低血压及肺水肿等患者。方法：患者侧卧位或坐位，叩击者两手手指弯曲并拢，使手掌呈杯状，以腕部力量，从肺底部自下而上，由外向内，迅速而有节律地叩击胸壁。每一肺叶叩击 1～3 分钟，每分钟叩击 120～180 次，见图 7-4。

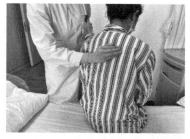

⑤体位引流　适用于肺脓肿、支气管扩张症等大量痰液排出不畅时，禁用于呼吸困难和发绀者、近 1～2 周内有大咯血史、年老体弱不耐受者和心血管疾病患者。引流时抬高患肺位置，使引流支气管开口向下，同时辅以拍背，借助重力作用使痰排出。

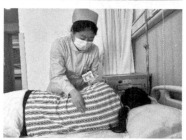

2. 护理

（1）用药护理　护士应注意用药的时间、剂量、方法、用药效果和不良反应观察和护理。

（2）饮食护理　给予患者高蛋白饮食，适当增加维生素的摄入，尤其维生素 C 和维生素 E，避免油腻、辛辣刺激和产气多的食物。如患者无心、肺、肾功能受限，需补充足够的水（每日＞1500mL）促进痰液的稀释和排出。

图 7-4　胸部叩击

（3）环境管理　为患者提供安静、舒适环境，适宜的温湿度，保持空气清新。

（五）宣教指导

指导患者和家属休息和活动，适当体位对缓解咳嗽咳痰的作用，指导饮食，鼓励患者多饮水。告知患者和家属用药的注意事项及副作用的识别和报告，指导患者正确的咳嗽咳痰方法，包括咳嗽、排痰、胸部叩击、雾化吸入、吸痰等。允许和鼓励患者表达感受，教会患者使用放松技术。

四、咯血

（一）概念与原因

咯血（hemoptysis）是咽喉部以下的呼吸器官出血，经咳嗽动作从口腔排出。咯血常作为肺癌的首发症出现，也是肺癌患者死亡的首要原因，在肺癌患者中的发生率可达50%。

咯血患者常有肺结核、支气管扩张症、肺癌、心脏病等病史。肺癌咯血的发病机制是癌细胞释放的代谢产物或肿瘤引起的继发感染，增加微血管通透性或损害微血管，血液自细胞间隙进入肺泡而引起，或者是肿瘤对肺部血管的直接侵蚀，血管破裂而引起，或者由于肿瘤组织内坏死后形成空洞和动脉瘤。

（二）临床表现

咯血前有咳嗽、喉部痒感、胸闷感，咯出血液为鲜红色，混有泡沫痰，一般无柏油样便。咯出物的pH呈碱性、泡沫样和（或）存在脓液。

按咯血量分为：①小量咯血，100mL/d以内。②中量咯血，100～500mL/d。③大量咯血，超过500mL/d或1次咯血量超过100mL。

（三）评估

1. 初始评估　确定患者是否为大咯血。确定出血部位，少量咯血者需要与口腔、咽喉、鼻腔出血鉴别。此外，咯血还需与呕血（上消化道出血）相鉴别。

2. 评估咯血情况　包括咯血的量、颜色、性状、气味和有无混杂物等。

3. 评估生命体征　包括生命体征、意识、营养状况等，咯血初始评估定向体格检查，包括是否存在呼吸窘迫、肺部听诊、心脏听诊、皮肤和四肢。

4. 实验室检查和其他特殊检查　血红蛋白和血细胞比容、白细胞计数及分类计数、尿液分析和肾功能、肝功能检查和凝血功能检查。必要时进行胸部X线检查和CT检查，以及痰培养。

（四）治疗与护理

1. 治疗　目前主要采用止血药物治疗，垂体后叶素是主要的止血药物，对垂体后叶素应用有禁忌的患者给予普鲁卡因或联合普鲁卡因治疗。但药物治疗存在易复发和不良反应的问题，如垂体后叶素可有升高肺动脉压、致冠脉痉挛、心肌缺血、血压暂时升高、头痛、腹痛、便意等不良反应，最严重的不良反应为低血钾和低血钠。中医治疗肺癌晚期咯血采取滋阴补肾、解毒化瘀的原则，大黄凉血汤治疗肺癌晚期咯血表现出较好的疗效与安全性。内科治疗无效者采取支气管动脉栓塞术等介入治疗，多能达到彻底止血，即刻止血率达85%以上，目前被认为是临床上处理咯血的最有效手段。

2. 护理　严重咯血威胁生命时，需做好如下护理：①将患者头偏向一侧，以防误吸。②擦拭血迹时使用深色毛巾（最好是绿色），避免刺激家属和神志清醒患者，引起恐惧。③遵医嘱使用止血药和镇静剂。④密切监测病情变化，观察并记录出血的量、颜色、性状，皮肤颜色和温度。

⑤监测和记录脉搏，脉搏稳定或减慢说明出血已停止。⑥停止对患者有刺激和干扰的护理，如测血压、翻身等。⑦医护人员守护在患者身旁，直至出血停止，妥善处理好患者去世后的事宜。⑧积极与家属沟通，帮助其做好心理和物质准备，安排善后事宜。

（五）宣教指导

加强疾病知识宣教，向患者及家属讲解咯血的病因、特点、治疗及护理要点，讲解药物的作用和不良反应，以及治疗的并发症等。告知患者及家属日常生活注意事项，咯血期间注意保持室内环境通风良好、空气清新，以免加重感染，注意软质饮食，不要吃坚果、鱼肉等硬质带刺的食物，便秘时不要过于用力，可用开塞露通便。教会家属观察患者咯血先兆，以便咯血及时通知医护人员。指导患者及家属记录咯血的时间、频次和咯血量，以便医生根据病情调整治疗方案。

五、恶心呕吐

（一）概念与原因

1. 概念 恶心（nausea）是一种特殊的主观感觉，表现为胃部不适和胀满感，常为呕吐的前奏，多伴有流涎与反复的吞咽动作；呕吐（vomiting）是一种胃的反射性强力收缩，通过胃、食管、口腔、膈肌和腹肌等部位的协同作用，迫使胃内容物由胃、食管经口腔急速排出体外。恶心与呕吐是临终患者最常见的症状，而化疗引起的恶心呕吐是肿瘤患者最常见的症状之一，其发生率在60%以上。

2. 原因 导致临终患者恶心呕吐症状的病因可分为内源性毒素和外源性毒素。内源性呕吐毒素包括炎症介质、肝功能衰竭、肾功能衰竭、代谢紊乱。外源性呕吐毒素包括药物的副作用，细菌毒素，化疗，腹部放疗，颅内压升高，心理因素，胃轻瘫，由肿瘤引起的肝脏或空腔脏器膨胀，恶性肠梗阻，非恶性肠梗阻，肿瘤所致的电解质紊乱、化学性刺激，刺激前庭器官，以及不明原因引起的恶心或呕吐。

（二）临床表现

患者可能出现脱水症状，如软弱无力、口渴、皮肤黏膜干燥、弹性减低、尿量减少等，全身症状表现为头晕、乏力等。患者恶心、呕吐严重时伴迷走神经兴奋，如脸色苍白、心跳过缓、流涎、出冷汗和呼吸窘迫等。腹部出现体征如胃肠蠕动波、腹部压痛、反跳痛、肌紧张、腹部包块、肠鸣音、振水音等。

（三）评估

1. 症状和体征评估 评估患者生命体征、神志、营养状况、出入量，腹部体征有无脱水等。评估患者恶心、呕吐发生、持续时间，频率，原因或诱因，呕吐的特点及呕吐物的颜色、性质、量、气味，及伴随症状等。

2. 辅助检查 呕吐物相关检查，血清电解质、酸碱平衡失调、肝肾功能、出入水量、体重。

3. 世界卫生组织对恶心、呕吐分级标准

0级：无恶心、呕吐。

I级：只有恶心，能够吃适合的食物。

Ⅱ级：一过性呕吐伴恶心，进食明显减少，但能够吃东西。
Ⅲ级：呕吐需要治疗。
Ⅳ级：顽固性呕吐，难以控制。

（四）治疗与护理

1. 治疗　恶心呕吐的药物主要分为 5-HT3 受体拮抗剂、糖皮质激素、NK-1 受体拮抗剂、多巴胺受体阻滞剂和精神类药物。选择药物前需要分析导致恶心呕吐的原因，如化疗相关性恶心呕吐根据致呕吐风险、发生时间选择相应的止吐方案。治疗开始前应充分评估呕吐发生的风险，制定个体化的呕吐防治方案。在预防和治疗呕吐的同时，还应该注意观察止吐药物的不良反应。在感染、糖尿病、焦虑、躁动的情况下谨慎使用类固醇，避免在胃肠道出血的情况下使用类固醇。

2. 护理

（1）**体位护理**　呕吐时协助患者坐起或侧卧位，膝部弯曲，使其头部偏向一侧，预防误吸；及时清理污染用物，更换干净衣服、被褥等。

（2）**口腔护理**　进行口腔清洁，消除口腔内残留物的刺激；护理时应避免刺激舌、咽喉、上腭等诱发恶心呕吐。

（3）**营养支持**　食物暂时减量或禁食；食物气味过重、油腻、食物过热及过冷都可引起恶心、呕吐；甜食也往往是引起呕吐的因素。

（4）**中医护理**　指压内关穴和足三里穴位有助于止呕；用生姜、半夏、白术等健脾和胃药物制成贴敷剂，贴于曲池、内关、足三里等穴位，可缓解患者因化疗引起的恶心呕吐。耳穴压籽于胃、食管、交感、脾等穴位，也可缓解恶心呕吐的症状。

（5）**舒缓技术**　芳香疗法和按摩可作为恶心、呕吐管理的非药物疗法，建议使用佛手柑、薄荷、生姜减轻患者的恶心呕吐反应，同时可以帮助患者解除痉挛，达到让肌肉放松的目的。

（6）**心理护理**　关爱患者，耐心解释，消除患者紧张不安情绪，运用触摸等非语言沟通方法，能够对患者产生积极的心理影响。

（7）**环境管理**　患者房间内空气流通性差，温度和湿度不适宜，异味、噪音及空间拥挤杂乱等不良因素均可诱发或加重恶心呕吐。因此，应保持环境清洁安静，空气清新，创造愉悦的环境。

（五）宣教指导

根据患者的饮食喜好，与患者和家属共同制定饮食计划。合理搭配，清淡饮食，少食多餐，进食前和进食后尽量少饮水；餐后勿立即躺下，以免食物返流，引起恶心。忌酒、甜腻、辛辣、油炸食品。告知患者和家属向医护人员报告病情变化的重要性，包括恶心和呕吐的程度、症状和体征、脱水，或其他病理状态的症状。患者呕吐时采取侧卧位，防止误吸。呕吐后漱口。观察呕吐物的性质、颜色及量，如有异常，及时告知医护人员，留标本送检。

六、消化道出血

（一）概念与病因

1. 概念　消化道出血主要表现为呕血和便血。呕血是由上消化道疾病（指屈氏韧带以上的消化器官，包括食管、胃、十二指肠、肝、胆、胰疾病）或全身性疾病所致的急性上消化道出血，血液经胃从口腔呕出的现象；便血是指下消化道出血，血液从肛门排出的现象。

2. 病因　终末期患者呕血与便血的常见原因包括以下 3 个方面。

（1）消化系统疾病　①食管静脉曲张破裂、食管癌等。②胃及十二指肠疾病：胃癌引起呕血。③肝胆疾病：肝硬化门静脉高压时，食管 – 胃底静脉曲张破裂可引起出血。肝癌、肝动脉瘤破裂、胆囊癌等均引起出血。大量血液流入十二指肠，造成呕血或便血。④胰腺疾病：胰腺癌破裂出血通过胰管进入十二指肠等。

（2）血液及造血系统疾病　原发性血小板减少性紫癜、白血病、再生障碍性贫血、血友病、弥漫性血管内凝血及其他凝血机制障碍性疾病等。

（3）其他　部分终末期患者，如脑卒中、脑转移患者，易出现应激性溃疡，造成消化道出血。

（二）临床表现

消化道出血临床症状有相似之处。呕血常伴有腹痛的症状，可能引起脾的肿大，产生蜘蛛痣、肝掌等。如果出现肝脏肿大，质地较硬，应考虑肝癌。呕血常伴有黄疸、黏膜性出血、血液病和凝血功能障碍等。

便血通常引起肛门周围的皮肤变色、肛门疼痛难忍、肛裂等。当上消化道出血引起便血时，常有黑便产生，如果出血量很大，粪便颜色呈鲜红色。下消化道出血引起的便血原因不同，症状也会有所不同。

（三）评估

1. 一般评估　评估患者呕血与便血的原因、诱因及治疗情况及既往史和个人史；评估患者的意识、体温、呼吸、脉搏、血压等情况；评估尿量、皮肤、嘴唇及四肢末端颜色和温度，以及患者血常规、凝血功能、便隐血等检查结果。

2. 上消化道出血的评估　上消化道出血的评估包括出血前上腹部不适，有无恶心及呕血方式、呕吐内容物性状、颜色、量等。

3. 下消化道出血的评估　下消化道出血的评估包括大便颜色、形状、次数、量及是否伴有疼痛等。

4. 出血好转的判断　呕血次数及出血量减少，颜色由鲜红色转为咖啡色或者墨绿色；便血的次数减少且粪质由稀变软；中心静脉压及生命体征平稳；血液红细胞计数、血红蛋白量、红细胞比容等成分升高；周围循环改善，肢端温度较前升高。

5. 心理评估　评估患者是否因担心疾病而影响睡眠，应用焦虑自评量表或抑郁自评量表评估患者情绪状态。

（四）治疗与护理

1. 治疗　寻找可能的诱因，积极对症处理，酌情停止可疑药物、肠内营养、避免误吸、窒息；积极输血，采用止血药物，如使用凝血酶冻干粉加入生理盐水，分次口服；有效抑制胃酸分泌，如采用 H_2 受体阻滞剂及质子泵抑制剂；内镜下使用三腔二囊管直接压迫止血；适度镇静处理等。

2. 护理

（1）一般护理

①休息与体位。尽量卧床休息，呕血急性期头偏向一侧，保持呼吸道通畅，避免因大量呕血

而导致窒息。大出血时应绝对卧床，采取去枕平卧位或侧卧位，以免呕吐液体被气管吸入，引起窒息和肺炎。定时开窗通风，保持病房无异味、安静，避免噪声和强光刺激。

②饮食。对于少量出血患者，给予少许温凉流质饮食，少量多餐，根据病情摄入适当蛋白质。大量出血患者应禁食。出血停止后，患者可少量饮用牛奶、豆浆等碱性流质，不宜食用辛辣酸甜食物。

③口腔护理。呕血患者的口腔常常残留大量的细菌，容易造成感染，应及时清洁并用温开水漱口。应用棉棒或软毛刷蘸取生理盐水或漱口液行口腔护理，每日早、晚各 1 次，注意舌头的卫生，为保持口腔清新，可含漱柠檬水祛除口腔异味。

④预防压力性损伤。对于病情较重、长期卧床患者，特别是老年患者，应注意翻身拍背及双下肢的按摩，以促进血液循环，尽可能避免压力性损伤的发生。

（2）病情观察与护理

①病情观察。密切监测患者生命体征；患者急性大出血时，病情极不稳定，每 15 分钟测量脉搏、呼吸、血压 1 次，直至病情稳定。密切观察呕血、黑便的量及性状、次数，注意有无畏寒、头晕、乏力、面色苍白、四肢厥冷等急性失血的症状。准确记录患者的尿量及出血量，若患者尿量为 20 ～ 30mL/h，说明其肾功能在正常范围内。

②改善循环血量。若患者出现大量呕血、便血时，应考虑适量输液、输血，以补充血容量。输液开始时，速度应快，可使用血浆代用品。对于老年患者，输液速度应适中，避免发生肺水肿。

③三腔二囊管压迫止血。对于胃底静脉曲张或胃部静脉破裂者，给予留置三腔二囊管进行止血。出血停止后，放松牵引放出囊内气体，保留管道继续观察 24 小时未再出血可考虑拔管。气囊压迫一般以 3 ～ 4 天为限，对于继续出血者，可适当延长。留置管路期间，定时做好患者的鼻腔、口腔的清洁。留置气囊会给患者造成不适感，患者也会出现恐惧或焦虑，护士应多巡视和陪伴，给予安慰和鼓励。

（3）用药护理　严格遵医嘱用药，熟练掌握所用药物的药理作用、注意事项和不良反应。如滴注垂体后叶素止血时速度不宜过快，以免引起腹痛、心律失常和诱发心肌梗死等；凝血酶现配现用，口服时不超过 37℃的温开水，不能与酸碱及重金属等药物配伍；使用冰盐水胃内降温止血时，应用 3% ～ 5% 氯化钠溶液 300mL，在 −2 ～ 4℃下加去甲肾上腺素 8mg，分 3 次注入胃内。

（4）心理护理　患者出现呕血时，为保持其情绪稳定，可使用深色毛巾擦拭并掩盖血渍，减轻其恐惧心理，必要时可注射镇静剂（肝功能异常患者禁忌使用哌替啶）。给予患者及家属适当的心理疏导，减轻其紧张、恐惧心理，可根据患者的需求，选择音乐疗法、正念冥想或精油抚触等方式帮助患者放松。

（五）宣教指导

医护人员应告知患者及家属引起呕血、便血的常见原因，指导其关于急性上消化道出血时的应急处理措施。嘱患者呕血、便血期间绝对禁食，严格卧床休息；避免胃镜、血管造影等有创检查及治疗。指导患者出院后保持乐观情绪，遵医嘱服药，定期复诊。

七、睡眠障碍

（一）概念与病因

睡眠障碍（somnipathy）是由于器质性或非器质性因素，导致的睡眠质量或时序的变化，即失眠、嗜睡、睡眠—觉醒节律障碍或睡眠中出现异常的发作性事件等。临终患者睡眠障碍问题明显。

引起临终患者睡眠障碍的常见原因包括：①生理因素，如疼痛、呼吸困难、咳嗽、皮肤瘙痒、夜尿及腹泻等。②心理因素，如焦虑、抑郁、烦躁及谵妄等。③环境因素，如强光、噪音、温度变化等。④药物因素，与服用激素、咖啡因、支气管扩张剂、非甾体类药物有关。⑤化疗所致胃肠道反应、放疗所致周围组织器官的功能破坏等均可加重睡眠障碍。

（二）临床表现

1. 主观症状 入睡困难、浅睡、易醒或早醒、焦虑、抑郁、过度思虑或兴奋等。

2. 客观症状 梦游症、梦呓（说梦话）、夜惊（在睡眠中突然骚动、惊叫、心跳加快、呼吸急促、全身出汗、定向错乱或出现幻觉）、梦魇（做噩梦）、磨牙、肌肉痉挛等。

（三）评估

1. 临床评估 失眠的临床评估应涵盖睡眠节律评估、病史和体格检查评估、心理情绪评估等多方面，结合患者整体状况进行细致多维度评估，也包括患者失眠的表现、程度及发生原因，如疾病、药物、心理和环境因素、有无不良的睡眠卫生习惯及生活方式等。

2. 主观测评工具 包括匹兹堡睡眠质量指数、睡眠障碍量表、Epworth 嗜睡量表、失眠严重指数量表、清晨型和夜晚型量表、睡眠信念与态度量表等测评工具，也包括睡眠日记等。

3. 客观测评工具 包含多导睡眠监测、多次睡眠潜伏时间试验、清醒维持试验、体动记录检查等。

4. 判断标准 根据 ICD-10 精神与行为障碍分类，非器质性失眠症的诊断标准为：①主诉或是入睡困难，或是难以维持睡眠，或是睡眠质量差。②这种睡眠紊乱每周至少发生 3 次并持续 1 个月以上。③日夜专注于失眠，过分担心失眠的后果。④对睡眠量和（或）质的不满意，引起明显苦恼或影响社会及职业功能。

（四）治疗与护理

1. 治疗 根据《中国成人失眠诊断与治疗指南》的基本原则，针对睡眠障碍患者的病因处理是治疗的关键。药物治疗应当在病因治疗和非药物治疗措施的基础上酌情给予相应的镇静催眠药物，同时药物选择和剂量也需遵循个体化原则，从小剂量开始给药，逐步增加到有效剂量并维持。未得到有效控制的癌性疼痛是造成晚期癌症患者失眠的重要原因。医护人员应积极评估疼痛的部位、程度、时间，积极采取缓解疼痛的方法；对于有焦虑、抑郁情绪的患者，应给予抗焦虑抑郁药物治疗；同时，可采取认知行为疗法、芳香疗法、正念减压练习等非药物干预方法来缓解失眠。

2. 护理

（1）病情观察 观察睡眠障碍的表现，如睡眠的时间、深度等，观察引起睡眠障碍发生的诱因。

（2）对症护理

①环境。创造良好的睡眠环境，保持患者室内空气新鲜、安静和整洁，降低设备、仪器的声音，常规工作应在患者睡前进行。

②舒适护理。床单舒适，选用适合的枕头，给患者调整舒适的体位，患者可以使用家里惯用

的枕头和睡衣，并做好身体清洁卫生，以及睡前排便。

③饮食护理。睡前避免服用含咖啡因的刺激性食物。

④药物护理。对于疼痛难忍者，遵医嘱予以镇痛药或者催眠药物；指导患者按医嘱服用药物，严禁自行加减或停用。

⑤中医护理。艾灸百会穴和涌泉穴，耳穴压籽疗法等可促进睡眠；睡前用活血安神药物泡脚可促进气血运行，起到安神作用，从而改善睡眠。

（3）生活护理　建立健康的生活方式，注意劳逸结合，保持运动和休息时间的平衡，保证白天尽量少睡觉，安排适当的活动。

（4）心理护理　缓解患者压力及焦虑情绪，给予同理心支持，指导放松技巧，必要时予以陪伴，有助于增加患者的安全感，鼓励其分享感受，耐心开导。

（5）认知行为失眠治疗（Cognitive Behavior Therapy for Insomnia，CBT-I）　帮助失眠患者认识和改变导致慢性失眠的、错误的认知行为模式，重塑有助于睡眠的认知模式，消除主观努力造成的睡眠压力，建立床与睡眠的和谐关系，增强患者自我控制失眠症的信心。

（五）宣教指导

告知患者影响睡眠障碍的因素和有关睡眠的知识，指导患者正确看待自己的病情与睡眠状态，消除对疾病的恐惧感，接受和积极面对疾病。

八、水肿

（一）概念与病因

水肿（edema）是指人体组织间隙有过多的液体积聚所产生的组织肿胀症状。临终患者尤其是癌症末期合并水肿是常见的症状。

水肿产生的主要原因有血液或淋巴循环回流不畅、营养不良、血浆蛋白低下、肾脏和内分泌调节紊乱，肢体不对称肿胀可能是因淋巴液的通道被肿瘤压迫。许多恶性肿瘤细胞会造成液体由淋巴管漏到组织或腔隙，因淋巴液富含蛋白质，使得细胞间胶体渗透压上升，吸引水分，造成水肿。

（二）临床表现

1. 主观症状　患者常感到患肢有沉重、不舒服的感觉，主诉水肿部位有紧绷、肿胀和刺痛感。

2. 客观症状　全身性水肿常为对称性，一般以下垂部位最为显著，多表现在组织松弛的部位，如眼睑、面颊、踝部及阴囊等处。局部性水肿则可发生在身体任何部位。临终患者水肿一般表现为局限性，也有患者在疾病末期因全身脏器功能衰竭或营养不良而导致全身性水肿。水肿部位肿胀、皮肤绷紧、弹性降低、组织重量增加，皮肤破损处可有组织液溢出。

（三）评估

1. 一般资料　评估水肿的部位、时间、范围、程度、发展速度，与饮食、体位及活动的关系，伴随症状，治疗情况，既往有无心脏病、肾病、关节炎等病史，患者的心理状态。观察患者生命体征、体重、营养状况、有无胸水和腹水征。

2. 辅助检查 酌情进行进一步检查，如全血细胞计数、血浆蛋白、电解质、血肌酐及尿素氮等测定及影像学检查。根据实验室检查结果，可判断水肿的类型，如肾源性水肿常有蛋白尿、血尿、肾功能异常；肝源性水肿以腹水为主要表现伴有肝功能异常。影像学检查可确认充血性心力衰竭、上腔静脉栓塞或梗阻及是否存在淋巴结病等。

3. 水肿程度判断 临床上按照指压恢复程度及水肿发生范围的分级标准确定水肿程度，分为轻、中、重三度：①轻度水肿，水肿仅发生于眼睑、眶下软组织、胫骨前及踝部皮下组织，指压后可出现组织轻度凹陷，平复较快。②中度水肿，全身疏松组织均有可见性水肿，指压后可出现明显的或较深的组织凹陷，平复缓慢。③重度水肿，全身组织严重水肿，身体低垂部皮肤紧张发亮，甚至可有液体渗出，有时可伴有胸腔、腹腔、鞘膜腔积液。

（四）治疗与护理

1. 治疗 对于疾病终末期水肿患者而言，多数水肿与原发性疾病进展有关，为不可逆性，治疗非常困难。治疗的主要目的是全面改善患者状况，让患者感到舒适。积极治疗原发病，减少或控制引起患者水肿的各种原因。可对症治疗，可抬高患肢，配合使用弹力绷带或弹力袜进行适当压迫治疗；也可使用小剂量噻嗪类利尿剂或呋塞米等，或输注白蛋白结合利尿治疗，改善患者下肢无力症状或沉重感。

2. 护理 临终患者水肿症状护理的目标主要是预防感染，通过加强皮肤护理、加压处理、运动及按摩四肢等措施减轻患者的不适。

（1）病情观察 监测生命体征和体重变化，必要时记录 24 小时出入量。

（2）对症护理 ①轻度水肿患者限制活动，重度水肿绝对卧床休息，取适宜体位，注意抬高患肢。②限制钠盐和水分的摄入，饮水量视尿量而定，必要时遵医嘱使用利尿药或其他药物，以减轻患者的不适。③针对上下肢水肿制作袖套达到加压的效果，增加末梢肢体的液体回流，限制淋巴液在肢体的蓄积。阴囊水肿者可用托垫将阴囊托起，女性会阴部水肿者，避免用力擦洗，使用柔软纱布蘸洗。眼睑、面部水肿者可垫高枕头。

（3）饮食护理 根据病情摄入适当蛋白质，水肿严重者短期内给予无盐饮食，多食利尿消肿的食物如绿豆、冬瓜、芹菜、土豆等，避免腌制食物和含钠高的饮料。

（4）生活护理 做好口腔及皮肤护理，观察皮肤完整性，保持床单柔软、干燥无皱褶，预防压疮的发生。给患者准备的衣物要宽松，避免过紧的衣物和鞋子。

（五）宣教指导

医护人员告知家属水肿发生的原因，水肿与钠、水潴留的关系，并指导患者根据病情合理安排每日食物的含盐量和饮水量，避免进食腌制食品、罐头食品、啤酒、汽水等含钠丰富的食物。同时，医护人员告知患者如何通过正确测量每天出入液量、体重等来评估水肿的变化，并向患者及家属详细介绍药物的名称、用法、剂量、作用和不良反应，并嘱咐患者及家属不可擅自加量、减量和停药等。

第三节 常见濒死期症状的照护

濒死期（agonal stage）是临近死亡，又称临终状态或濒临死亡阶段，死亡前数日至数小时。随着死亡脚步的临近，濒死期患者的症状将更加恶化，会出现临终喉鸣、谵妄状态、脱水与营养摄入不足、感知觉减退、皮肤湿冷等症状，最后肌肉松弛、大小便失禁、血压测不到、瞳孔散大、对光反射消失后走向死亡。患者身体出现这些症状提示死亡临近，即为濒死现象，因个体差异和疾病不同，濒死症状的表现也存在差异。

一、临终喉鸣

（一）概念与原因

临终喉鸣（death rattle）是指无法清除口咽和气管的分泌物通常会因为分泌物随着呼气和吸气而上下振荡而产生嘈杂呼吸。濒死期患者由于衰竭无力无法将积聚在咽喉部或气管的分泌物排出，吞咽和咳嗽时缺乏有效的反射，呼吸时气流流经积存的分泌物时产生的咯咯声。临终喉鸣的发生率为12%～92%，常见于极度虚弱和濒死状态的患者，75%患者在出现喉鸣后48小时死亡。

（二）临床表现

在生命最后几天出现嘈杂的呼吸或咯咯声，表现为呼吸粗响，分泌物多。此时患者意识水平通常很低，处于昏迷或半昏迷状态，患者不会因此而感到痛苦，气道内的分泌物也不会导致患者窒息。

（三）评估

英国学者Back于2001年提出Back量表是用于评估安宁疗护病房进入生命最后阶段的患者呼吸充血或临终喉鸣声严重程度的评估工具。加拿大维多利亚安宁疗护协会于2006年对Back量表进行了修订，将其发展为维多利亚呼吸充血量表（Victoria Respiration Congestion Scale，VRCS）。VRCS将喉鸣声音水平分为4个等级：0级（无充血），1级（在距离患者胸部30厘米处可听见），2级（在床尾可听见），3级（在房间门口可听见）。与Back量表相比，VRCS提供了更具体和清晰的使用说明，建议在评估过程中尽可能减少房间噪音，并重复测量。

（四）治疗与护理

1. 治疗　治疗的目的是减少濒死期患者的咽部分泌。抗胆碱能或抗毒蕈碱药物是临床的首选药物，如丁溴莨菪碱和氢溴酸莨菪碱、阿托品、格隆溴铵、奥曲肽。抗胆碱能药物的副作用包括尿潴留和口干。如合并液体过多或心力衰竭，使用利尿药。还可限制人工补液，通过控制液体入量减少气道分泌物。

2. 护理

（1）体位护理　抬高床头，头偏向一侧，使分泌物从咽喉或气管引流至肺部避免窒息。如果出现呼吸暂停现象，可把床头摇高或用枕头把头垫高。

（2）呼吸道护理　如果是位置较浅在喉部的分泌物，可把床上升30度，使口水能吞入，必要时可轻柔抽吸。负压吸引只能暂时缓解气道吼鸣声，不久后气道吼鸣声还会出现；频繁的负压吸引不仅增加患者痛苦，还会导致气道黏膜出血，甚至引起呼吸心跳停止，因此不主张频繁进行负压吸引。

（3）口腔护理　应定期评估患者是否存在口腔问题，如口干、疼痛、感染流口水等。保持口腔和嘴唇清洁湿润。选择合适体位，避免口腔积液引起窒息。每天至少2次用含氟牙膏清洁牙齿，取下假牙单独清洁，使用软毛牙刷。口干患者用喷雾剂或滴管中的水润湿口腔，或将冰片放入嘴里。口腔疼痛患者可使用含利多卡因的止痛剂，用盐水或漱口水，局部使用皮质类固醇，避免干硬食物，尝试软和冷凉食物，使用吸管或茶匙进食和饮水，饭后喝水或漱口，如果患者有口腔溃疡，应避免酸性食物。

（五）宣教指导

临终喉鸣可能会引起家属、医护人员甚至同病房患者的焦虑和困扰。家属和照护者在目睹亲人喉鸣时感到痛苦，这可能被家人解释为"窒息而死"。向家属解释临终喉鸣，消除不必要的恐惧，安慰患者家属并解释此种声音常是死亡前的征兆，并不是呛到或不舒服，解释患者不太可能感到痛苦。

二、临终谵妄状态

（一）概念与原因

世界卫生组织（WHO）国际疾病分类第 11 版（ICD-11）定义谵妄（delirium）：是急性或亚急性起病的注意障碍（即指向、聚焦、维持和转移注意的能力减弱）和意识障碍（即对环境的定向力减弱），在 1 天内症状常出现波动，并伴其他认知障碍（如记忆、语言、视空间功能或感知觉障碍等），可影响睡眠觉醒周期，其病因常为非精神行为障碍类疾病、物质或某种药物中毒或戒断。谵妄在终末期患者中发生率高达 42%～93%。

引起谵妄的原因包括虚弱、器官衰竭、认知症、镇痛不充分、中枢神经系统疾病、感染及药物作用等。患病率也因年龄、性别、慢性病、抗精神病药物使用、接受长期照护或家庭照护及住院特征等因素而异。

（二）临床表现

临终患者通常出现人、时间、地点混淆，情绪波动，注意力不集中等症状，后期可能躁动不安、产生幻觉。谵妄可分为 5 个临床亚型：①活动亢进型。患者表现高度警觉、烦躁不安、易激惹、可有幻觉和妄想、有攻击性精神行为异常，该类型最容易被发现。②活动抑制型。患者表现为睡眠增多、表情淡漠、语速及动作缓慢，因症状不易被察觉，常漏诊。③混合型谵妄。患者表现为上述两种谵妄类型交替出现，反复波动。④亚综合征型。表现为部分谵妄症状，常被忽视。⑤迁延型或持续型谵妄。此情况相对较少，多见于既往存在认知功能障碍的患者，或谵妄继发于颅内新发病变者。

（三）评估

谵妄具有波动性的特点，需进行动态的评估，推荐下列量表或工具用于评估谵妄，可以进行辅助检查以明确病因或触发因素。

1. 意识模糊评估法（Confusion Assessment Method，CAM） CAM 针对谵妄的 4 个特征分别对应 4 个问题条目：①急性发病和精神状态的波动性变化；②注意力集中困难；③思维混乱；④意识状态的改变。诊断必须满足①和②这 2 条，且至少满足③或④其中的 1 条。CAM 在安宁疗护人群中的敏感度和特异度分别为 88% 和 100%。

2. 4AT 测试（4 "A" s Test，4AT） 4AT 对警觉性、定向力、注意力、急性改变和波动性病程等 4 个方面进行评估。评分 ≥ 4 分为可能谵妄合并或不合并认知损害；1～3 分为可能认知功能损害；0 分为无谵妄或无严重认知功能损害（确保第 4 项问题完成的前提下），其敏感性为 90%、特异性为 84%。

3. 谵妄评定量表　谵妄评定量表 –98 修订版（Delirium Rating Scale Revised–98，DRS–R–98）：共 16 个条目，其中包括 13 个严重性评估条目和 3 个诊断性条目，划界分 15.5，灵敏度为 89.3%，特异度为 96.8%。

4. 触发因素的筛查　①血常规、肝肾功能、血糖、血电解质、动脉血气分析、体液平衡、C– 反应蛋白。②尿常规，血、尿及体液培养。③胸片、心电图等。

（四）治疗与护理

1. 治疗　感染、疼痛是谵妄最常见的诱发因素。谵妄首选非药物治疗，常见的非药物治疗措施有：活动肢体、促进认知、促进睡眠、监测营养、合理补液、视听辅助、减少噪声、避免过度的光照及过度黑暗、避免频繁的人员更换和房间变动、保证有效沟通、管理便秘、避免不必要的置管等。

对于谵妄伴行为及情感障碍导致极度痛苦的患者，非药物治疗无效时，可使用抗精神病药物治疗，推荐氟哌啶醇、喹硫平、奥氮平及利培酮。宜自小剂量开始，根据谵妄改善情况及不良反应逐渐增加剂量，一般治疗 1 ～ 2 周，谵妄消失 2 天后可逐渐停药。用药期间需监测锥体外系不良反应、心电图 QT 间期及意识水平的改变。

2. 护理

（1）环境管理　环境明亮，标识清晰，提供大号数字的时钟和挂历；介绍环境和工作人员，床旁放置家人或纪念照片；光控制，有条件可在白天采用强光治疗，如条件不允许，可在白天尽可能用自然光或打开室内灯光，而夜晚关灯落下窗帘；夜间提供耳塞及眼罩，关闭电视，减少病区噪音。

（2）安全护理　护士要评估环境的采光、照明条件、温湿度，出现躁动不安时，应提供适当保护，如用棉被、软垫包裹床挡，以免撞伤，摘除活动假牙、耳环、发夹、戒指和手表等物品。评估及改造环境，及时清除患者周围有害和不熟悉的物品，以防患者跌倒或受到意外伤害。尽量不要在不同病区或者房间之间移动患者，减少相关人员变动。若患者平时是戴眼镜或助听器的，在谵妄时应戴上，以帮助患者能够看清或听清。若患者要求下床，应评估安全性和患者体力。

（3）沟通交流　帮助患者熟悉周围环境，照顾者可不定时向患者口头解释日期、时间及所处位置，协助患者重新定位。鼓励患者进行益智活动，鼓励患者的亲属和朋友探访。

（五）宣教指导

医务人员需要与患者和家属讨论，耐心倾听患者诉说，向他们解释药物干预的优缺点以便更好地尊重他们的意愿，为患者提供症状控制。对发生谵妄且思维混乱的患者，反复给予讲解，促进认知功能的恢复。对产生幻觉的患者，用亲切的语言耐心解释，用医护人员及亲人的关心阻止幻觉的延伸。让家属及照护者定期访视患者，鼓励家属陪伴患者。向家属解释用药后患者可能无法互动，提醒继续按照清醒时的方式照顾，药物可能持续用到患者死亡。

三、临终脱水与营养摄入不足

（一）概念与原因

脱水（dehydration）是指个体因持续性呕吐、流汗及腹泻导致过多水分丧失，或者因水分和食物摄取不足所导致。濒死患者因为身体消耗减少，需要的能量也减少，甚至因为胃肠道功能退化而拒绝进食。

肿瘤相关性营养不良（cancer-related malnutrition）简称肿瘤营养不良，指肿瘤本身或肿瘤各相关原因如控瘤治疗、肿瘤心理应激导致的营养不足（undernutrition），是一种伴有炎症的营养不良。

恶病质（cachexia）是以食欲减退、体重下降、全身衰竭及糖类、脂肪和蛋白质代谢异常为特征的临床综合征，可见于肿瘤、AIDS、严重创伤、手术后、吸收不良及严重的败血症等疾病。进展期恶性肿瘤60%～80%可出现恶病质，约20%的肿瘤患者死于恶病质。

（二）临床表现

脱水患者会有口腔干燥、咀嚼和吞咽困难或疼痛现象，还包括直立性低血压、皮肤干燥、便秘、虚弱、抽搐、躁动不安及意识障碍等表现。濒死期患者因营养摄入不足出现外观改变，包括体重减轻、极度消瘦、倦怠无力、厌食、嗜睡、贫血、眼窝深陷、憔悴、皮肤干燥松弛、肋骨外翻、舟状腹等。恶病质的临床特征表现为不能被常规的营养支持治疗而完全逆转的消瘦，伴有进行性发展的骨骼肌量减少。患者双颊消瘦、双眼无法完全闭合、张口呼吸，四肢肌肉和脂肪组织消减，皮肤无弹性，全身皮肤颜色暗沉且干燥易脱屑。濒死患者有时会因为脸部无弹性而产生平板脸。

（三）评估

1. 评估　评估患者是否有肌肉组织分解、脂肪组织减少、食欲不振、乏力、嗜睡、贫血、苍白、外周水肿、腹水和胸腔积液、伤口难以愈合及压疮等。

2. 营养风险筛查　营养风险筛查2002（Nutritional Risk Screening，NRS 2002）、营养不良通用筛查工具（Malnutrition Universal Screening Tool，MUST）和营养不良筛查工具（Malnutrition Screening Tool，MST）是常用的营养风险筛查工具。

3. 营养评定　评估体重变化、体重指数。推荐应用患者主观整体评估（Patient-generated Subjective Global Assessment，PG-SGA）和厌食恶病质问卷（Functional Assessment of Anorexia-Cachexia Therapy，FAACT）。

4. 辅助检查　X射线或生化检查可评估有无代谢性或疾病因素引起的食欲不振。

（四）治疗与护理

1. 治疗

（1）营养支持　肿瘤营养疗法（Cancer Nutrition Therapy，CNT）包括营养干预的计划、实施和疗效评价，以治疗肿瘤及其并发症或改善身体状况，从而改善肿瘤患者预后的过程，包括营养诊断（营养筛查、营养评估、整合评价三级诊断）、营养治疗、疗效评价（包括随访）三个阶段。根据营养诊断结果分类实施营养治疗，遵循膳食优先、口服优先、营养教育优先、肠内营养优先的四个优先原则，以及营养教育、口服营养补充（Oral Nutritional Supplements，ONS）、管饲、部分肠外营养（Partial Parenteral Nutrition，PPN）及全肠外营养（Total Parenteral Nutrition，TPN）五阶梯营养治疗规范。肿瘤营养疗法的基本要求是满足肿瘤患者目标能量及营养素需求，最高目标是调节代谢、控制肿瘤、维护机体功能、提高生活质量、延长生存时间。按照卧床患者20～25kcal/（kg·d）、活动患者25～30kcal/（kg·d）计算总能量需求，按照1.2～1.5g/（kg·d）

计算蛋白质供给。根据患者胰岛素抵抗情况，调整葡萄糖、脂肪酸供能比例。肿瘤患者建议降低葡萄糖供能比例、增加脂肪酸供能比例。终末期肿瘤患者的营养治疗要求个体化，充分尊重患者及家属的意见。

（2）人工补液　每天接受 1000mL 或以上的人工补液治疗可缓解脱水。然而，过量的补液可能会导致肺水肿和全身水肿，加重胸水和腹水，并使肿瘤的压力增加而加重患者疼痛。相反，一定程度的脱水能减轻痛苦症状，如使胃肠液和肺部分泌物减少，减轻呕吐、咳嗽和肺充血，使尿排出量减少，减轻尿失禁和导尿。因此，应在人工补液治疗的潜在益处与体液潴留症状恶化的风险之间取得平衡，进行个体化治疗并密切监测脱水和体液潴留症状。

（3）皮下点滴注射　可补充轻度至中度脱水患者的水分，相对安全且并发症少，1 天内可于两处不同位置输注 0.9% 氯化钠溶液共约 3000mL，如肩胛骨上方、前胸、腹部或大腿，针刺入皮下，速度为 1mL/ 分钟，不超过 100 ～ 120mL/ 小时，3 ～ 5 天后可更换注射部位。但濒死期患者进食水量日渐减少，是否采用该方法，要尊重患者和家属意愿。

（4）激素治疗　恶病质患者的厌食症状可短时间应用糖皮质激素或孕激素，但必须考虑可能的不良反应，如孕激素类药物会增加血栓栓塞、水肿和肾上腺功能抑制的风险。

（5）中医药治疗　如扶正口服液、中药八珍汤等可增加肿瘤恶病质患者的体质量，调胃醒脾方对食欲减退、腹胀症状有缓解效果。

2. 护理

（1）饮食护理　评估患者味觉的改变，每日或每餐提供不同的食物，增加食欲；少量多餐，提供易于吞咽或不太需要咀嚼、易于消化的食物；给予患者高热量的营养补充品；营造良好进餐环境，鼓励家属与患者一起进餐。如果患者胃肠功能减退、需要能量减少，此时患者可能无饥饿感，尊重患者意愿，避免插胃管等强制进食，向家属做好解释。

（2）口腔护理　定期评估患者是否存在口腔问题，如口干、疼痛、感染、口臭、口味变化、流口水等。增加口腔护理次数，保持口腔和嘴唇清洁湿润，少量多次饮水，选择合适体位，避免口腔积液引起窒息。口干患者用喷雾剂或滴管中的水润湿口腔，或将冰片放入嘴里。口腔疼痛患者可使用含利多卡因的止痛剂，饭后喝水或漱口。

（3）心理护理　肿瘤恶病质患者常存在负性心理社会效应，进行心理社会干预如认知—行为疗法，可减缓晚期肿瘤患者的体质量减轻、厌食等症状。

（五）宣教指导

部分家属可能因为患者不吃或少吃而感到难过、心痛，见到患者日渐消瘦、无法进食，会要求给予静脉输液。此时需要评估患者的意愿，权衡静脉输液对患者的利弊，对家属做细致的解释工作，澄清不予输液并不是放弃，而是考虑到输液后反而造成患者水肿、分泌物增加及穿刺的痛苦。告知家属，家人的陪伴和心理慰藉对患者尤为重要。

四、感知觉减退

（一）概念与原因

濒死期患者的视力、触觉、嗅觉和听力减退，听力是濒死期患者最后消失的感知觉，主要是濒死期神经系统功能的退化和衰竭所导致。

（二）临床表现

濒死期患者因循环衰竭导致局部体液堆积，眼部会出现翳状膜或荔枝膜，表现为眼白周围会呈现薄膜覆盖、充满水状物，如透明玻璃球；患者眼神无法聚焦或望向远方，眼睑闭合困难，休息时眼睛呈半开状或像翻白眼，视力可能变得模糊或昏暗，瞳孔大小改变；死亡前几个小时内几乎无法与外界互动，视觉消失，无反应；触觉不敏感，痛觉下降或消失；幻觉增加，处于睡眠状态，无法被唤醒；听力可能会下降，但大多数患者即使不再说话也能听到声音，最后消失的感知觉是听觉。

（三）评估

1. 感知觉评估　评估患者的视力、听力、定向力，是否出现幻觉，判断各种感知觉有无减退和程度，做好记录。

2. 自理能力评估　运用生活自理能力量表评估患者的自理能力，确定生活依赖程度。

3. 认知与心理评估　评估患者的意识状态，采用蒙特利尔认知评估表（Montreal Cognitive Assessment，MoCA）对患者的认知功能进行评价，评估患者是否有焦虑、抑郁等心理症状，评估患者的受教育程度。

4. 沟通能力评估　评估患者的语言表达能力，是否能正常语言表达和交流。

（四）治疗与护理

1. 治疗　濒死期阶段的感知觉障碍无特殊的药物治疗方法，主要是针对各系统的症状给予对症处理，促进舒适。

（1）**认知功能训练**　在病情稳定的情况下开展适量的活动，训练其认知功能、动手能力等，如开展园艺疗法、化妆疗法、艺术疗法、游戏疗法，减缓认知功能恶化进程。

（2）**光照疗法**　对存在精神行为症状患者如激越行为、异常运动行为、焦虑、抑郁、易激惹、冷漠、脱抑制、妄想、幻觉、睡眠或食欲改变等，可采用光照疗法。光照疗法是指暴露在额外的人造光源下，模拟户外的自然光线来治疗疾病的方法。

2. 护理

（1）**眼部护理**　注意环境管理，注意床边安全，预防患者因视力变差而产生肢体碰撞外伤。视患者喜好和意愿保持适度的照明和通风，房间宜使用柔和的灯光，避免光线直射眼睛。可使用生理盐水沾湿纱布，覆盖患者无法闭合的双眼或使用生理盐水保持眼部浸润，防止眼部干燥。

（2）**舒缓技术**　舒缓技术强调最后消失的是听力，指导家属和陪伴者，无论患者有无回应，都应坚持与患者对话，与患者交谈时，可以使用正常说话的声音。按摩患者肢体，给予治疗性触摸，可以适当播放舒缓音乐，播放低频声音如大海的海浪声，结合芳香疗法，创造安宁氛围。

（3）**心理护理**　可以共同进行人生回顾，讲述生命故事，寻找生命意义。指导患者进行"四道"人生：道谢、道爱、道歉、道别。鼓励患者家属与患者做最后的交流，说出感受，表达爱意，通过目光和眼神领会濒死期患者心灵与情感的信息。尤其是在患者弥留之际，家属与患者之间的情感沟通、守护陪伴等可以起到安抚、减轻痛苦和恐惧的作用。

（五）宣教指导

向患者和家属解释各种感知觉衰退的表现和原因，做好健康教育，让其接受和理解生命进入终末阶段，照护的目标是做好症状管理、增进舒适。护士倾听患者和家属的叙述和体验，给予尊重和理解，满足临终愿望。

五、皮肤湿冷

（一）概念与原因

皮肤湿冷（cold and clammy skin）是指由于血液循环障碍或自主神经功能障碍等原因导致的皮肤表面温度过低和异常出汗的症状，通常在生命结束前一到四周左右发生。濒死期患者会出现血液循环变慢或血压下降、周围血管痉挛、极度虚弱、营养不良，血液集中在内脏上，外周和四肢血液减少，皮下血管供血不足，导致皮肤温度过低。同时，交感神经异常兴奋导致汗腺异常分泌，排汗增加，皮肤湿冷，出现紫斑。斑驳的皮肤也是死亡的标志，通常在数小时或数天内死亡。濒死期患者四肢冰冷、发绀发生率高达92.2%，出现紫斑的发生率高达80.3%。

（二）临床表现

濒死期患者出现全身皮肤苍白湿冷、四肢末梢冰冷，有时会出冷汗，伴有四肢末梢水肿。患者身体低位或末端的皮肤颜色逐渐变深，皮肤出现斑片状、条纹或斑点或不规则的紫色、黑色、蓝色变化。皮肤可能有散在出血点，肌肉松软无弹性、色泽暗淡，身体的其他部位可能会变暗或变苍白，口唇甲床呈灰白或青紫色；心率加快、脉搏微弱或不规则，血压下降甚至测不到。

（三）评估

1. 生命体征评估　生命体征评估包括生命"八征"：T（体温）、P（脉搏）、R（呼吸）、BP（血压）、C（神志）、A（瞳孔）、U（尿量）、S（皮肤黏膜）。评估患者的意识状态，观察瞳孔大小和对光反射情况；测量患者的血压、脉搏、呼吸、心率、尿量，判断是否有血压下降、脉搏微弱、呼吸困难、心率不规则等循环衰竭或多脏器衰竭的表现。

2. 皮肤评估　评估患者皮肤温度、湿度和颜色改变，注意皮肤是否苍白、湿冷，是否有紫色或蓝色斑块出现，特别是四肢和低垂处。

（四）治疗与护理

1. 治疗　对濒死期的器官衰竭、循环障碍导致的皮肤湿冷和紫斑，药物治疗如补液或升压已无意义，患者对药物治疗无反应，生命终结已不可逆转。

2. 护理

（1）适当保暖　可以给患者穿戴较宽松的手套或袜子；可以使用暖灯但不可使用电热毯或热水袋以免皮肤烫伤；不必加盖棉被，以免让濒死期患者感到非常沉重，难以忍受。

（2）体位护理　取舒适体位，可温柔地按摩患者的四肢，改善外周循环，定时变化体位，避免皮肤受压而损伤。

（3）皮肤护理　随时帮助患者擦干汗水，更换渗湿的衣服，避免着凉。维持每日皮肤清洁干燥，可给予温水拭浴，增进舒适感，洗澡后使用润肤乳涂抹皮肤，避免皮肤干燥，皮肤水肿可应用中医药适宜技术减轻水肿症状。

（4）心理护理　护士主动关心患者和家属，及时了解其内心感受和想法，全程动态评估心理状态。鼓励家属陪伴，做好告别，给予家属哀伤辅导。从家属的角度感受和理解其经历，引导其应对自己的不良情绪体验。

（五）宣教指导

向家属解释患者出现皮肤湿冷、紫斑的原因，提示患者进入生命末期，解释补液等是无益治疗，但理解患者和家属诉求，尊重其告别方式，并协助满足临终愿望。

【思考题】

1. 2004 年国际疼痛学会（IASP）确定把每年十月第 3 个周一定为"世界疼痛日"。首届世界疼痛日的主题是"免除疼痛，是患者的基本权益"，如何理解这个主题的内涵？

2. 医护人员要注重发挥语言及非语言的技巧，给予关爱关怀，请阐释如何使用 LETGO 来解除临终患者心理和灵性方面的疼痛？

3. 在患者生命的最后时光，医护人员如何缓解其呼吸困难和喉鸣症状？

第八章
舒适护理

扫一扫，查阅本章数字资源，含PPT、音视频、图片等

案例导入

李爷爷，72岁，2年前经手术确诊为肺癌Ⅱ期，先后行5次化疗。半年前肺癌复发并向全身转移，现患者持续低热，胸痛明显，进食困难，近2个月体重下降5kg。患者入住安宁疗护病房后，给予镇痛等积极的症状控制和支持治疗；吸氧和鼻饲饮食，针对便秘给予缓泻剂，并结合患者的情况进行了灌肠；为预防压力性损伤的发生，定期更换卧位。患者住在单人间，有老伴和子女陪伴照顾。最后在安宁疗护病房舒适、安详、无痛苦地离开。

请思考：

1. 以上哪些护理措施属于舒适护理的内容？

2. 在实施舒适护理时，护士应注意哪些事项？

临终是人生的特殊阶段，当患者的生命即将走到尽头时，舒适护理可以较大程度地减少患者的内心恐惧和躯体疼痛，提高生活质量，全面维护人格尊严，使其安详、平和地度过人生的最后旅程。舒适护理是一种整体化、个性化的有效护理模式，目的是实现人们追求生理、心理健康和社会和谐统一的愿望。舒适护理与整体护理相结合可以确保护理的连续性、完整性和系统性。

第一节 舒适护理概述

舒适护理通过对临终患者人道主义的关爱和关怀，为其创建一个舒适安宁的环境，从生理上解除或减轻患者的痛苦，从心理上消除或缓解临终阶段的恐惧、焦虑等消极情绪，并给其家人提供精神安慰，实现患者与家属之间的良性、和谐的互动，促进患者重新认识生命的价值，有尊严、高质量地度过生命的最后时光。

一、舒适护理概念及意义

（一）概念

舒适指通过舒适措施达到的个体身体处于轻松、满意、自在、没有焦虑、没有疼痛的健康、安宁的状态。舒适护理（comfort care）是一种整体有效的护理模式，是使患者在生理、心理、社会和灵性上达到轻松安宁的状态，或缩短、降低其不愉快程度的护理。1995年美国护理专家柯卡芭（Kolcaba）提出了舒适护理理论（theory of comfort care），她认为舒适是一个复杂

的多维概念，不仅有身体方面的舒适，还包括心理精神、社会文化和环境方面的舒适。并把舒适护理和整体护理相联系，认为舒适护理应作为整体护理的过程和追求的结果，使护理实践更加注重患者的舒适感受和满意度。柯卡芭把舒适贯穿融会于整体护理实践，包括：从评估患者舒适的4种状态（缩短、减轻、自在、超越）及4个方面（生理、心理、环境和社会文化）的舒适需求到制定干预措施，再到患者舒适的增强，最后到患者进行健康行为的寻求。此外，柯卡芭将舒适理论应用到各种人群，包括个人、家庭及社区，强调除了要增强患者及家属的舒适外，更要增强护理人员的舒适。护理人员的舒适感提高，将能更有效地工作，提升对患者的护理质量。

舒适的4种状态为：①缩短（shortening），将不愉快的时间尽可能缩短，而没有增加患者不愉快的程度。②减轻（relief），将不愉快的程度尽可能降低，而不增加其不愉快的时间。③自在（ease），将不愉快完全消除。④超越（transcendence），不仅将不愉快完全消除，更令人有"超越自在"的感受。

在舒适理论的指导下，舒适性护理技术的应用不断渗透到护理工作中，主要表现为在临床实践中实施舒适性干预措施以提高患者的舒适度。柯卡芭将舒适措施分为3种类型：①技术性干预用于保持患者内稳态及处理疼痛等，帮助患者保持或重获生理功能，预防并发症。②指导性干预以一种文化敏感性的方式为患者减轻焦虑、提供信息和安慰、给予希望。③"舒适精神食疗"性干预包括引导想象、治疗性触摸、改善环境、音乐疗法等。

（二）意义

人们需要健康的生活，追求生理、心理、社会的和谐统一是健康生活的最高境界。临床上将舒适护理贯穿临终患者整体护理的始终，向临终患者及家属提供生理、心理、社会等全方位的舒适护理，使患者在生理上减轻疼痛，在心理上获得满足感和安全感，生命得到尊重，提高患者临终阶段的生存质量。同时，舒适护理也为患者家属提供包括丧亲期在内的生理、心理关怀及精神上的支持，让他们能够坦然地接受临终患者的死亡。舒适护理理论的产生和实践的更新，推动了护理服务质量的提高，丰富了整体护理的内涵。

二、舒适护理原则及影响因素

1.原则　舒适护理在安宁疗护中的应用是减少临终患者的痛苦、增强患者的舒适程度、提高患者的生命质量、维护临终患者的尊严。

（1）预防为主，促进舒适　在对临终患者实施护理的过程中，应以预防为主，采取措施预防便秘、压力性损伤、口腔炎症等不适症状的发生。

（2）加强观察，发现诱因　及时观察临终患者的病情变化，当发现导致疼痛、呼吸困难等诱发因素时，及时干预，以减少不适症状的发生。

（3）采取措施，消除不适　当患者发生疼痛、呼吸困难、压力性损伤等情况时，应及时采取护理措施，进行对症处理，以促进舒适。

（4）建立信任，关爱关怀　给予临终患者心理支持，并获得他们的信任，以亲切自然、谦逊温和的态度满足患者被尊重的需要，使他们感到即使疾病缠身，自己的存在仍然是有价值的，是被人接纳的。

（5）专业照护，提升品质　护理人员取得专业技术执照，给予患者专业照护及舒适的操作，以提高患者的临终生活品质。

2. 影响因素

（1）与管理体制相关的因素　病房管理既要做到规范化、物品摆放定位化，又注重满足临终患者住院期间的实际需求。科学的人本管理和创新管理才能保证舒适护理的有效开展。

（2）与护理人员相关的因素　由于舒适护理有着丰富的内涵，护理人员应掌握生理、病理、心理、药理及社会等相关知识，对患者进行护理评估并做出正确的护理诊断，进而充分满足患者的舒适需求。

（3）与家庭成员相关的因素　临终患者家属的支持，能使患者更好地配合治疗，有利于提升舒适护理的效果。

（4）与医疗成本相关的因素　实施舒适护理需要一定财力和物力作为基础，改善环境、更新设备，增加医院的预算，加大对舒适护理的实践与研究的投入。

三、舒适护理内容

1. 环境舒适　环境舒适是促进安宁疗护患者舒适的重要因素。安宁疗护病房应安静、整洁、舒适、安全，体现家庭化和人文化，有适宜的温湿度、光线和色彩，如病房环境中墙面的颜色设计、自然景观的装饰、根据患者自己的喜好摆放个人物品等能满足晚（末期）住院患者良好的感官刺激、分散患者的注意力、营造个性化的居家氛围。舒适的物理环境及良好的社交环境能够缩短患者适应环境的时间，促进患者和家属舒适放松、与大自然接触和心理精神需求的表达等。

2. 舒适护理技术　在护理过程中，舒适的护理技术贯穿于护理工作的始终，渗透于具体护理活动中。在护理技术操作时，护理人员要以专业的知识、熟练的操作、暖心的态度及舒适的护理技术提供基本舒适护理，还要在护理技术应用、创新研究中注重舒适效果的评价，如在进行无创呼吸机给氧时，使用硅胶面罩促进患者舒适。

3. 整体性舒适护理　舒适护理应顺应整体护理的发展，补充和完善整体护理的内涵，把为患者提供生理舒适、心理舒适、社会舒适、精神舒适贯穿于整体护理中。由于舒适护理有丰富的内涵和广泛的知识要求，因此护理人员应积极学习满足患者舒适需求的相关知识和护理技能，努力成长为某领域的临床护理专家，如疼痛护理、伤口护理方面的专家，促进护理科学的发展，提升护理专业的地位。

临终舒适护理属于整体性舒适护理的范畴。疾病的折磨给临终患者的生理和心理带来了巨大压力和问题，甚至导致其对生命绝望。护理人员根据临终患者的生理和心理特点，将舒适护理应用到临终患者的护理工作中，能有效降低患者的焦虑和恐惧情绪，提高护理水平和患者的生命质量，改善护患关系。目前，国内外一些医疗机构设立舒适护理病房，在护理临终患者时，通过使用镇痛药物减轻其疼痛和呼吸困难等症状，为患者创造舒适的人文环境等措施最大限度地提高临终患者的舒适度、安全感、满意度及照护品质。

第二节　常用舒适护理技术

护士应掌握临终舒适护理技术，减轻临终患者的痛苦，促进舒适，预防并发症的发生，使其安详地度过人生的最后旅程。常用舒适护理技术包括体位转换、皮肤清洁、口腔照护技术、饮食与营养照护和大小便照护技术等。

一、体位转换

体位指人的身体位置和姿势，在临床上通常是指根据治疗、护理及康复的需要，所采取的能保持的身体位置和姿势。常用的体位有仰卧位、侧卧位、俯卧位、半坐卧位和端坐位。体位转换（position change）是指通过一定的方式改变身体的位置或姿势。

（一）目的

经常进行体位转换可以促进卧床患者的血液循环，预防压力性损伤、坠积性肺炎、肌肉萎缩等并发症的发生。

（二）体位转换的原则

在卧床患者体位转换过程中，护理人员协助的原则是：患者能够独立进行体位转换时尽量不要去帮助；能提供少量帮助时不要提供大量帮助；被动转移作为体位转移最后的选择方式。

（三）体位转换的方式

根据患者在体位转换过程中需要帮助的程度，可分为独立转移、辅助转移和被动转移 3 种方式。

1. 独立转移　独立转移是指患者自己通过主动努力完成体位转换的动作，并保持身体姿势和位置。

2. 辅助转换　辅助转换是指患者不能独立完成体位转换，需要他人协助的转换方式。

3. 被动转换　被动转换是指患者完全依赖外力搬动变换体位，并利用支撑物保持身体姿势和位置。

（四）协助患者床上翻身

1. 操作步骤

（1）协助患者仰卧，双手放于腹部，两腿屈曲。先将患者双下肢移向靠近护士侧床沿，再将患者肩、腰、臀部向护士侧移动。

（2）一手托肩，一手托膝部，轻轻将患者推向对侧，使其背向护士。必要时拉起床栏，防止坠床。

（3）整理患者衣服，整理床单位。

2. 注意事项

（1）翻身过程中注意观察患者肢体情况，避免拖、拉、拽、推，以免擦破皮肤。

（2）若患者身上有留置输液及各种导管时，应先将导管安置妥当，翻身后检查导管是否有脱落、移位、扭曲、受压，确保导管通畅。

（3）翻身时注意保护患者安全。

（4）根据患者病情及皮肤受压情况，确定翻身间隔的时间。如发现皮肤发红或破损应及时处理，酌情增加翻身次数。

（五）协助患者从仰卧位到床边坐起

1. 操作步骤

（1）协助床边坐起

①协助患者翻身成侧卧位。

②协助患者将双下肢垂放到床边，一手从患者腋下伸入对侧后背，将患者上半身向上扶起，另一手扶住患者髋部，同时叮嘱患者一起抬头，并用一侧上肢支撑床面。以患者髋部为轴，协助患者向上坐起，转换身体为坐位。

③扶患者在床边坐稳，询问患者感受，观察患者有无不适反应。

（2）协助躺下

双手扶住患者肩部，嘱咐患者用一侧手支撑床面，慢慢向床上倒下，躺在床上。协助患者将双下肢移动到床上。

2. 注意事项

（1）长期卧床的患者容易头晕，从卧位转换成坐位时动作要缓慢。

（2）对留置输液、导尿管的患者转换体位前，先将导管妥善安置固定，转换体位后注意导管是否有脱落、移位、扭曲、受压，确保导管通畅。

（3）体位转换时注意保护患者安全。

（六）协助患者从坐位到站立、从站立到坐位

1. 操作步骤

（1）协助患者从坐位到站立

①患者坐在椅子上，上半身直立，两脚平放，与肩同宽。

②患者双手十指相扣，双臂向前伸出。

③护士站在患者对面，弯腰屈膝。一手扶住患者一侧手臂，另一手从患者身后扶住患者的腰部。

④引导患者身体前倾，并协助患者臀部离开椅子，缓慢站起。

⑤协助患者站稳并调整重心至双腿之间。

（2）协助患者从站立到坐位

①患者站在椅子前面，保持上身直立，身体前倾，屈髋屈膝，向后、向下移动臀部，坐在椅子上。

②护士一手托住患者一侧手臂，另一手从患者身后扶住其腰部，跟随患者的节奏慢慢弯腰屈膝，协助患者坐下。

2. 注意事项

（1）椅子要结实，高度应适宜，可选择有扶手的椅子。

（2）体位转换时注意保护患者的安全。

二、皮肤护理

临终患者由于疾病的影响，生活自理能力差，皮肤排泄的废物常常存留在皮肤上，刺激皮肤使其抵抗力降低，易致各种感染。皮肤的清洁护理能够促进临终患者的舒适，预防皮肤感染等并发症的发生，同时还可维护患者的自尊和自我形象，满足患者的生理和心理需要。

（一）目的

1. 保持皮肤的清洁、干燥，提高舒适度。
2. 促进皮肤的血液循环，增强排泄功能，预防皮肤感染等并发症的发生。
3. 有利于观察皮肤情况，早期发现皮肤问题。
4. 维护临终患者的自尊和自我形象。

（二）方法

皮肤清洁方法的选择视临终患者的病情及喜好而定，同时还要考虑病房条件和设备。常用的清洁方法有以下 3 种。

①盆浴和淋浴适用于生活基本能自理的临终患者。

②床上擦浴适用于病情较重、卧床、生活不能自理的临终患者。

③超声波洗澡适用于各类临终患者的舒适性沐浴。

（三）床上擦浴

1. 操作步骤

协助患者取舒适体位，备好热水，将毛巾浸湿并拧至半干叠成手套状包于手上，依次擦洗患者的脸部和颈部、上肢、手、胸腹部、背部、下肢及会阴部。擦浴完成后，为患者更换清洁衣裤。擦浴时间应该控制在 15 ～ 20 分钟。

2. 注意事项

（1）根据临终患者的病情和习惯确定擦浴时间，但饭后不宜立即擦浴。擦浴前最好排空膀胱，以免擦洗过程中产生尿意。

（2）擦浴过程中注意临终患者病情及皮肤情况，若出现寒战、面色苍白等情况，应立即停止擦浴，给予适当处理。

（3）协助患者脱上衣时按先近侧后远侧的顺序，如有外伤则先健肢后患肢；穿上衣时按先远侧后近侧的顺序，外伤时先患肢后健肢的顺序；穿脱裤子方法同上衣。

（4）耳后、耳廓、腋下、乳房下、脐部、腹股沟、腋窝、指间等部位应重点清洁。

（5）注意保暖，尽量减少翻身和身体暴露，防止临终患者受凉及保护患者隐私。

（四）压力性损伤的预防与护理

压力性损伤（pressure injury）是身体局部组织长期受压，血液循环阻碍，组织营养缺乏，致使皮肤失去正常功能而引起的组织缺血和坏死。临终患者长期卧床或不能自理，不能自由更换体位，全身营养不良，是压力性损伤的高危人群。压力性损伤是临终患者常见的并发症，不仅给临终患者带来极大的痛苦，而且会加重病情，引发感染，危及生命。

1. 好发部位 压力性损伤多发生于受压和缺乏脂肪组织保护、无肌肉包裹或肌层较薄的骨隆突处，并与卧位有密切的关系。

（1）仰卧位 好发于枕骨粗隆、肩胛骨、肘部、骶尾部及足跟处，尤其好发于骶尾部。

（2）俯卧位 好发于面颊、耳廓、肩峰、女性乳房、肋缘突出部、男性生殖器、髂前上棘、膝部和足趾等处。

（3）侧卧位 好发于耳廓、肩峰、肋骨、髋骨、股骨粗隆、膝关节内外侧及内外踝处。

（4）坐位　好发于坐骨结节、肩胛骨、足跟等处。

2. 临床表现　根据压力性损伤的发展过程和侵害程度，压力性损伤分为1～4期、深部组织损伤和不可分期。

（1）1期　指压不变白的红斑，皮肤完整。局部皮肤完好，出现压之不褪色的局限性红斑，通常位于骨隆突处。与周围组织相比，该区域可有疼痛、坚硬或松软，皮温升高或降低。肤色较深者因不易观察到明显红斑而难以识别，可根据其颜色与周围皮肤不同来判断。

（2）2期　部分皮层缺损。部分表皮缺损伴真皮层暴露，表现为浅表开放性溃疡，创面呈粉红色、无腐肉；也可表现为完整或破损的浆液性水疱。

（3）3期　全层皮肤缺损。全层皮肤缺损，可见皮下脂肪，但无筋膜、肌腱（肌肉）、韧带、软骨（骨骼）暴露。可见腐肉和（或）焦痂，但未掩盖组织缺失的深度，可有潜行或窦道。此期压力性损伤的深度因解剖学位置不同而表现各异，鼻、耳、枕骨和踝部因皮下组织缺乏可表现为表浅溃疡；臀部等脂肪丰富部位可发展成深部伤口。

（4）4期　全层皮肤和组织缺损。全层皮肤或组织缺损，伴骨骼、肌腱或肌肉外露。创面基底部可有腐肉和焦痂覆盖，常伴有潜行或窦道。与3期类似，此期压力性损伤的深度取决于解剖位置，可扩展至肌肉和（或）筋膜、肌腱或关节囊，严重时可导致骨髓炎。

（5）深部组织损伤　皮肤完整或破损，局部出现持续的指压不变白，皮肤呈深红色、栗色或紫色，或表皮分离后出现暗红色伤口或充血性水疱。可伴疼痛、坚硬、糜烂、松软、潮湿、皮温升高或降低。

（6）不可分期　全层皮肤和组织缺损，因创面基底部被腐肉和（或）焦痂掩盖而无法确认组织缺失程度。需去腐肉和（或）焦痂后方可判断缺损程度。

3. 压力性损伤的预防方法　压力性损伤的预防关键在于消除其发生的原因。因此，预防压力性损伤要求做到"六勤"，即勤观察、勤翻身、勤擦洗、勤按摩、勤整理、勤更换，具体方法如下。

（1）进行皮肤和组织评估　皮肤和组织评估时需检查有无红斑，若有红斑需鉴别红斑范围和分析红斑产生原因。此外，评估时还应评估皮肤温度、水肿、硬度和疼痛情况。

（2）采取预防性皮肤护理措施　保持皮肤清洁，避免局部不良刺激。使用隔离产品，保护皮肤不受潮。避免用力按摩和用力擦洗压力性损伤易患部位皮肤，防止造成皮肤损伤。失禁患者使用高吸收性失禁产品，并定期检查失禁情况，及时处理排泄物。

（3）进行营养评估　在病情允许情况下，给予压力性损伤高危人群高热量、高蛋白及高维生素饮食，增强机体抵抗力和组织修复能力，并促进创面愈合。

（4）进行体位变换　体位变换可间歇性解除压力或使压力再分布，避免局部组织长期受压。经常翻身是长期卧床患者最简单而有效地解除压力的方法。一般每2小时翻身1次，必要时每30分钟翻身1次。变换体位时需掌握翻身技巧或借助辅助装置，避免推、拉、拖等动作，避免皮肤受到摩擦力和剪切力作用。变换体位的同时，评估患者皮肤情况，建立床头翻身记录卡，见表8-1，记录翻身时间、卧位变化及皮肤情况。

表 8-1　翻身记录卡

姓名：		床号：	
日期/时间	卧位	皮肤情况及备注	执行者

（5）选择和使用合适的支撑面　支撑面是指用于压力再分布的装置，可调整组织负荷和微环境情况，如泡沫床垫、气垫床、减压坐垫、医用级羊皮垫等。需要注意的是，尽管使用支撑面，仍需不断进行体位变换以预防压力性损伤的发生。

（6）实施健康教育　确保患者和家属的知情权，使其了解自身皮肤状态及压力性损伤的风险与危害，指导其掌握预防压力性损伤的知识和技巧，如营养知识、翻身技巧及预防皮肤损伤的技巧等。

4. 压力性损伤的护理措施　压力性损伤的治疗采取局部治疗和全身治疗相结合的综合性治疗措施。

（1）全身治疗与护理　积极治疗原发病，补充营养和进行全身抗感染治疗等。良好的营养是创面愈合的重要条件，因此应给予患者平衡饮食，增加蛋白质、维生素及微量元素的摄入。对长期不愈的压力性损伤，可静脉滴注复方氨基酸溶液。低蛋白血症患者可静脉输入血浆或人血清蛋白，提高血浆胶体渗透压，改善皮肤血液循环。胃肠道摄入、消化和吸入营养障碍者可采用全胃肠外营养治疗。保证营养物质供给以满足机体代谢需要。此外，遵医嘱给予抗感染治疗，预防败血症发生。同时加强心理护理，消除不良心境，促进身体早日康复。

（2）局部治疗与护理　根据压力性损伤创面的特点和伤口情况，采取针对性的治疗和护理措施。

①压力性损伤评估及愈合监测。全面的压力性损伤评估是制订压力性损伤治疗和护理方案的前提。初始评估后，需每周进行压力性损伤评估至少一次，评估内容包括压力性损伤的部位、分期、大小（长、宽、深）、颜色、组织类型、渗出、气味和伤口周围情况等。

②疼痛评估与处理。每次交接班和更换敷料时进行常规的压力性损伤疼痛评估，评估压力性损伤规律和不规律的疼痛。在换药前30分钟或换药过程中，以及之后可根据医嘱提供阿片类药物和（或）非甾体抗炎药。根据疾病状况、家庭经济状况和患者的意愿，可为成人患者使用含布洛芬的敷料减轻疼痛。可选用粘贴时间长、能保持一定湿度和温度、吸收创面渗液的敷料，维持伤口适量血运和氧供。可选用保护新生组织，防止细菌污染的新型敷料，如水胶体敷料、泡沫敷料、藻酸盐敷料、银离子敷料等，以减轻患者疼痛。对于承受压力性损伤疼痛的患者，可听听音乐、变换体位、冥想，采用指导性意念疗法等。

③伤口护理。每次更换敷料时需进行伤口清洗，以清除表面残留物和敷料残留物。伤口清洗液需根据伤口类型进行选择，清洗时需避免交叉感染，并注意窦道、潜行或瘘管的处理。对于压力性损伤创面或创缘无活力的坏死组织需进行清创处理。局部创面可采用药物治疗，或采用具有清热解毒、活血化瘀、去腐生肌的中草药治疗。

三、口腔护理

口腔内温暖潮湿并常有食物残渣留存，有利于细菌生长。临终患者抵抗力降低，饮水和进食减少，唾液分泌不足，容易遭受病原微生物侵袭，导致口腔炎症和溃疡等并发症。因此，需要定期对临终患者进行口腔护理。

（一）一般口腔护理

1. 保持口腔清洁　预防口腔炎，促进口腔溃疡的愈合。根据患者口腔pH值和引起口腔炎的菌种选用合适的漱口液。pH值为中性，无明显口腔炎症状时选用生理盐水；pH值＜7合并真菌性口腔炎时选用4%碳酸氢钠溶液；pH值＞7合并厌氧菌或其他细菌感染时选用0.5%的甲硝唑溶液或复方氯己定溶液。对于能配合、无意识障碍的患者选用以上溶液含漱，每天 4 次或 5 次，含漱能使口腔湿润，清除食物残渣和分泌物，防止黏膜干燥和促进口腔自洁。

2. 缓解口腔干燥 临终期患者常因张口呼吸、口腔唾液分泌减少等原因出现口腔干燥。清醒能配合的患者用 10% 柠檬水含漱，每天数次，以促进唾液分泌，缓解口腔干燥；张口呼吸、意识障碍的患者可戴自制双层纱布口罩，口罩上用喷瓶喷洒温水，以纱布潮湿不滴水为宜。

3. 清除口腔异味 临终患者由于抗生素和激素的应用、自身免疫力低下等原因导致口腔菌群失调，致病菌大量生长繁殖，分解口腔内的物质，产生吲哚、硫氢基及胺类物质，使口腔出现异味。可用 0.1%～0.3% 过氧化氢溶液进行口腔护理，以有效清除口腔异味。在专业精油师指导下稀释精油漱口或纱布擦拭的芳香疗法去除口腔异味。

4. 预防口唇干裂 对口唇干燥的患者使用润唇膏，4～6 小时重复涂抹口唇 1 次，或用棉签将蜂蜜均匀涂抹上下口唇，能有效预防口唇干燥和开裂。

（二）特殊口腔护理方法

对于病情危重、极度虚弱或有意识障碍的临终患者进行特殊口腔护理，每天 3 次。

1. 操作步骤 抬高床头，将患者头偏向一侧，胸前垫吸水一次性单巾，协助患者用温开水漱口，湿润口唇后，嘱患者张口，用压舌板撑开颊部，观察口腔情况，有活动义齿者，协助取下并放于冷水杯中浸泡。以弯血管钳夹取含漱口液的棉球擦洗牙齿外面、内侧面、咬合面、颊部、硬腭、舌面、舌下。口腔黏膜有溃疡时，可用治疗溃疡的药物或药膜贴于溃疡处，嘴唇干裂者可涂润滑油。清洁完毕后用毛巾擦净患者口腔周围。

2. 注意事项

（1）注意语气温和，语速稍缓，配合肢体语言，以便患者能听清并理解和配合。操作时动作轻柔、细致，体现对患者的尊重和关爱。

（2）昏迷患者禁止漱口，擦洗时，棉球蘸水不可过多且每次只用一个棉球，以免溶液吸入呼吸道和防止棉球遗留于口腔内。如患者喉部痰多时，要及时吸出。

（3）若有口腔溃疡，需先用局部麻醉剂利多卡因镇痛，出血时则用盐酸肾上腺素止血。

四、饮食与营养护理

饮食是供给临终患者营养，维持生命的重要因素。临终患者常常会出现恶病质，包括组织消耗、厌食、骨骼肌肉萎缩、贫血、低蛋白血症等。通过饮食护理可调整患者的营养状况，并尽量满足临终患者的饮食要求，多措并举促进食欲。

（一）临终患者的一般饮食护理

1. 鼓励患者树立正确的死亡观 努力减轻和消除恐惧感，尽量使其心情愉快，在病情允许的情况下，鼓励患者争取多吃一些。

2. 适量营养 饮食必须新鲜，且易消化吸收，应随时备好蛋白质丰富的小块食品，以满足患者需要。一般鼓励患者每天至少喝半杯牛奶或豆浆，吃 3 种以上新鲜蔬菜，多吃水果，每天补充 1500～2000mL 水。

3. 按症进食 按照临终患者的不同症状表现，进食相应的食物。如便血可选吃有止血功能的紫茄菜；痰多气喘者，可选用萝卜、枇杷、生梨等；咯血者可吃鲜藕、荸荠等；口干时，吃流质饮食及水果等。

4. 按"性"选食　平性食物，性味平和，具有补益和中的功效，适用于各类临终患者；寒性食物具有清热、泻火、解毒功效，常用于实热证调护；热性食物具有温中散寒、益火助阳功效，常用于各种阴寒内盛的实寒证调护；温性食物具有温中、补气、通阳、散寒功效，常用于阳气虚弱的虚寒证调护。

（二）进食时特殊情况的护理

1. 食物哽噎时的护理　首先迅速让患者取坐位，两腿下垂，屈背，脸朝下，然后猛叩背部几下，食物可能会移动离开气道而被吐出；也可托住患者枕部，用食指和中指伸入口中将食物夹住取出；若无效，使用海姆立克急救法。

2. 胃肠胀气时的护理　增加活动量，沿结肠走向做腹部顺时针方向按摩可缓解胃肠胀气。对于严重的胃肠胀气患者，可使用肛管排气。告知临终患者不饮用碳酸饮料，尽量用鼻呼吸，不应张口呼吸；少吃易产气的食物，如豆类、卷心菜、萝卜、洋葱、菜花、黄瓜等。

3. 吞咽困难时的护理　进食时保持坐位或头高侧卧位，以协助食物下咽；将食物切成小块或改变饮食质地，将固体食物改成半流质或流质饮食；小心咀嚼，少量多餐；进食前少量温水试喝；经常进行嘴唇控制和舌头移动的锻炼。如果吞咽障碍严重，不足以补充营养及水分，则改用鼻饲饮食。

（三）鼻饲护理

鼻饲法（nasal feeding）是指将胃管经鼻腔插入胃内，经导管将流质饮食、营养液、水和药物注入胃内的方法，以满足不能经口进食或病情危重的临终患者对营养和治疗的需要。

1. 操作步骤

（1）鼻饲插管法　协助临终患者采取半坐卧位或坐位，测量插管长度，一般为 45 ～ 55cm，用镊子夹石蜡油棉球润滑胃管前段，将胃管轻轻插入一侧鼻孔，插至 10 ～ 15cm（咽喉部）时，嘱患者做吞咽动作，顺势将胃管向前推进，插至预定长度。插管过程中若出现恶心、呕吐可暂停插入，嘱患者做深呼吸；出现呛咳、发绀、呼吸困难，表示误入气管，应立即拔出，休息片刻后重新插入。昏迷患者插管前先让患者去枕头向后仰，当胃管插入 15cm 时，左手将患者头部托起，使下颌靠近胸骨柄，缓缓插至预定的长度。确定胃管位置的 3 种方法：①注射器连接胃管回抽，有胃液；②将听诊器放于胃部，用注射器经胃管向胃内注入 10mL 空气，有气过水声；③将胃管末端放在水中，无气泡冒出。

（2）灌注鼻饲饮食法　协助患者采取舒适体位，宜坐位或半坐位，先检查胃管是否在胃内，确定后再注入少量温开水检查导管是否通畅，如患者无不适感，则可缓慢注入流质饮食或药液。鼻饲饮食灌注完毕后，再注入少量温开水冲洗导管，以防食物存积、变质、堵塞导管。导管末端封闭固定于枕旁或衣领处，防止导管脱落。

2. 注意事项

（1）护士在灌注时，动作应轻柔、缓慢，保持匀速灌注，首次鼻饲饮食量应少，待患者适应后根据机体状况酌情增加。

（2）鼻饲饮食温度应保持在 38 ～ 40℃为宜，不可过冷或过热。通常每次鼻饲饮食量为 250 ～ 400mL。

（3）灌注药物时要将药片研碎溶解后灌注，以免堵塞导管。若注入果汁，应与牛奶分别灌注，以免产生凝块。

（4）长期鼻饲的临终患者，每天应进行口腔护理和鼻腔清洁。胃管要定期更换，普通胃管每周更换1次，硅胶胃管每月更换1次。

五、排便排尿护理

排泄是机体将新陈代谢所产生的废物排出体外的生理过程，是人体的基本生理需要之一，是维持生命的必要条件。由于疾病会直接或间接影响临终患者的排泄活动和排便形态，因此，应密切观察临终患者的排泄情况，解决临终患者存在的排便和排尿问题，帮助或指导临终患者维持正常的排泄功能，满足其基本生理需要。

（一）排便护理

1.便秘的护理　便秘（constipation）是指正常的排便形态改变，排便次数减少，排出过干、过硬的粪便，且排便不畅、困难。

（1）心理护理　针对临终患者紧张不安的情绪给予解释、指导，减轻顾虑。

（2）提供排便环境　创造一个安全舒适的隐蔽环境及充裕的排便时间，并适当调整治疗和护理时间。

（3）选择适宜的排便姿势　病情允许时可下床排便。

（4）腹部按摩　用单手或双手的示指、中指和无名指在左下腹乙状结肠部深深按下，由近心端向远心端做环状按摩，以刺激肠蠕动，帮助排便。

（5）健康教育　保持生活规律，定时排便；合理饮食，多摄入蔬菜、水果、粗粮等高纤维素食物，多饮水，病情允许时每天可饮水2000mL以上；适当运动，如散步、做操、打太极拳等，卧床的临终患者可进行床上活动。

（6）其他　按医嘱给予人工缓泻剂，如蓖麻油、植物油、液状石蜡、硫酸镁等，指导患者使用并观察药物疗效。指导或协助患者使用简易通便法，如使用开塞露或甘油栓等。必要时给予灌肠或人工取便。

2.腹泻的护理　腹泻（diarrhoea）是指正常排便形态改变，肠蠕动增快，排便次数增多，粪便稀薄不成形，甚至水样便。

（1）心理护理　主动关心、安慰临终患者，消除其焦虑不安的情绪，保持床褥、衣物清洁干燥。

（2）卧床休息　提供安静、舒适的休息环境，并注意做好保暖。

（3）饮食护理　鼓励临终患者多饮水，酌情给予低脂、少渣、清淡的流质或半流质饮食，腹泻严重时暂禁食。

（4）防止水电解质紊乱　遵医嘱给药，如止泻剂、抗感染药物、口服补液盐口服或静脉输液等。

（5）保护肛周皮肤　每次便后用软纸轻擦，温水清洗，并在肛门周围涂油膏，以保护局部皮肤。

（6）观察排便情况　观察并记录大便性质、排便次数等，必要时留标本送检。

（7）健康教育　指导临终患者养成良好的饮食卫生习惯，向临终患者及家属解释引起腹泻的原因及防治措施。

3.排便失禁的护理　排便失禁（fecal incontinence）是指肛门括约肌不受意识控制而不自主地排便。

（1）心理护理　排便失禁临终患者常感自卑和忧郁，应尊重理解患者，给予安慰和鼓励。

（2）皮肤护理　床上铺橡胶单或一次性中单。每次便后用温水洗净肛周及臀部皮肤，保持局部皮肤清洁干燥。必要时肛周皮肤涂油膏保护，防止破损感染。

（3）排便功能训练　了解临终患者排便时间，掌握排便规律，定时给予便盆。促使患者按时排便；指导临终患者进行肛门括约肌及盆底肌收缩锻炼。指导患者取立、坐或卧位，试做排便动作，先慢慢收缩肌肉，再慢慢放松，每次10秒左右，连续10次，每天锻炼20～30分钟，每日数次，以患者感觉不疲乏之为宜。

（4）如无禁忌，保证患者每天摄入足量的液体。

（5）保持床褥、衣服清洁，室内空气清新，及时更换污染的衣裤被单，定时开窗通风，除去不良气味。

4. 肠胀气的护理　肠胀气（flatulence）是指胃肠道内有过多的气体积聚而不能排出。

（1）指导临终患者养成细嚼慢咽的饮食习惯。

（2）去除引起肠胀气的原因，如勿食产气食物和饮料，积极治疗肠道疾患等。

（3）指导患者适当活动，协助临终患者下床活动，卧床临终患者可做床上活动或变换体位，以促进肠蠕动，减轻肠胀气。

（4）轻微肠胀气时，可腹部热敷或腹部按摩、针刺疗法。严重肠胀气时，遵医嘱给予药物治疗或行肛管排气。

5. 小量不保留灌肠　小量不保留灌肠是将一定量的液体由肛门经直肠灌入结肠，以帮助临终患者清洁肠道、排便、排气的方法。

（1）操作步骤

取左侧卧位，暴露臀部，用注洗器抽吸溶液，连接肛管，润滑肛管前端，将肛管轻轻插入7～10cm，注入灌肠溶液，注毕夹管，取下注洗器再吸溶液，松夹后再注入。如此反复直至溶液注完，拔管后嘱临终患者尽量保留10～20分钟再排便。

（2）注意事项

保护患者隐私，尽量减少暴露，防止受凉。正确选用灌肠溶液，掌握溶液的温度、浓度和量。注入速度不得过快，以免刺激肠黏膜，引起排便反射。

6. 保留灌肠　保留灌肠（retention enemas）是将药液灌入到直肠或结肠内，通过肠黏膜吸收达到治疗的目的。常用于镇静、催眠和治疗肠道感染。

（1）操作步骤

臀部抬高10cm，用注洗器抽吸溶液，连接肛管，润滑肛管前端，将肛管轻轻插入15～20cm，注入灌肠溶液，注毕夹管，取下注洗器再吸溶液，松夹后再注入。拔管，用卫生纸在肛门处轻轻按揉，保留药液在1小时以上。

（2）注意事项

了解灌肠目的和病变部位，以确定临终患者的卧位和插入肛管的深度。灌肠前一定要患者先排便，肠道排空有利于药液吸收。保留灌肠选择较细的肛管，插管要深，压力要低，灌入速度要慢，使药液保留时间较长，有利于肠黏膜的吸收。

7. 简易通便法　使用简易通便剂，通过软化粪便，润滑肠壁、刺激肠蠕动而促进排便。此法简单易行，经济有效。

（1）开塞露法　开塞露用甘油或山梨醇制成，装在塑料容器内。使用时将封口端剪去，先挤出少许液体润滑开口处。临终患者取左侧卧位，放松肛门外括约肌，将开塞露的前端轻轻插入肛门后再将药液全部挤入直肠内，保留 5～10 分钟后排便。

（2）甘油栓法 甘油栓是用甘油和明胶制成的栓剂。使用时手垫纱布或戴手套捏住甘油栓底部，轻轻插入肛门至直肠内，抵住肛门处轻轻按摩，保留 5～10 分钟后排便。

（3）肥皂栓法 将普通肥皂削成圆锥形（底部直径约 1cm、长 3～4cm），使用时手垫纱布或戴手套，将肥皂栓蘸热水后轻轻插入肛门。有肛门黏膜溃疡、肛裂及肛门剧烈疼痛者，不宜使用肥皂栓通便。

（二）排尿护理

1. 尿失禁的护理 尿失禁（urinary incontinence）是指排尿不受意识控制，尿液不自主地流出。

（1）心理护理 尿失禁的临终患者心理压力大，自卑感强，期待得到理解和帮助。应尊重理解临终患者，给予安慰和鼓励。

（2）皮肤护理 保持局部皮肤清洁、干燥。床上铺橡胶单和中单，也可使用尿垫或一次性纸尿裤。经常用温水清洗会阴部皮肤，勤换尿垫和衣裤。根据皮肤情况定时按摩受压部位，防止压力性损伤的发生。

（3）引流尿液 女性临终患者可用女式尿壶紧贴外阴接取尿液，男性临终患者可用尿壶接尿，也可用阴茎套连接引流袋接尿，如长期使用，需每天定时取下阴茎套和尿袋，清洗会阴部和阴茎并暴露于空气中。

（4）留置导尿管 对长期尿失禁的临终患者，可采用留置导尿，避免尿液刺激皮肤发生破溃，定时放尿并锻炼膀胱肌肉张力。

2. 尿潴留的护理 尿潴留（urinary retention）是指尿液大量存留在膀胱内而不能自主排出。膀胱高度膨胀，容积达 3000～4000mL 时膀胱高度可膨胀至脐部。患者有下腹胀痛，排尿困难的症状。体检可见耻骨上膨隆，扪及囊性包块，叩诊呈浊音，有压痛。

（1）心理护理 安慰临终患者，消除其紧张、焦虑情绪。

（2）提供隐蔽的排尿环境 关门窗或屏风遮挡，请无关人员回避。适当调整治疗与护理时间，使临终患者安心排尿。

（3）取适宜的体位和姿势 尽可能让临终患者以习惯姿势排尿，避免排尿姿势改变而发生尿潴留。

（4）利用条件反射诱导排尿 ①听流水声。②用温水冲洗会阴或温水坐浴。③双手浸泡在热水中或下腹部热敷。④吸水管在水中吹气泡。

（5）热敷、按摩、针灸 热敷、按摩可放松肌肉，促进排尿。如病情允许，可用手按压膀胱协助排尿。不可强行按压，以防膀胱破裂。针刺中极、曲骨、三阴交等穴，刺激排尿。

（6）实施导尿术 必要时根据医嘱实施导尿术。

（7）健康教育 养成定时排尿的习惯，饮水 2～3 小时后鼓励临终患者排尿；指导临终患者进行正确的运动锻炼，进行自我放松。

3. 导尿术 导尿术（catheterization）是指在严格无菌操作下，用无菌导尿管经尿道插入膀胱引出尿液的方法。

（1）操作步骤 清洗外阴，帮助临终患者脱一侧裤，安置屈膝仰卧位，两腿略外展，暴露外阴，对阴道前庭及尿道口进行初次消毒。在无菌操作下，润滑导尿管前端，对会阴部及尿道口进行再次消毒，血管钳夹住导尿管轻轻插入尿道，女性插入 4～6cm，男性插入 20～22cm，见尿后再插入 1 ～ 2cm，将尿引流到弯盘或治疗碗内，导尿毕，拔管。

（2）注意事项　①严格无菌操作，预防泌尿系统感染。②选择光滑和粗细适宜的导尿管。插管时动作要轻，以免损伤尿道黏膜。③为女性临终患者导尿时，如误入阴道应立即拔出，更换另一根无菌导尿管重新插管。④为膀胱高度充盈并极度衰弱的临终患者导尿时，放尿的速度不可太快，首次放尿不应超过 1000mL。因大量放尿，一方面可导致腹腔内压力突然降低，大量血液滞留于腹腔血管内，引起血压突然下降产生虚脱；另一方面可使膀胱内压突然降低而引起膀胱黏膜急剧充血，发生血尿。

4. 留置导尿管术　留置导尿管术（indwelling catheterization）是指在导尿后，将导尿管保留在膀胱内，引流尿液的方法。

（1）操作步骤　用导尿术进行初步消毒、再次消毒会阴部及尿道口，插入导尿管，见尿液流出后再插入 7 ～ 10cm，导尿管末端连接集尿袋，向气囊内注入无菌溶液，将导尿管固定在膀胱内，集尿袋固定于床沿下，开放导尿管。

（2）注意事项

1）保持引流通畅，避免导尿管受压、扭曲、堵塞。

2）防止泌尿系统逆行感染。

①保持尿道口清洁：女性临终患者用消毒液棉球擦拭外阴及尿道口；男性临终患者用消毒液棉球擦拭尿道口、龟头及包皮，每天 1 ～ 2 次。排便后及时清洗肛门及会阴部皮肤。②集尿袋的更换：注意观察并及时排空集尿袋内尿液。每周更换集尿袋 1 ～ 2 次，若有尿液性状、颜色改变，需及时更换。③导尿管的更换：定期更换导尿管，导尿管的更换频率通常根据导尿管的材质决定，一般为 1 ～ 4 周更换 1 次。④临终患者离床活动时，妥善固定引流袋及导尿管，引流袋不能高于膀胱，以防逆行感染。

3）鼓励临终患者多饮水，以达到冲洗尿道的目的。

4）训练膀胱反射功能，采用间歇夹管方式，夹闭导尿管，每 3 ～ 4 小时开放一次，使膀胱定时充盈和排空。

5）注意临终患者的主诉并观察尿液情况，发现尿液浑浊、沉淀、有结晶时，应及时处理。

【知识拓展】

失禁性皮炎（incontinence associated dermatitis，IAD）指长期暴露在尿液或粪便中导致失禁性皮炎、皮肤炎症。失禁性皮炎发生的部位：会阴、腹股沟、大腿内侧等。失禁性皮炎的三大因素：组织耐受力、皮肤所处环境、患者的移动力。临床表现以红疹、红斑、糜烂、感染、浸润为表现。失禁性皮炎可以通过"清洗、滋润、保护"三部曲进行防护。专家共识提出所有大小便失禁的患者应每天至少进行 1 次皮肤评估，或可根据失禁的发生频率及患者的情况进行调整。评估部位包括会阴、臀部、大腿、下背部、下腹部和皮肤褶皱。目前 IAD 的评估工具较多，如 IAD 干预工具、直肠周围皮肤评估工具、IAD 皮肤状况评估表。IAD 的严重程度分 3 级：① 0 级（无 IAD）：皮肤完好、无发红。② 1 级（轻度 IAD）：皮肤完整、发红、红斑、水肿。③ 2 级（中重度 IAD）：皮肤发红、红斑、皮肤破损、水肿、糜烂、感染。

第三节　遗体护理

遗体护理（postmortem care）是对临终患者实施整体护理的最后步骤，也是安宁疗护的重要内容之一。遗体护理应在确认患者已经死亡，医生开具死亡诊断书后尽快进行。遗体护理的目的是维持良好的遗体外观，易于辨认，同时也能起到安慰家属，减轻其哀痛的作用。做好遗体护理既是向死者表达同情和尊重，也是对死者家属心灵上的慰藉，体现了人道主义精神和高尚的护理职业道德。护理人员应以唯物主义死亡观和严肃认真的态度尽心尽职地做好遗体护理工作，尊重患者的遗愿，满足家属的合理要求。

一、操作步骤

1. 保护隐私　关上房门或拉上屏风，注意保护逝者及家属隐私，减少对同病室其他患者情绪的影响。

2. 撤除用物　撤去一切治疗用物，如鼻饲管、输液管、氧气管、导尿管等，拔出鼻饲管前应先反抽出胃内残余物后再拔出。有气管切开者，伤口处可贴上纱布保持皮肤完整性。

3. 安放体位　将床放平使遗体仰卧，头下置一枕头，防止面部淤血变色。

4. 指导家属　指导家属参与遗体的清洁、梳头、化妆及穿衣等操作。让逝者体面地离开，给亲友留下最后最美好的印象，让逝者家属得到慰藉。

5. 整理遗容　洗脸，有义齿者代为装上，可避免面部变形；闭合口、眼，以维持遗体外观，符合习俗。若眼睑不能闭合，可用毛巾湿敷或于上眼睑下垫少许棉花，使上眼睑下垂闭合。口不能闭紧者轻揉下颌或用四头带托起下颌。最后可询问家属是否需要为女性逝者上淡妆。

6. 清洁躯体　用温水擦净全身，擦洗时仍需向逝者说明正在进行的动作。用松节油擦净胶布痕迹，有伤口者更换敷料，有引流管者应拔出后缝合伤口或用蝶形胶布封闭并包扎。擦洗完毕后更衣梳发，若逝者肢体关节僵硬可热敷关节使其软化方便穿衣。传染病患者的遗体应用消毒液擦拭。

7. 更换衣裤　更换备好的衣裤。也可用尸单或尸袋包裹遗体，分别在死者胸、腰、踝部固定。传染病患者的遗体应用尸单包裹后装入不透水的袋中，并做出传染标识。

8. 交接遗体　协助转移遗体于停尸箱内，做好与殡仪服务中心或殡仪馆的交接。

9. 处理床单位　按常规清洁消毒方法进行床单位的处理，如为传染病患者，应按传染病终末消毒方法处理。

10. 记录　填写死亡通知单及各项记录，整理病历后归档，按出院手续办理结账体温单上记录死亡时间，注销各种执行单（治疗、药物、饮食卡等）。完整的出院护理记录具有法律证明的作用。

11. 整理遗物　整理逝者遗物交给家属，注意观察家属情绪，安慰家属。若家属不在，应由两人共同清点，列出清单后交护士长保管。

二、注意事项

1. 用屏风遮挡遗体，以保护死者的隐私及避免影响其他患者的情绪。

2. 遗体护理前应询问丧亲者的民俗习惯或宗教信仰，尊重逝者及家属的需求。

3. 在遗体护理过程中，护理人员应边解释边操作，充分体现对逝者的尊重和人文关怀。

4. 在遗体护理过程中，可引导家属与逝者道歉、道谢、道爱、道别。

5. 料理传染病患者的遗体，操作者应穿隔离衣、戴手套，应遵循国家有关规定要求操作。

【思考题】

1. 简述舒适护理的内涵。

2. 叙述如何在舒适护理中体现人文关怀。

3. 舒适护理内容包括哪些方面?

4. 如何做好遗体护理?

扫一扫，查阅本章数字资源，含PPT、音视频、图片等

案例导入

李女士，46岁，胃痛十余年，一年前诊断为晚期胃癌，病情加重一个月入院，检查发现癌肿已转移至肝、结肠、直肠等处。腹部包块逐日增大，白细胞降到 $3.0×10^9/L$，患者不能进食，极度虚弱，目前靠输血、输液维持。患者不堪忍受病痛折磨，要求告诉真实病情，如不可治愈就放弃治疗，早日解脱病痛之苦。但告知实情之后，患者情绪低落，每日以泪洗面，而丈夫也难以接受现状而痛苦不堪。

请思考：

1. 该患者会出现哪些心理问题？医护人员应如何进行心理照护？

2. 结合中医心理照护方法，如何对家属进行心理照护？

当疾病处于不可治愈的晚（末）期时，面对死亡威胁的患者不仅要承受身体痛苦，还要承受巨大的心理痛苦的折磨。高质量的安宁疗护服务要求多学科照护团队关注患者和家属的心理问题，能够识别心理痛苦的常见症状，进行全面精准的评估，并应用有效的心理照护措施进行干预。2017年，国家卫生和计划生育委员会颁布的《安宁疗护实践指南（试行）》文件，明确指出心理照护是我国安宁疗护实践的核心内容之一。

第一节　临终心理理论

患者被确诊为疾病的晚（末）期后，会经历一系列的心理反应，很多专家学者对此进行了深入的理论研究和实践探索，其中著名的是帕蒂森（E. Mansell Pattison）的临终患者心理发展三阶段理论、威斯曼（Avery D. Weisman）的癌症患者心理社会发展四阶段理论和伊丽莎白·库伯勒·罗斯（Elisabeth Kubler-Ross）的临终患者心理过程五阶段理论。学习和理解患者的临终心理对于临终心理照护具有重要的指导意义。

一、帕蒂森临终心理发展三阶段理论

美国心理学家帕蒂森（Patterson），提出了关于临终患者心理发展三阶段理论，分别是急性危机期、慢性生存濒死期和临终期，帕蒂森将这发展过程称为"死亡之轨"，患者从恐惧过渡到平静、正视死亡，到最终接受死亡。

1. 急性危机期　在急性危机期（acute crisis phase），患者已经觉察到自己将面临死亡，其心理反应以焦虑为主，焦虑水平会迅速达到峰值。此期焦虑具有五个特征：①情境压力和危机无法

解决。②遇到的问题超越了个人所能应对的能力。③死亡威胁着自我实现的目标。④危机的发展随着心理防御机制的形成出现先上升后下降的趋势。⑤危机引发了未解决的其他心理冲突，危机具有复合性。

2. 慢性生存濒死期 慢性生存濒死期（chronic living-dying phase）的划分是从个体意识到将要到来的死亡威胁到死亡的发生这一阶段。此期的患者，焦虑已逐渐降低，并且学习面对各种恐惧，渐渐接受死亡的事实。

3. 临终期 在临终期（terminal phase），患者已准备好面对死亡，接受死亡，开始告别人生。

帕蒂森称上述临终心理发展过程为"死亡之轨"或"死亡抛物线"（death trajectory），在此过程中，患者最初的恐惧心理可以由平静地对待死亡和正视死亡而减弱，最终接受死亡。

此外，英国牛津出版社姑息医学教科书"面对死亡过程的心理反应三阶段模式"，分别为起始期（面对威胁）、慢性期（生病）、终末期（接受）。在第一期患者刚刚知道病情，患者会混合出现各种情绪反应，依其本身个性而定。第二期病情逐渐恶化，起始期的情绪反应中可化解的部分患者已自行解决，情绪强度开始减小。第三期患者已经开始接受死亡。

二、威斯曼癌症患者心理社会发展四阶段理论

英国心理学家威斯曼（Wiseman）在重点研究癌症末期濒死患者的心理反应过程后，将其归纳为四个阶段，即存在的可怕境况阶段、缓和顺应阶段、衰退和恶化阶段及濒死阶段。

1. 存在可怕境况阶段（existential flight） 这个阶段一般是从确诊开始，可持续一段时间。患者发现自己遭受死亡的威胁，且感觉到这种威胁的不可避免性，从而感到震惊和害怕，并由于进一步感觉到这种可怕的境况将笼罩自己的整个生活而感到焦虑和难过。

2. 缓和顺应阶段（mitigation and accommodation） 由于疾病的复发或不断恶化，患者为了生存而尽量配合医护人员的治疗。此时患者的心态比较稳定，寻求身体舒适，关心自己的家人、工作和人际关系，思考自我存在的意义和价值。在适应的过程中，生病的现实变成患者生活的一部分。

3. 衰退恶化阶段（decline and deterioration） 接着进入衰退恶化阶段。此时，患者感觉到自己病情的严重，并会经历严重的心理威胁。虽然不断地努力适应现状，但随着疾病的恶化和体质的衰弱，患者意识到死亡即将到来。患者的意识尚较清楚，所以还可以根据自己的意愿安排身后事。

4. 濒死阶段（preterminality and terminality） 此时患者感受到不可避免的死亡，虽然还可能有求生的意愿，但因为病情的恶化，必须放弃一切活动，默默地等待死亡的来临，以便平静地离世。

三、库伯勒-罗斯的临终心理发展五阶段理论

库伯勒-罗斯（Kubler-Ross）是美国最早研究临终患者心理精神过程的专家。1969年在《论死亡与濒死（*Death and Dying*）》一书中提出临终患者的心理发展过程五阶段，她认为五个阶段或全或缺，往往交替出现，接受死亡是死亡的最后阶段。

1. 否认期（denial） 多数患者在开始得知自己患了不治之症时，第一个反应就是否认，如"不可能""他们一定是搞错了"，否认病情恶化的事实，希望出现奇迹。怀着侥幸的心理，四处求医，希望先前的诊断是误诊；听不进对病情的任何解释，同时也无法处理有关问题或做出任何决定。有的患者到临终前一刻仍乐观地谈论未来的计划及病愈后的设想。这种反应是由于患者尚未适应自己病情的严重性，暂时无法面对现实而产生的。否认阶段一般持续时间不长，但也有极

少数患者一直持否认态度。如果患者一直持否认态度而影响正常的治疗，就需要心理医生的介入来帮助患者面对现实。对疾病和死亡的否定，通常是一种暂时的心理防御反应，是个体得到坏消息的心理缓冲。

2. 愤怒期（anger） 当临终患者知道自己的病情和预后是不可否认的事实时，随之而来的心理反应就是气愤、暴怒、怨天尤人。这个阶段患者往往很沮丧，他们想不通"得绝症的人为什么偏偏是自己""为什么我这么倒霉"，认为那是造成他们患病的原因，或者对诊断和治疗过程过于吹毛求疵，往往迁怒于家属和医务人员，情绪无法控制，对亲人或医护人员挑剔抱怨，甚至恶语相向。

3. 协议期（bargaining） 患者经过一段时间的心理适应，由愤怒转为妥协，心理上表现平静，开始接受事实。此期又称为讨价还价阶段，一般很短，也不如前两个阶段明显。患者变得和善、积极配合治疗，想方设法延长生命，此期心理反应实际上是一种延缓死亡的企图，是人的生命本能和生存欲望的体现。很多晚期患者在这一阶段突出地表现为希望能延长生命以完成未竟事业，为家人或社会再做贡献。

4. 抑郁期（depression） 当患者积极配合治疗，但疗效仍不令人满意，病情恶化，躯体日渐衰弱，患者开始意识到死亡将至，求生的欲望不再强烈，这时他的愤怒和挣扎会渐渐转变成绝望。疾病的恶化、身体功能的丧失、频繁的治疗、经济负担的加重、地位的失去等，都会使临终患者产生巨大的失落感，变得沮丧、消沉、无助、万念俱灰，最终导致抑郁。处于抑郁阶段的临终患者通常表现为沉默，对周围事物表现淡漠，对任何东西均不感兴趣。临终患者的抑郁和沮丧心理对实现在安详和宁静中死去是必不可少的，同时也是有益的，因为只有经历过内心的剧痛和抑郁的人，才能达到"接纳死亡"的境界。

5. 接受期（acceptance） 当患者意识到死亡不可避免地要发生时，内心面对死亡会有所准备，能够坦然面对，不再抱怨命运，不会心灰意冷。但随着病情的加重，此期患者常常处于疲倦、虚弱甚至嗜睡或昏迷状态。接纳死亡代表了人的心理发展过程中最后一次对自我的超越，是生命最后阶段的成长。

虽然库伯勒－罗斯提出的关于临终患者心理发展五个阶段的理论被认为是晚期疾病患者的心理发展的理论模式，但由于患者的文化背景、人生观、价值观、社会地位、疾病种类、病情长短、年龄及性格等不同，会影响其心理发展和行为的反应，所以并不是所有晚期患者都要经历以上五个阶段，或者经历了这五个阶段但是顺序也可能不尽相同。甚至有的患者心理发展会停留在某一阶段一直到生命的终点。中国学者宋岳涛等人研究发现，中国临终患者的心理反应分期与库伯勒－罗斯的划分有所不同，被调查的近80%的临终患者在否认期之前存在着明显的回避期或回避期代替了否认期。此期，患者与家属均知真实的病情，但互相隐瞒，故意回避，家属与患者为了不伤害对方，彼此很少谈论病情和预后，更不谈论死亡，尽力掩饰各自内心的痛苦。产生回避期的原因可能与中国人的传统习俗、文化历史等有关。

第二节　心理痛苦与评估

心理痛苦是一种主观体验，主要来自受挫的心理需求。特征是对自我及其功能的消极变化的感知，伴随着强烈的消极情绪。国外专家提出心理痛苦作为第六大生命体征，是各种因素导致的不愉快体验，可能影响患者对癌症、躯体症状和治疗的应对能力，不及时干预将会影响治疗效果并引起严重后果。

一、心理痛苦概念

心理痛苦是由多种原因引起的心理、社会和（或）精神方面不愉快的情感体验，它可以影响患者应对疾病的能力及疾病的临床表现和治疗。心理痛苦既包括精神脆弱、沮丧、担心等正常的心理感受，也包括抑郁、焦虑、恐惧、社交孤立等心理障碍，以及抑郁症、焦虑症和精神信仰冲突等严重的心理障碍。

心理痛苦在临终患者中普遍存在，其悲伤和焦虑情绪与患者的心理痛苦水平呈显著的正相关。心理痛苦真实存在，甚至被认为是比身体疼痛更糟糕的经历。当心理痛苦达到无法忍受的严重程度时，个体可能会采取自杀行为来逃避痛苦。因此关注、发现、评估和缓解患者及家属的心理痛苦具有非常大的重要性和必要性，也是安宁疗护心理照护的重点内容。

二、临终患者及家属常见心理痛苦

（一）临终患者心理痛苦

临终患者面临死亡威胁，都会出现程度不同的诸多心理痛苦表现如对生命对世界的不舍、不甘心；对以往生活的遗憾悔恨；对家人不放心；对死亡情景及死亡世界未知的恐惧及害怕失去尊严等。安宁疗护团队人员应给予高度的重视和充分的理解，以同理心关爱临终患者，以专业心理技术疏导和慰藉患者，使其获得舒适和安宁。

（二）临终患者家属心理痛苦

当得知亲人已面临死亡，往往比患者本人更难接受死亡的事实，产生不同程度的心理反应。这些反应常因家属自身的文化程度、应对方式、个性特征、价值观、宗教信仰、家庭经济状况、与临终患者的亲密程度，以及患者的病程长短、年龄等不同而有所差异。在实际工作中，安宁疗护团队人员容易将工作重心放在临终患者身上，从而忽略家属。加强对临终患者家属的心理关怀和照护，可帮助其解决心理问题，有效减少其患病率和死亡率，并有利于临终患者的病情控制和生活质量的提高。

现将临终患者及家属常见的心理痛苦总结列表。见表9-1。

表9-1　临终患者及家属常见心理痛苦

心理痛苦	临终患者		临终患者家属	
	原因	表现	原因	表现
焦虑	社会角色和生活环境发生变化	头痛、心慌、气短、咽喉发紧、注意力不集中、失眠、坐立不安等	担心病情、缺乏照顾技能和知识、经济负担过重等	心慌、出汗、血压升高、失眠等生理表现；易怒、退缩、自卑、健忘等心理表现
恐惧	对死亡的未知	心慌、气短、眩晕、失眠、噩梦连连、惊恐万分等	孤独无助、临终诀别、与社会的脱离等	失眠、出汗、厌食等生理表现；恐惧不安、逃避等心理表现
愤怒	病情恶化，预感时日不多	焦躁、悲哀、少语、情感淡漠等	病情得不到控制，症状难以缓解，压力增大	心慌、出汗、肌肉紧张等生理表现；情绪不稳定、暴躁不安等心理表现
孤独	无人理解自己、社会脱离	躲避交流、刻板行为、物品依恋等	缺乏社会支持、对患者依赖感强	厌食、失眠、疲倦、消瘦等生理表现；无用感、沮丧、抑郁、情绪低落等心理表现

天津医科大学史宝欣教授等人根据收治的晚期肿瘤患者在临终阶段的心理行为，归纳总结为以下4种表现：①易怒。晚期患者常常无端向亲属和医护人员发泄内心的不满和愤怒情绪，表现为不积极配合治疗和护理，并常常迁怒于家属和医护人员，对身边的人挑剔、抱怨，甚至恶语相向。②易恐惧。晚期患者对医护人员和家属的语言、神态和举止十分敏感，稍有感觉异常就胡思乱想，精神高度紧张，可表现为衰弱、疼痛、厌食等，这给患者造成很大痛苦。③易焦虑。晚期患者常常处于失望和期待的矛盾之中。他们既想清楚地了解自己真实的病情，又顾虑疾病被证实后自己无法接受现实；既期待或幻想新的治疗方案和技术将会出现奇迹，又对这种期待和幻想不断地推翻和否定，内心充满了矛盾和焦虑。④易悲伤。晚期患者能感受到将要永远地离开自己的亲人、朋友和所有身边熟悉的人，情绪陷入低沉，悲伤不已，甚至悲观绝望。

三、心理痛苦评估

美国国家综合癌症网络（National Comprehensive Cancer Network，NCCN）痛苦管理小组，美国、加拿大、英国及澳大利亚等心理社会肿瘤协会均制定了心理痛苦管理的临床实践指南，其中均指出应该对所有肿瘤患者进行常规痛苦筛查。目前的心理痛苦评估工具主要包括：多维情感和疼痛调查量表、三维心理痛苦量表、心理痛苦量表、Mee-Bunney 心理疼痛评估量表、Orbach-Mikulincer 精神痛苦量表、精神痛苦耐受性量表和 NCCN 心理痛苦温度计等。

（一）国内外肿瘤临床痛苦筛查的发展现况

1. 美国的痛苦筛查及管理模式　美国 NCCN 心理痛苦管理指南指出，癌症患者心理痛苦管理流程应包括：

①筛查所有患者在首次就诊时，根据临床需要并以适当的时间间隔，使用痛苦温度计（Distress thermometer，DT）对患者进行痛苦筛查。

②评估，根据筛查结果，由初级肿瘤照护团队对高危患者（中度至重度痛苦患者）进行实时快速评估。

③转介，对于已被确定为中度至重度痛苦的患者，应在机构内提供恰当的转介。

④随访，向患者提供随访信息，以及与肿瘤学团队和家庭照顾者进行沟通。

⑤记录和持续质量改进，前四个步骤都被记录进患者的医疗记录中，并对全过程的心理痛苦管理进行持续质量改进。

2. 加拿大的痛苦筛查及管理模式　在加拿大，痛苦已列为第六大生命体征，痛苦筛查项目涉及影响痛苦的广泛内容，如躯体、情绪、社会因素等。2012 年，加拿大的亚伯达卫生服务系统开始进行痛苦筛查，使用"患者优先"筛查表，这个筛查表包含了埃德蒙顿症状评估系统和加拿大问题清单。2012 ～ 2015 年逐渐将其纳入日常实践中，通过电子化设备将问卷条目整合入软件系统对患者进行筛查，易于操作且医患双方可同时快速得到筛查结果及分析建议。

3. 国内肿瘤临床痛苦筛查的发展现况　2007 年北京大学肿瘤医院将痛苦温度计引入中国后，国内越来越多的临床工作人员开始对患者进行痛苦筛查和管理研究。国内多家医院都使用痛苦温度计进行过痛苦筛查研究。国内部分省市如北京、吉林，还使用过加拿大痛苦评估和应答系统（The distress assessment and response systems，DART）。四川大学华西医院使用自行研发的情绪筛查工具"华西心情指数"对患者进行筛查。2020 年北京大学肿瘤医院联合护理部开展了"心语护士"培训，并由心语护士对住院患者进行痛苦筛查及转诊干预。国内目前痛苦筛查的开展多为医院或协会层面，2016 年中国抗癌协会肿瘤心理学专业委员会（Chinese

Psychosocial-oncology Society，CPOS）首次出版的《中国肿瘤心理治疗指南》中着重强调将痛苦筛查纳入肿瘤常规诊疗的重要性，真正从医疗行为的起始点入手，实现临床"全人"照顾的理念。

（二）心理痛苦评估工具

心理痛苦评估工具对实践具有指导意义，一是有助于提高疼痛的干预和管理效果，另外，心理痛苦是自杀风险评估中一个潜在的十分重要但相对缺乏研究的概念。因此，心理痛苦评估工具的合理使用可能在自杀预防和干预方面有特别作用，并有可能成为其他心理健康状况的替代评估工具。

1. 心理痛苦温度计 该量表被美国 NCCN 推荐，分为两个部分，第一部分是心理痛苦温度计，从 0（无痛苦）到 10（极度痛苦）共 11 个尺度，患者在最符合自己近 1 周所经历的痛苦水平的数字上做出标记。1～3 为轻度痛苦，4～6 分为中度痛苦，7～9 分为重度痛苦，10 分为极度痛苦。第二部分是心理痛苦相关因素调查表，内容是癌症患者病后遇到的各种问题，包含 5 个项目，身体问题（9 个）、情感问题（9 个）、社会问题（6 个）、实际问题（12 个）、心灵和宗教问题（6 个），共 42 个条目。

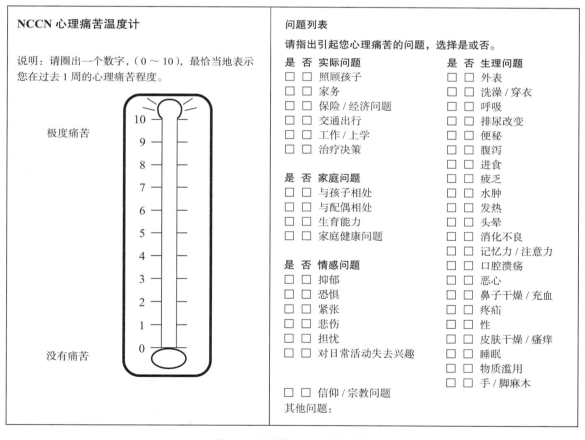

图 9-1 汉化版心理痛苦温度计

2. 其他常见的心理痛苦及相关评估工具 见表 9-2。

表 9-2　心理痛苦评估量表

名称	评估内容	评分法	条目	优缺点
多维情感和疼痛调查量表（Multidimensional affect and pain survey scale）	用于评估疼痛的躯体层面和情感层面	采用 6 级评分法计分，从"一点也不"到"非常"赋 0～5 分，各维度分别累计求和，分数越高，表示躯体疼痛感、心理疼痛感和幸福感越强	该量表包括躯体疼痛维度、情绪痛苦维度和幸福感维度 3 个维度共 101 个条目	从多个维度对患者的疼痛体验进行评估，但条目繁多，不适合临床常规使用
三维心理痛苦量表(Three-dimensional Psychological Pain Scale)	用于测量心理痛苦和预测自杀行为	采用 Likert 5 级评分法，"一点也不"到"非常"分别赋 1～5 分，其中疼痛回避分量表得分与自杀意念呈正相关，可有效预测个体的自杀动机	包括疼痛唤醒、疼痛感觉和疼痛回避 3 个分量表 17 个条目	易于临床应用，在测量心理痛苦和预测自杀行为敏感性等方面的效能高于其他工具。但研究样本比较局限
心理痛苦量表（Psychache scale）	心理痛苦	采用 Likert 5 级计分法，评分从 1 分到 5 分不等	该量表由 13 个条目组成，其中 9 个条目描述疼痛频率，4 个条目反映疼痛强度	条目简单，耗时短，可接受性强，应用广泛；但量表的编制是以非临床成年人或大学生为样本，限制了其在其他人群中应用的效果
Mee-Bunney 心理疼痛评估量表（Mee-Bunney Psychological pain assessment scale）	用于对受试者此刻及过去 3 个月内心理痛苦的强度、频率、耐受性以及是否有自杀风险等进行评估	采用 Likert 5 级评分法（1～5 分），总分 10～50 分，得分越高，心理痛苦程度越严重，自杀风险越高	该量表含有 10 个条目	条目简单，内容丰富，耗时短且易于实施，是有效、快速（5 分钟）的心理痛苦评估工具，但目前只有英语版本和土耳其版本，在我国的适用性和有效性有待研究
Orbach & Mikulincer 精神痛苦量表（Orbach & MikulincerMental Pain Scale）	精神痛苦	采用 Likert 5 分制评分，"非常不同意"至"非常同意"计 1～5 分，分数越高表示经历的痛苦水平越高	该量表共 44 个条目，由 9 个子量表组成，分别测量不可逆性、失去控制、自恋创伤、情感泛滥、冻结、自我疏离、困惑、空虚和社交距离	每个分量表的开发都有相关精神痛苦文献的支撑，可提供全面而有效的信息；但条目数量相对较多，各个维度之间的联系薄弱
精神痛苦耐受性量表（Tolerance for mental pain scale）	唯一可用于评估精神痛苦耐受性的自评工具	每个条目采用 Likert 5 级评分法，从"不正确"至"非常正确"计 1～5 分。每个维度得分是该维度内所有条目评分之和的平均值，分数越高表明对精神痛苦的容忍度越高	该量表包括 20 个条目，主要从忍受痛苦的能力、相信应对痛苦的信念、控制痛苦的能力 3 个方面进行评估	TMPS-10 版本量表的优点是条目数只有原始量表的一半，操作简单，耗时短，反应负担较低

第三节　心理照护措施

为临终患者和家属提供个体化的有效心理照护是安宁疗护团队人员尤其是医护人员、心理师和社会工作者必备的技能，在心理照护过程中，应遵循心理照护目标和策略，采取适宜的心理干预、心理健康教育、药物治疗及中医药心理治疗措施来改善和缓解患者和家属的心理问题。

一、心理照护目标和策略

1. 以人为本　以患者及家属为中心，以他们的心理需求为导向，同理并理解其心理痛苦的状况，积极采取适宜有效方式满足个体化心理需求。

2. 尊重信任　尊重患者和家属，促进患者、家属及医护人员有效的深度沟通，建立信任关系，充分了解临终患者的心理诉求和愿望并尽力满足和达成，使逝者心安、生者无憾。

3. 正确引领　临终患者由于躯体疾病的折磨，对生的渴求和对死的恐惧，会产生一系列强烈而复杂的心理变化。安宁疗护团队人员要高度重视，正确引领，通过真诚的关爱、耐心的解释及专业的心理疏导技术，帮助患者及家属正确面对和解决负性的情绪反应和心理问题，使之平安度过临终阶段。

4. 接纳死亡　通过死亡教育帮助临终患者及家属认知死亡，理解生命的意义和价值，使之坦然面对死亡，安然接受死亡。

5. 专业有效　运用专业的心理知识和技术观察、筛查和评估临终患者的心理变化，积极控制负性情绪和心理问题的发生发展。注重有效的心理干预治疗与症状控制的相互作用，减轻和缓解身心痛苦，提高生活质量。

二、常见心理治疗方法

临终患者出现的心理问题，常需要专业的心理医生介入，为患者提供专业的心理治疗，以改善他们的负性情绪，纠正某些异常行为、思维方式，减缓疾病因素所致的身心症状。常见的临终患者心理治疗方法，大致可分为以下 4 类。

1. 根据心理治疗所依据的理论分类　有精神分析疗法、行为主义疗法、人本主义疗法、中医疗法和宗教心理疗法等。

2. 根据治疗的主要目标分类　有支持患者脆弱情感的精神支持疗法、提高患者自信心的自信心训练法、纠正错误认知和非理性思维的认知疗法、改善人际交往能力的人际关系疗法等。

3. 根据治疗运用的工具和形式分类　可分为催眠疗法、诗文阅读疗法、绘画疗法、雕塑疗法、音乐疗法、舞蹈疗法、体育治疗、游戏疗法、工作疗法、森田疗法、旅游疗法、生物反馈治疗、厌恶疗法等。

4. 根据心理治疗的人数可分为个体及团体心理治疗　个体心理治疗是以个人为治疗对象，有利于深入了解患者的具体心理症结，使干预具有较强的针对性。团体心理治疗的形式多种多样，共同的目的是让有相同体验的患者有机会认识，在一起讨论共同关心的话题。团体治疗可能起到个体心理治疗无法起到的作用。对于晚（末）期患者而言，从团队治疗中获得的"普遍感"，能够促使患者超越自我，面对现实，最终以平和的心态迎接死亡。

三、常见心理治疗措施

每个人在应对死亡威胁时，会受到自己性别、性格、心理结构、文化背景、成长环境及宗教信仰等的影响，多学科照护团队应按需选择心理咨询、心理治疗、辅助治疗、药物治疗或综合方式方法。制定适宜的个体化心理干预及治疗措施，现重点介绍以下 5 种。

（一）支持性心理疗法

1. 概念　支持性心理疗法（Supportive psychotherapy）是指运用语言对患者进行安慰、疏导、解释、劝说、指导、鼓励，以帮助患者度过心理危机、克服消极情绪、调整认知、减轻心身压力的一种非特异性心理治疗与干预方法。它可以给患者提供解决问题的情感支持，树立战胜疾病的信心。所有心理治疗和照护都要在支持性心理治疗的基础上实行。

2. 要点　在支持性心理治疗的沟通技巧中，心理治疗者需要掌握以下五个要点：①建立良好的信任关系。②澄清患者对病情的理解和期望。③提供信息。大多数患者希望对自己的疾病有更多的了解，为他们提供所需要的信息可以减轻其焦虑情绪。④处理负性情感。正确处理患者的悲伤、愤怒等负性情感，可以缓解其紧张状态，使其获得更多的支持。⑤取得配合。让患者积极参与治疗，可以减少丧失控制的恐惧；取得家属的配合，可以为患者提供情感支持和鼓励。

【知识拓展】

握手护士

在中国香港，从事安宁疗护的护士常被人们亲切地称为"握手护士"或"握手姑娘"。那些生命即将逝去的老人，心理上尤其需要他人的支持，他们在生命的最后一刻总是会选择握着护士的手，然后安静地离开。这不仅是因为老人们对死亡心存恐惧，更重要的是"握手接触"行为能够使他们得到心理慰藉。通过握手行为传递给即将逝去个体的不仅是身体上的单纯触碰，更多的是关怀与力量。医护人员握着临终者的手为他们送别，不仅可以给予他们勇气直面死亡，还能够让临终者宽容地面对自己的一生。如何陪伴我们的至爱亲人走完生命的最后一程，握着他们的手显得更为有力，这一握手也被称为生命尽头的握手。

（二）认知行为疗法

认知行为疗法（Cognitive behavioral therapy）是一组通过改变思维或信念和行为的方法来改变不良认知，达到消除不良情绪和不良行为的短程心理治疗方法，适用于抑郁焦虑等情绪障碍和不合理认知导致的心理问题。焦虑抑郁情绪是疾病晚（末）期患者中普遍存在的心理问题，甚至部分患者还会产生自杀倾向，其认知主题通常是：危险、挫败、剥夺、失落、无助和绝望，并具有极端化和夸大灾难、以偏概全的特点。如果能找出其认知中的不合理成分并成功地加以纠正，患者的情绪障碍有望得到缓解。

（三）意义疗法

以意义为中心的心理治疗（Meaning-Centered Psychotherapy，MCP）是一种存在分析学，认为人是具有意义的精神存在物，人总是追求人生和生命的意义，发现人生和生命的意义是人最主要的动力。可以提高晚（末）期患者的精神幸福感、意义感和生活质量。MCP 以积极的价值导向为死亡焦虑建立了适应性防御机制，来源于个体接纳死亡并投身于生命拓展、生活充实和超越自我的追求。这种干预与其他临终干预的不同之处在于它直接关注患者生命意义的来源，而尊严疗法则通过回顾患者的个人经历间接关注生命意义。

（四）尊严疗法

1. 概念 尊严疗法（Dignity therapy）是一种针对临终患者的个体化、简短的新型心理干预疗法，由加拿大心理精神学专家哈维·麦斯·乔奇诺（Harvey Max Chochinov）博士创立。该疗法旨在降低临终患者的心理悲伤情绪。提高患者尊严水平，增强生存意愿，进而提高生活质量，使患者有尊严地度过生命的最后历程。尊严疗法已成为近几年国内外心理照护的研究热点。

2. 特点 与其他心理支持疗法相比较，尊严疗法有如下特点：①对临终患者及患者家属均有积极作用。②重点强调实施此疗法过程本身的意义所在，不注重对研究结果的解释、叙述及报告。③综合多种传统心理学疗法的优点，如借鉴支持疗法中的"移情"和"连通性"；存在主义心理疗法中的"人生意义""希望"及汲取人生回顾法和人生叙事法的优点。④简单易行，可在患者床边进行。

3. 核心 ①为患者提供可以敞开心扉、表达内心感受的机会。②在生命末期，回顾并体验自己的一生。回忆最值得自豪、最有意义和最想被后人记住的事情，并将人生智慧或感悟等精神财富留给自己爱的人，从而使患者感受到自己生命存在的价值、目的和意义，激发其对生活的热情。③感受来自家庭和社会的关爱及支持，进而增强生存意愿，有尊严地度过生命的最后时光。

4. 实施 尊严疗法采用访谈形式，由接受过尊严疗法培训的医护人员、心理治疗师或精神学家实施。访谈依据访谈提纲进行，在访谈过程中访谈者可根据被访者情况调整访谈提纲，具体提纲内容：①请回顾您的人生经历，到今天为止，哪部分您记忆最深刻，或者您认为最重要？您觉得何时活得最充实？哪个经历在您的脑海里代表什么？②您有哪些事想让家人了解或记住吗？分别是什么？③您人生中担任过的最重要的角色是什么？例如家庭、生活、社会、工作角色？为什么您觉得这是最重要的？在这些角色中您实现了什么？取得了哪些成就？④您这一生中最大的成就是什么？最令您自豪的事是什么？⑤您有什么想要告诉您爱的人？有哪些事情想再跟他们说一次？⑥您对您爱的人有什么期望或梦想吗？⑦您有哪些宝贵的人生经验或人生建议想要告诉您的子女、配偶、父母或其他您关心的人？⑧您对家人有什么需要特殊叮嘱的吗？或者您对家人有什么特殊的教导或者想传达的？⑨还有什么其他的，您想记录在这份文件里的？

（五）正念减压疗法

正念减压疗法（Mindfulness Based Stress Reduction，MBSR）由 Kabat-Zinn 正念基础上创立，所谓正念是有目的的、有意识的、关注、觉察当下的一切，而对当下的一切又都不作任何判断、任何分析、任何反应，只是单纯地觉察它、注意它。而正念减压疗法在此基础上主要通过目的、注意和态度 3 个步骤增进疾病接纳、提高正念水平，帮助患者从混乱思维、负性情绪或痛苦感受中脱离出来，增进对自我的接纳，被认为是缓解晚（末）期患者身心痛苦的有效措施，能够提高患者对疾病进展的接纳程度，缓解死亡相关负性情绪。

四、药物治疗措施

合理使用药物是安宁疗护中重要的内容之一，可以有效改善患者的痛苦症状、提高生活质量。下面重点介绍焦虑和抑郁的药物治疗措施。

（一）焦虑的药物治疗措施

1. 概念　焦虑是一种因感知到目前或未来的危险或不幸而产生的过度恐惧和忧虑，常可分为慢性焦虑（广泛性焦虑）和急性焦虑（惊恐发作）。研究显示，约有46.4%的严重疾病临终期患者发生中、重度焦虑，约44%终末期恶性肿瘤患者会发生焦虑。

2. 药物治疗　对疾病晚（末）期患者的焦虑可使用苯二氮卓类药物，如劳拉西泮，口服0.5～1.0mg，2次/天，或地西泮。劳拉西泮起效较快，多用于治疗焦虑的急性发作；地西泮半衰期较长，常用于治疗慢性焦虑。

3. 注意事项　①劳拉西泮禁用于对本品或其他苯二氮类药物过敏者、严重的呼吸困难者、重症肌无力者、闭角型青光眼者。②老年患者肝肾功能降低，使用劳拉西泮时应减半。

（二）抑郁的药物治疗措施

1. 概念　抑郁是各种原因引起的以显著而持久的心境低落为主要临床特征的一类心境障碍，严重者可出现自杀倾向，是终末期患者的常见症状。研究显示，约有43%的严重疾病在临终期患者发生中、重度抑郁，约37%的终末期恶性肿瘤患者会发生抑郁。

2. 药物治疗　预生存期较长的患者，可使用一线抗抑郁药物5-羟色胺再摄取抑制剂如氟西汀、西酞普兰、艾司西酞普兰；氟西汀口服20mg，每天1次进行治疗；还可使用5-羟色胺及去甲肾上腺素再摄取抑制剂及去甲肾上腺素能和特异性5-羟色胺能抗抑郁药物进行治疗。预生存期较短的患者，可使用抗抑郁药物联合中枢神经系统兴奋药哌甲酯、莫达非尼。莫达非尼因不良反应较少，且具有较好的神经保护作用，更适用于老年患者。

3. 注意事项　①晚（末）期患者在进行抗抑郁治疗前，应首先排除是否存在原发性精神障碍，必要时可由精神心理科专家进行会诊。②西酞普兰不良反应通常与剂量相关，多数患者能耐受，在治疗最初几周内逐渐缓解。大于60岁的患者使用西酞普兰应注意药源性Q-T间期延长，以防发生尖端扭转型室性心动过速和致命性室性心律失常、心脏性猝死。③文拉法辛剂量超过200mg/天时可引起高血压，患高血压的老年患者使用时应注意进行监测。④临终期患者常出现焦虑与抑郁并存，应引起临床足够重视。

第四节　中医心理治疗

中医历来注重心理因素在疾病治疗中的作用。中医心理治疗有其独特的理论构建和治疗指导原则，并在实践中总结了一套切实可行的具体方法。在临终患者及家属的照护中，不仅要关注现代心理治疗，更应充分发挥中医心理治疗的传统文化优势和临床治疗特色，更好地服务于患者及家属。

一、中医心理治疗理论

（一）阴阳学说

宇宙中一切事物和现象的发生、发展与变化，都是其含有的阴阳相互作用的结果。认识世界关键在于分析阴与阳之间的相互关系及规律。《灵枢·通天》根据人体的先天禀赋不同、气血阴阳的多少，将人分为太阴、少阴、太阳、少阳及阴阳平和五种类型。不同类型的人具有不同的人格特征、生理特点和外表形态等，有利于辨识体质、开展个体化防治和综合干预。

（二）五行学说

自然界的事物有木、火、土、金、水五种属性，五种物质的属性和相互间的"生、克、乘、侮"规律可以用以指导临床诊断、治疗与调护。《灵枢·阴阳二十五人》按照人体的肤色、体形、禀性、态度及对自然界变化的适应能力等归纳总结出"木、火、土、金、水"五种不同的体质类型。不同体质类型的人具有不同的体质特征和性格特点，对不同体质类型的辨识有助于更好地开展治护。

（三）形神合一

形神合一即中医心理学的生命整体观，是中医整体恒动论在中医心理学中的具体体现，是中医心理学基础理论的基础。形神关系问题即现代心身医学、心理学所关心的心身关系问题。形神合一理论一方面强调神对形的反作用，即过度的情志活动和不良的心理状态可影响脏腑气血而伤"形"，调神即可调形；另一方面强调精神调养对身体健康的重要意义的同时，也不忽视身体锻炼、饮食调养等"保形以养神"，以达到心身健康的目的。

（四）心主神明

心主神明是中医学用脏象学说一元化地阐述心身现象的假说。《素问·灵兰秘典论》说："心者，君主之官也，神明出焉。"在形神合一论思想指导下，将主宰生命之"神"依附于脏象之"心"形成心主神明论。在心主神明强调"治病先治人，治人先治心"的同时，更加强调"养神"。"养神"的关键在于"调心""养心"，调节不良情绪、改变不良认知，树立坚强意志调动机体的主观能动性等对于健康尤为重要。

二、中医心理治疗原则

中医心理治疗是影响心理为主体的一种积极的综合性治疗，注重运用阴阳对立统一的哲学观点，并遵循中医学整体观和辨证治疗的基本原则。

1.注重调治的整体性　中医学认为个体是一个以脏腑经络为内在联系的有机整体，又受天时、地理和社会因素的影响，认识到"外感六淫"和"内伤七情"在发病上的意义。在诊断上形成以"望、闻、问、切"为方法，在治疗上以辨证治疗为特点的整体观念。

2.注重个体的差异性　中医临床特点是辨证施治，注重天时节气、社会变更、地理环境、人际关系等对人的影响，特别是重视身心差异及个体当时的适应程度。

3.注重七情致病和情志相胜治疗　中医学认为"七情内伤""五志过及"等都是引起发病的重要因素，同时对疾病的发展有重要影响，对病情的好转或恶化有促进作用。情态相胜治疗是中医较为典型而系统的心理治疗方法。

三、常见中医心理治疗方法

（一）意疗

意疗也称心疗，指不使用药物、针灸、手术等治疗手段，而借助于语言、行为及特意安排的场景来影响患者的心理活动，以唤起治疗疾病的积极因素，促进或调整机体的功能活动，从而达到治疗或康复的目的。

1. 情志相胜　《黄帝内经》将喜归心、属火，忧归肺、属金，怒归肝、属木，思归脾、属土，恐归肾、属水。根据五行"金克木、木克土、土克水、水克火、火克金"的相克理论，可形成以下情志相胜疗法。

（1）忧胜怒疗法　当愤怒情绪太过时可通过悲伤情绪来予以消除和转化。此法常用于情绪亢奋者，如眩晕、狂证等。

（2）怒胜思疗法　思虑过度时利用愤怒情绪来克制。本法适用于忧思不解、气结成疾或情绪异常低落之症。对于平素肝阳偏亢，肝火易升，以及心火旺盛之实证应禁用此法。

（3）思胜恐疗法　当惊恐过度时可采用说理开导等方法，使患者正确认知，逐渐战胜恐惧情绪。

（4）恐胜喜疗法　过度喜悦可致心神涣散，神思恍惚、健忘等。可利用惊恐情绪来克制过度喜悦的情绪以恢复心神功能，又被称为惊恐疗法。

（5）喜胜忧疗法　当悲伤、忧愁的情绪难以缓解时可通过喜悦的情绪来调节。本法常用幽默诙谐的语言和表演，说笑话等方法促使患者出现好动、高兴等情绪状态，以促进阴阳协调、气血顺畅。

2. 说理开导　是指在治疗中以语言为主要手段，对患者启发诱导，分析疾病原因，解除患者疑虑，使之主动地配合治疗以树立战胜疾病的信心，具体方法如下。

（1）告之以其败　即向患者说明疾病的性质、原因、危害，病情的轻重深浅，引起患者对疾病的关注，使患者对疾病具有认真正确的态度。

（2）语之以其善　即告知患者只要与医务人员配合，治疗及时，措施得当，是可以恢复健康的，由此增强患者战胜疾病的信心。

（3）导之以其所便　即告诉患者调养和治疗的具体措施及饮食宜忌等，以便让患者配合治疗。

（4）开之以其所苦　即要帮助患者解除紧张、恐惧、消极的心理状态。

3. 移精变气　也称移情易性，指采取措施分散患者对疾病的注意力或扫除患者内心的杂念，或改变其错误的认知与情绪以促进患者的康复。具体方法如下。

（1）精神转移　形式较为多样，可通过音乐、舞蹈、绘画、赋诗等行为方式达到陶冶情操，排遣忧患，解除焦虑；若患者心理障碍的产生与特定的环境有关可使患者暂时脱离特殊的环境，转移情性，使身心得到调养。

（2）精神导引　也称情志导引，主要通过"调气""调心"，如呼吸吐纳或配合一些动作来引导和控制其精神意念活动，达到移精变气的治疗目的。这种方法特点在于一般不借助于外界事物来转移患者的注意力，常用于对某些境遇性因素诱发的各种恶劣情绪和消极情感的治疗。

4. 顺从意欲　也称顺情从志或顺意疗法。是指顺从患者的欲望、情志、情绪以满足患者的需求，使患者从压抑的情绪中解脱出来。具体方法如下。

（1）心理反佐法　指在某些方面顺应当事人意愿，给予适度心理满足，以辅助主导心理治疗的方法。

（2）倾听法　倾听不仅倾听患者的语言，也注意患者的非语言行为，能设身处地，感同身受，让患者感动于医生的理解与陪伴，自愿卸下面具，呈现本来的面目，进一步倾吐心声。

（3）支持法　采取劝导、启发、鼓励、支持、同情、说服、消除疑虑、保证等方式，来指导患者分析认识当前所面临的问题，使其发挥自己最大的潜在能力和自身的优势，正确面对各种困难或心理压力，以度过心理危机，从而达到治疗目的。

5. 静心宁志　是指人们通过静坐、静卧或静立及自我控制调节等方式，排除一切杂念，解除忧愁和心烦的事，让自己变得内心宁静，进而起到强壮正气，防病保健，增强抗病能力，祛病除疾的治疗方法。具体方法如下。

（1）禅修　也称坐禅，从某种意义上相当于"认知行为疗法"，即在认知方面"内向自省"，不受外界的干扰，以求得省悟；行为方面即采取"静坐冥思"的方式来调整身心。

（2）内观　是指如实观察，即观察事物真正的面目，是透过观察自身来净化身心的一个过程。

（3）十二少，十二多　多思则神殆，多念则神散，多欲则损志，多事则形疲，多语则气争，多笑则伤脏，多愁则心摄，多乐则意溢，多喜则忘错惛乱，多怒则百脉不定，多好则专迷不治，多恶则憔煎无欢。故而提倡少思、少念、少欲、少事、少语、少笑、少愁、少乐、少喜、少怒、少好、少恶以达到静志安神的目的。

（二）音乐疗法

通过聆听音乐的方式引起患者自由联想、情绪宣泄、心身放松、歌词觉悟、引发行为、引发记忆、创作故事及行为调整等，最后回归内在平和宁静的自然心身状态。患者有压抑、悲伤、愤怒、绝望等情绪时可以有针对性为患者选择适宜的音乐，以缓解患者的不良情绪。详见第十二章《中医特色安宁疗护》。

（三）传统功法

中医传统功法是一种具有中医特色的锻炼方法，具有健身强体、防治疾病及提高心理健康水平的功效。

太极拳作为一种心身运动，在促进心理健康与缓解压力方面有良好效果；易筋经能够调节脏腑器官功能，促进人体强壮筋骨与强心健体；五禽戏能调节呼吸吐纳与放松身心；八段锦通过松弛有度的动作对人体经络产生积极影响，有助于缓解患者的心理紧张状态。

（四）针灸疗法

针灸疗法具有调和阴阳、疏通经络、扶正祛邪的作用。针灸疗法中治神是关键，神就是正气，它代表机体的抵抗力和免疫力。用针时医生心情平静，情绪稳定以确保取穴准确，治则明确，手法精准，针刺深度适宜；患者同时也应精神放松、神安气定，密切配合以达到最佳治疗效果。

（五）中药疗法

1. 疏肝解郁　适用于肝郁气滞者。常用方剂有：柴胡疏肝散、四逆散、逍遥散、乌药汤。

2. 涤痰开窍　适应于中医辨证为肝郁痰结者。常用方剂有：解郁化痰汤、解郁温胆汤、顺气导痰汤。

3. 活血化瘀　用具有消散作用的，或能攻逐体内瘀血的药物治疗瘀血的方法。常用方剂有：桃仁承气汤、血府逐瘀汤、复元活血汤、温经汤等。

4. 滋阴潜阳　滋阴潜阳是治疗阴虚而肝阳上亢的方法。肝阴虚或肾阴虚，都能发生肝阳上亢，出现头痛，头昏、晕，耳鸣耳聋，情绪容易激动，面部烘热，口燥咽干，睡眠不足，舌质红，脉细弦数。滋肝肾之阴，用熟地、枸杞、山萸肉；平肝用菊花、天麻、僵蚕等；潜阳用生牡蛎、生龙骨、生石决明、磁石等。

5. 养心安神　养心安神为治疗阴虚而心神不安的方法。症见心悸易惊，健忘失眠，精神恍惚，多梦遗精，口舌生疮，大便燥结，舌红少苔，脉细数。常用方剂有：金匮甘麦大枣汤、养心汤、加味归脾汤等。常用药有：酸枣仁、柏子仁、夜交藤、麦冬、龙眼肉等。

6. 益智健脑　常用方剂有：生慧汤、定志丸等。

【思考题】

1. 临终患者常见的心理问题有哪些？
2. 如何做好临终患者及家属的心理照护？
3. 尊严疗法的概念和核心是什么？
4. 常见的中医心理治疗方法有哪些？

扫一扫,查阅本章数字资源,含PPT、音视频、图片等

案例导入

李爷爷,76岁,小学文化,退休工人,肝癌晚期并肺转移半年,已接受放化疗等系统治疗4月余,效果不理想,因自感治疗无望、家庭经济困难等原因于半月前主动出院,出院时评估预计生存期小于3个月。近日社区医务人员上门家访评估发现:患者精神差,体型明显消瘦,肤色暗沉,主诉上腹部疼痛,伴夜间入睡困难,曾因使用自行购买的止痛药后有呕吐等明显不适,已停用,有轻生念头。患者老伴,72岁,家庭主妇,患腰椎间盘突出多年,无子女。社区医务人员经与患者及家属沟通后,在社会工作者的努力下协助其获取了贫困癌症晚期患者免费用药、经济援助和心理干预,并接受了居家安宁疗护专业服务。

请思考:

1. 运用社会照护相关理论及方法评估该患者家庭有哪些社会照护需求?

2. 如何协助患者和家属获取更多的社会照护资源?

疾病不仅是医学问题,也是社会问题。随着生物—心理—社会医学模式的发展,给予患者身体、心理和精神照护外,社会层面的照护也是安宁照护中的重要内容之一,契合了社会发展及医学模式转变的需要,又满足了患者及其家属的现实需要。现代安宁疗护创始人桑德斯女士同时具有护理学、医学和社会工作的学历背景,为安宁疗护多学科协作模式提供了有益指导,提出了为提高临终患者生命质量的全方位的整体照护。

第一节　社会照护概述

社会照护作为现代医疗体系中重要的组成部分,对促进患者健康,体现社会关爱发挥着不可替代的作用。实践证明在安宁疗护实践中,社会工作者在评估和满足患者及家属的身心需求,提供积极的个性化的人文关怀,协助获取更多社会资源,不断探索改善疾病晚(末)期患者生活质量和福祉的方法和渠道等方面发挥了重要作用。

一、社会照护的概念及意义

(一)社会照护的概念

在医学人类学与医学社会学研究中,照护是认识世界的重要实践内容,而社会照护是安宁疗

护体系中必不可少的一部分，在人类社会秩序和生命历程中发挥着重要作用。作为一个特定的概念，社会照护具有广义和狭义之分。

1. 广义的社会照护　是社会工作者通过提供工具性或表达性支持、链接资源、心理疏导等多种方式满足患者多维度需求，给予患者包括社会关系维系、经济支持、信息获取等多种社会层面的系统照护。

2. 狭义的社会照护　是指特定人员在医疗卫生专业技术人员的指导下，按照健康的需求和原则，直接与患者接触，为患者提供照护，满足其生理、心理和社会相关的需求，并使患者获得健康的活动。

（二）社会照护的意义

1. 社会照护服务有利于构建临终患者及家属的支持系统　促进对个人资源的改善和社会资源的完善，减缓生命走到尽头带来的恐惧不安和孤独无助，能有效提高其生活质量和福祉，也有利于社会工作者准确掌握安宁疗护相关领域的现实状况，为照护计划的制定打下基础。

2. 社会照护利于将个体、社区和医院相整合，促进以人为中心的"生理—心理—社会"模式的发展　社区工作者的服务地点除提供医疗机构内服务外，还提供社区居家安宁疗护服务，并根据患者及家属需求在医院、社区及居家进行多方资源整合和评估，提供合适的转介服务，满足患者的身体、心理、精神和社会层面的整体照护需求。

3. 社会照护利于民众在照护实践中形成互惠和道德体验思维，从而推动良性社会关系的联结，最终促进社会发展　临终患者常处于自理能力较低下及需要悉心照料的群体，而特有的家庭结构及巨大的社会压力使得家庭照料难以顾及，因此社会照护推动安宁疗护成为顺应时代需求的必然发展趋势。

二、社会照护相关理论

社会照护的相关理论是关于社会照护的性质、目的及如何在社会实践中为患者提供照护的理论及方法，主要包括福利多元论、社会支持理论、增强权能理论等。

（一）福利多元论

福利多元论主要侧重于社会福利供给主体的多元化，这对我国安宁疗护服务主体多元化有重要指导意义。在安宁疗护领域，该理论主张福利是全社会的产物，强调了多元主体介入和参与到临终服务的规则制定和服务输送的重要性。在福利多元主义视角下，需要对安宁疗护服务供给主体职能重新精准定位，建构起政府兜底保障、市场个性化服务供给、社会积极参与、家庭双重支持的全覆盖、多层次、多支撑、多主体的服务供给体系，以期能够提高临终患者的生活质量。

（二）社会支持理论

社会支持理论集中于社会支持、身体健康和生活压力之间的关系，应用到患者的时候，可以分为个人网络、自助群体、组织网络联系及社区联系四个层次。

安宁疗护的服务对象为临终患者及家属，这类人群的社会支持需求更强烈，渴望与外界社会交流和社会角色适应的需求。社会支持系统的构建，立足临终患者及家属整体照护的需求特点，建立"人际关系和谐、社会关怀全面、资源交换高效、多元主体参与"的社会支持系统。

（三）增强权能理论

增强权能是指增强人的权利和能力。社会工作为患者提供帮助时应该着重于增强受助者的权能，以对抗外在环境和优势群体的压迫，如帮助患者调集资源、组织资源，克服无助和无力感，重塑患者信心。在安宁疗护服务工作中，增强权能并不是"赋予"患者权利，而是挖掘和激发患者的潜能。但是不同个体的权能可能存在冲突，当其处于同一个环境中时，增强谁的权能，对于社会工作者是一个难题。

三、社会工作者的概念及角色定位

社会工作是指运用专业知识和技巧，帮助服务对象解决问题、增强适应力、提高生活质量的一种专门的职业。社会工作者在不同领域的社会工作中发挥着不同的功能。

（一）社会工作者的概念

1.社会工作者　简称社工，是指在社会福利、社会救助、社会慈善、残障康复、优抚安置、医疗卫生、青少年服务、司法矫治等社会服务机构中从事专门性社会服务工作的专业技术人员。

2.医务社会工作者　简称医务社工，是指专业社会工作者在医疗社会机构中，运用专业理论和方法为患者提供相关医疗卫生服务的专业化社会工作。医务社会工作的目标是以利他主义精神和专业工作方法，为在生命历程中遭遇困难，受到疾病困扰的社会成员提供助人服务，协助医护人员完成医疗工作，提高医疗效果。医务社工围绕处于疾病晚（末）患者和家属的非医疗需求，以专业的理念和技术，提供医患沟通、人文关怀、心理支持、资源链接和哀伤辅导等服务，充分体现了现代医学模式即生物－心理－社会医学模式的特色。

（二）社会工作者在安宁疗护中的角色定位

国内外很多的社会学专家学者对社会工作者在安宁疗护中的角色作用进行了深入的研究和广泛的探讨，整理分析了社会工作者在安宁疗护中的多种角色和作用，现总结介绍以下9种。

1.服务提供者　是社会工作者在安宁疗护中扮演的最主要的角色，不仅要为患者提供心理和情绪上的支持和帮助，还要为家属提供情绪疏导和悲伤辅导等服务，从而缓解患者对死亡的恐惧和焦虑，获得身体和心灵上的舒适，有尊严地离开人世；除此之外，还要协助家属安排丧葬礼仪及提供哀伤辅导，使其平安渡过哀伤期，尽早回归正常的生活。

2.社会支持者　社会工作者对患者及家属的社会支持应贯穿于整个服务的始终。临终患者通常会出现不同程度的躯体症状、心理困扰和社会问题，社会工作者主动与患者和家属沟通并提供相关支持，从而提高家属的照护能力，有效解决问题，减少身心压力，提高生活质量，最终达到"去者善终，留者善别"的目的。

3.资源链接者　社会工作者在面对患者及其家庭的困难和需要解决的问题时，可以充分运用其社会支持网络，把人力、福利、物质等多种社会资源的有机整合，有效地促使社会、社区和家庭连接起来，既为患者营造了一个积极的社会支持网络，又能把人文关怀从医院延伸到对信息获取的需求、经济支持、遗嘱及遗产分配法律咨询等更广阔的区域。

4.关系协调者

（1）团队内部的协调者　在安宁疗护团队中难免会因为不同的分工、价值观念和操作方法等方面产生分歧和矛盾。社会工作者与队员能够进行充分而有效的沟通，缓和矛盾，更好地提升团队的整体服务能力。

（2）患者、患者家属和医院三方之间的协调者　社会工作者既可以帮助患者及其家庭向医院传达其问题和需求，也可以把反馈的相关信息传递给患者，节约信息沟通障碍。

（3）家庭关系和社会关系的协调者　社会工作者能够为家庭的能力、需求与调整提供见解，帮助解决患者与亲人之间的冲突，以及学习处理社会关系的技巧，协助处理好与他人及环境的不和谐关系。

5. 政策倡导者　政策倡导者是社会工作者的重要角色之一。目前，我国安宁疗护服务正处于快速发展阶段，其发展不仅与中国的传统观念和家庭及个人的需求有关，也与国家和社会的制度与政策有紧密联系。社会工作者在与患者和家属接触的过程中，要了解他们在社会政策和社会环境方面的需求，把相关的情况反映给政策制定者，推动有关政策的完善，满足民众需求提升社会福祉。

6. 服务转介者　转介服务也是社会工作者的一个重要角色，结合患者的病情需要及自主要求，对某些机构或者社会工作者无法给予帮助的患者提供该服务，完成在分级医疗机构的顺畅转介，以满足他们的需求并提升他们的福祉。社会工作者帮助患者获得相应公共资源的衔接及往来，并协助安排照顾者提供社会支持和安宁疗护志愿者，如协助安排交通工具、转介必需的医疗设备等。

7. 个案管理者　社工对收集的临终患者的医学心理信息，心理社会家庭评估结果，社会生活史，以及相关的个人教育就业等信息档案进行维护和管理，个案管理也是社会工作者对临床患者多个子系统整体的把握，同时也是为跨学科团队提供相关信息的重要渠道。

8. 志愿培训者　志愿服务是安宁疗护服务的重要手段和工作内容之一，对社会照护顺利进行有重要的推进作用。社会工作者重视对志愿者的管理、培训和领导，深刻理解志愿者管理的内涵和精髓，推动社区志愿者管理走向规范化、专业化和制度化，建立分层次、多元化的志愿者培训体系，提升志愿者服务能力，全面提升志愿服务工作。

9. 宣传领导者　目前，我国民众对安宁疗护的认知度和接受度不高，社工作为安宁疗护宣传的推广者和领导者，要充分发挥自身的专业技能，在社区、广场等公共场所，组织开展讲座、活动、义诊等，宣传安宁疗护理念，进行生死教育，提升大众的认知，并呼吁更多的人参与安宁疗护的社会工作中，进一步推动安宁疗护服务工作。

李静和时孝春两位学者认为，医务社会工作者的角色需要从微观、中观和宏观三个层次去进行探讨。微观层次上，医务社会工作者扮演的角色有咨询者、心理疏导者、指导者；中观层面上，则扮演的是资源连接者、社区健康教育者；宏观层面上扮演政策倡导者的重要角色。

程明明教授总结了安宁疗护工作者专业角色的直接服务与间接服务，见表10-1。

表10-1　安宁疗护工作者的专业角色与服务

专业角色－直接服务	专业角色－间接服务
1. 临床干预者 　对患者及家属进行心理与灵性辅导 　疼痛管理 2. 个案管理者 　评估社会心理状况与需求 　制定综合干预方案 　协助处理保险与法律相关事宜 　整合社区资源与提供转介服务 　建立与管理个案档案 　协助安排葬礼	3. 志愿者管理与培训者 4. 跨学科医疗团队重要的一员 　组织与领导团队会议 　协调团队服务信息 5. 社区教育的领导者 6. 安宁疗护社会政策倡导与推动者

来源：程明明 善终的多面手：美国临终关怀社会工作者专业角色研究《中国社会工作研究》2016第1期 P200-219

【知识拓展】

2023 年 5 月，国家卫生健康委员会及国家中医药管理局印发了《关于开展改善就医感受提升患者体验主题活动的通知》，于 2023 ～ 2025 年在全国实施改善就医感受、提升患者体验主题活动，力争用 3 年的时间，将"以患者为中心"贯穿于医疗服务各环节，整体提升医疗服务的舒适化、智慧化、数字化水平。主题活动从患者视角出发，围绕看病就医全流程，提出 6 个方面共20 条具体举措。其中，在加强医疗机构人文建设方面，提出二级及以上医院应建立医务社工和志愿者制度，鼓励有条件的医疗机构设立医务社工部门和岗位，丰富医务社工服务内涵，推动医务社工服务系统化、专业化、规范化。调动社会力量参与志愿服务，提高志愿服务的参与面、覆盖面。

第二节　社会照护评估

安宁疗护中社会照护工作的评估是检验患者和家属的需求满足、社会工作行动目标实现和效果呈现的重要环节。由于我国社会工作评估研究起步较晚，目前缺乏本土化对安宁疗护中社会照护工作的综合评价与考量。

一、评估分类

社会照护工作评估分为首次评估、持续评估及复核评估 3 种。

1. 首次评估　指对从未接受过社会照护需求评估的患者进行的第一次评估。

2. 持续评估　适用于以下两种情况，①首次评估后，患者健康状况突然出现明显变化，对首次评估结果有明显影响的，应对其进行持续评估；②接受过首次评估的患者健康状况逐渐下滑，应定期对其进行持续动态评估。

3. 复核评估　首次评估或持续评估的过程或结果存在较大争议时，相关方可申请复核评估。

二、评估内容

安宁疗护中社会照护工作的评估内容广泛，从微观层面，主要是对患者及家属生理、心理、社会和精神层面的评估；中观层面主要是对家庭、小组及跨专业团队服务的评估；宏观层面主要对安宁疗护机构、社区和全社会的评估。

三、评估工具

（一）社会工作评估工具 SWAT

为提供记录社会工作效果的工具，美国安宁疗护与舒缓治疗协会，美国舒缓治疗和安宁疗护专业委员会社工部门制定了社会工作评估工具 SWAT，由以下 11 项个人心理社会和精神方面的问题组成。

1. 与患者和家属文化、宗教信仰规范一致的终末期生命决策。

2. 患者自杀或想加速死亡的想法。

3. 对死亡的焦虑。

4. 关于环境的选择。

5. 社会支持。

6. 经济资源。

7. 安全问题。

8. 舒适问题。

9. 复杂的预期哀伤。

10. 意识到预后。

11. 精神。

SWAT 便于快捷使用，对 11 个问题分别做出了描述，列出了每个问题需要完成的相关任务。社工可以将 SWAT 用作检阅清单，在探访结束后，对每一个问题进行评分。SWAT 是针对患者和家属在微观层面的评估，如果需要评估社工在中观和宏观层面的成效，还需要采取其他评估工具。

（二）社会支持评估工具

1. 社会支持评定量表　该量表是肖水源教授于 1994 年在参考国外相关量表、结合我国国情的基础上编制的。量表以主观支持、客观支持和支持利用度为维度，包含 10 个条目，分别为客观支持（3 个条目，包括 2、6、7 题）、主观支持（4 个条目，包括 1、3、4、5 题）和对社会支持的利用度（3 个条目，包括 8、9、10 题）。量表按 4 点等级计分，得分越高说明社会支持水平越高。总量表的 Cronbach's α 系数为 0.815，主观支持维度的 Cronbach's α 系数为 0.722，客观支持维度的 Cronbach's α 系数为 0.697，支持利用度维度的 Cronbach's α 为 0.684。该量表可以作为有效测量社会照护的工具，是目前国内常用的社会支持评定量表。

2. 感知社会支持量表（the Multidi-mensional Scale of Perceived Social Support，MSPSS）　该量表是 1988 年由齐梅特（Zimet）等学者编制，用于测定人们在社会交往活动中所得到的来自家人、朋友及他人的帮助和支持，包括客观的物质支持、主观的情感支持及个体对社会支持的利用度。量表采用 Likert 7 级计分，1 为"完全不同意"，7 为"完全同意"，得分越高表示感知社会支持水平越高。我国学者刘丽等将其汉化并在老年癌症患者中进行信效度检验，中文版感知社会支持量表的 Cronbach's α 系数为 0.877，具有良好的信效度，可用于评估该人群感知社会支持水平。

3. 社会关系网络问卷　该问卷由学者弗曼（Furman）等编制，包括 8 个维度 24 个条目，其中工具性支持、情感支持、陪伴娱乐性支持、亲密感、价值增进五个维度用来考察个体对重要他人（包括父母、最好的同性朋友、异性朋友、教师和亲戚）所提供的社会照护支持的主观感觉，对关系的满意度及冲突与惩罚三个维度用来全面了解个体与重要他人的关系。量表均采用 Likert 5 级评分，"1 分"代表"完全不喜欢"，"5 分"代表"非常喜欢"，得分越高代表社会关系越好。

（三）家庭功能评估工具

1. 家庭功能调查量表（the Feetham Family Functional Survey，FFFS）　FFFS 由罗伯特（Roberts）等编制的针对慢性病患儿家庭功能的特异性评估工具，其优点在于能够同时测量研究对象的家庭内部与外部关系，更为全面地反映其家庭功能水平。为使 FFFS 成为国内成熟的家庭功能测评工具，未来需要更广泛的研究加以验证。

2. 家庭功能评定量表（the Family Assessment Device，FAD）　爱泼斯坦（Epstein）等依据 Mc Master 家庭功能模式编制形成 FAD 量表，该量表侧重于评估研究对象的家庭结构、家庭组织与互动形态的交互作用及家庭成员的问题解决能力。FAD 被认为是最有效的家庭功能测评工具之一，现已被翻译成多种语言版本并得到广泛运用，但该量表对于 12 岁以下的儿童并不适用。

3. 家庭结构图 家庭结构图是一个家族的图谱或历史，它用特殊的符号来描述家庭结构和关系、家庭人口学、家庭生活事件、健康问题等家庭信息，可以让观看者迅速了解家庭成员与互动关系。社会工作者在使用家庭结构图评估时，可快速了解家庭的互动模式，勾画家庭成员的社会心理特质，认识家庭环境，分析家庭成员生活的历史及各种社会关系和重大历史事件。

绘制家庭结构图时需注意：□表示男性，○表示女性；长辈在上，晚辈在下；同辈关系中，年长在左，年幼在右；夫妻关系中，男的在左，女的在右，见图10-1。

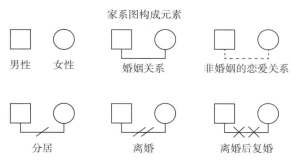

图 10-1 家系图常用符号

四、评估注意事项

1. 评估者应有意识地运用多种方法收集资料 收集资料时充分考虑患者所患疾病、病情进展、配合程度及家庭照顾者的照顾能力、照护素养、精神健康状况等选择合适的评估方法。采用问卷调查时除根据实际情况选用合适调查问卷外，还要特别注意问卷内容不宜过多，占用时间勿过长。

2. 观察法和访谈法是收集资料的主要方法 利用观察法，主要收集家庭环境和家庭成员间的沟通状况；利用访谈法，与患者及主要照顾者进行交流，了解其的健康状况、家庭状况和家庭成员间的关系等；同时还应充分利用其他人员收集的资料，以便全面客观地掌握家庭成员的健康状况，如医院的病历记录、社区居民的健康档案及社区人口资料等。

3. 评估时应充分认识到家庭的多样性 不同的家庭处理同一个健康问题的方法可能有所不同，因此要充分重视家庭的独特性。

第三节 社会照护内容

安宁疗护中的社会照护是一种相互联系、互惠互利的社会关系。在照护过程中可为被照护者提供情感支持、疾病信息支持、物质支持，政策福利、救助机构等信息，协助获取财力帮助、物质资源或所需的服务等。照护者与被照护者之间存在着密切的联系，被照护者可以得到所需的照护，照护者则可以丰富自己的阅历，升华自己的人生。随着两者互动增多，不断加深彼此的了解，收获更多的情感支持，构建起特殊的情感联结，从而持续推动和谐社会的构建。

一、社会照护目的

安宁疗护中的社会照护以患者和家属的需求为导向，其目的包含以下2条。

1. 提高患者舒适感，使患者在生理、心理、精神和社会方面尽可能保持安宁的状态或降低不愉快的程度，以提高患者临终阶段的生活质量。

2.为患者家属提供充足的指导和支持，帮助家属顺利度过这一特殊阶段；心理上得以慰藉，维护并促使家庭功能恢复，促进患者家庭能够重新运行和达到新的协调。

二、社会照护方式

安宁疗护中的社会照护工作通过个案工作、小组工作和社区工作方法进行。采取的方式多样，内容丰富，现重点介绍以下 2 种。

1. 直接服务　是指社会工作者面对面服务患者和家庭，与患者及其家属进行充分沟通交流，建立彼此信任的人际关系，依照患者和家庭的个体化需求制定综合有效的社会照护方案，提供临床干预和个案管理，使他们可以获得更多的照护和支持来面对临终的艰难阶段和对死亡来临的挑战。

2. 间接服务　是指社会工作者在给予患者及家庭一定社会照护服务的同时，扩大服务范围。积极组织构建安宁疗护社会照护服务平台，担任好领导者、推动者、管理培训者等角色，以便于充分吸收更多的资源力量。探索更多有效可行的服务机制，这样才能更快更好地提高社会照护的质量，将服务辐射到更多有需要的人。

三、社会照护的具体内容

（一）提供临床干预

1. 提供心理与精神辅导　对患者及家属进行心理和精神的评估与照护是社会工作者提供的重要服务。针对患者进入疾病晚（末）期后，出现的恐惧、焦虑、遗憾、愤怒等情绪和心理问题及不甘、绝望、无意义甚至出现轻生念头，社会工作者应及时准确评估，积极制定干预措施。鼓励并指导患者家属温暖的陪伴和交流，应用心理干预、生命回顾及意义疗法等，引导患者表达出真实想法和内心感受，疏解负面情绪，找到生命的价值和意义。

2. 指导患者疼痛管理的知识与技巧　疼痛可以放大情绪问题，并导致濒死时的尊严丧失。有证据表明社工干预可以减轻疼痛，美国安宁疗护社会工作调查发现，提供社会工作干预水平越高，疼痛控制成本越低。目前，临床上已经发展了一系列社会心理干预方法，例如可以对疼痛症状产生影响的放松练习或用记日记的方式描述疼痛，再指导认知调节、疼痛适应与疼痛管理的方法。

（二）维护社会关系

1. 家庭关系　受中国传统注重亲情的家文化影响，中国人具有强烈的家庭观念，亲属的照顾陪伴、安慰与帮助是对患者强有力的支持。社会工作者应善于充分利用家庭资源，让患者得到家族中更多亲属和朋友的关心和照顾，使之成为患者的坚强后盾，解除患者的后顾之忧。患者家属在面临患者处于疾病晚（末）期时，也会出现巨大的心理和经济压力，出现情绪困扰，当双方都存在巨大的压力，又都不会表达爱的时候，沟通会变得困难起来。此时社会工作者应注重促进患者和家属爱与情感的表达，理解彼此对生活质量的期待，学会有效沟通技巧，同时调动患者和家属的主观能动性，协调患者和家属之间关系，维持家庭正常功能。

2. 人际关系　社会工作者应鼓励患者运用其自身现有的非正式支持系统，协助患者与周围的正式支持之间建立联系，为患者提供并利用现有的社会照护服务。如引导志愿者帮助承担患者一部分简单的生活照料服务，并在此过程中拉近与患者的关系，建立彼此的信任，成为患者人生最后阶段的"陪伴者"，缓解患者的孤独和恐惧。有时，临终患者因体谅家人的心情和承受的压力，可能不愿意将内心真实的想法全部告诉家人，但可以对至交好友将内心痛苦与绝望倾诉出来。社工应助力联系患者的至交好友，协同家属一起满足其需要、实现其愿望。

3. 医患关系　社会工作者鼓励和支持患者及家属与安宁疗护团队人员的沟通，帮助患者及家属与医护人员的信息传递，协助医护人员提供健康指导，促进医患更充分地表达意愿，处理不同观点之间的矛盾，增进医患及团队的合作与和谐，提升患者及家属的满意度。

（三）获取经济帮助

1. 社会工作者协助经济困难的家庭发现及利用身边资源　例如协助申请低保、医疗补助、慈善基金或联系慈善团体和组织志愿者服务。在患者及家属同意的前提下，媒体宣传也可以引发社会对于特殊家庭的关注并寻求社会帮助。可协助寻找符合条件的大病救助基金，或让患者返家后得到社会救助的辅具，如气垫床、助行器，或适合使用轮椅的居住设备与环境设计等，甚至帮助患者家属找工作，以解决患者治疗费用和生活问题。

2. 政府及社会组织为晚期癌症患者家庭提供慈善救助　癌症救助基金一般分为政府医疗保障、社会组织和互助等性质。政府医疗保障主要是医保报销、大病救助、特殊病种医疗救助、特殊门诊等。社会组织救助类型较多，多见为资金救助、物资救助、助学、志愿者组织。互助基金目前主要依托于轻松筹、水滴筹等平台。各地区救助种类差别较大，需根据地方情况进行筛选。中华慈善总会、各地民政局、中国红十字会等也是社会照护的社会资源。

（四）开展法律援助

1. 生前预嘱　是社会工作者给予患者提供的最多的与法律相关的服务，为患者提供了解和实现临终治疗意愿。从国外经验看，"生前医嘱"推行的实现需要社会工作者、患者、家庭、医疗团队的共同努力。在中国，公民拥有和使用"生前预嘱"，不仅不违反中华人民共和国法律，我国的宪法、法律和行政法规中也有明确内容和条款支持这种做法。2022年深圳首次将生前预嘱写进地方性医疗基本法《深圳经济特区医疗条例》（修订版）中，并于2023年1月1日施行。

2. 获取医疗保险保障　临终患者在经过专业评估后，社会工作者会帮助他们处理各种与医疗保险保障相关的事宜。安宁疗护与社会医疗保险相结合是推动我国安宁疗护事业发展的重要途径，多个试点城市纷纷出台相关政策，鼓励社会医疗保险积极参与安宁疗护，目前安宁疗护社会医疗保险的保障项目主要是符合医保规定的药品费用及医疗服务项目。

3. 财产分配　社会工作者在临终患者财产分配中合理性与公正性方面发挥着积极的桥梁作用。社工可以协助患者快速获取有关财产分配的资料和方式，主要包括遗嘱继承、赠与行为、信托计划。对于财产有遗赠抚养协议的，按照协议办理；有遗嘱的，按照遗嘱继承。及时了解患者是否存在财产分配困难，并充分利用社会支持网络，协助患者厘清临终前的财产分配问题，以及针对不同的财产状况采取不同的解决方法，解决患者和家属的后顾之忧。

（五）提供信息支持

社会支持中的信息是指有助于解决问题的建议或指导。当疾病严重发展到晚（末）期，患者会出现不同程度的躯体症状、心理问题和社会问题。社会照护团队要积极关注患者和家属的各种需求，主动为患者和家属提供相关信息。充足的信息支持可以提升家属的照护能力，有效解决问题，减少身心压力，其信息可分为疾病信息、家庭事务、丧葬礼仪、临终机构、政策福利、救助机构六大类。其中，获取信息或咨询有以下 3 种形式。

1. 个别咨询与支持　采取与晚期临终患者或家属个别访谈的方式，针对个体具体情况，提供他们所需要的咨询和有效信息支持。

2. 团体咨询　由社会工作者通过组织有相同或相似遭遇的晚（末）期患者或家属之间开展交流，协助他们获得经验分享，使之能更有效地处理个人、团体或社区问题。团体工作的开展有助于临终患者及其家属获得集体的支持，尤其是精神支持和鼓励。

3. 向有关方面提供信息　根据临终患者及其家属的需求，由社会工作者向社区卫生服务机构、患者及其家属工作单位、亲戚朋友等，提供有关患者及其家属的信息，以及患者及其家属希望获得支持和帮助的需求。通过与政府、机构、普通公众及媒体等多方面的沟通和联系，以获得社区、单位、亲戚、朋友等有关方面和人员的支持，向社会正面宣传安宁疗护的意义与价值，树立大众正确的死亡观，促进现有相关政策法规的完善，满足晚期患者及其家属的各种基本需求，提高他们的生活质量。

社会工作者提供的社会照护服务，对于有效优质的安宁疗护非常重要。美国研究表明，在安宁疗护服务中增加社会工作的参与度与下列内容有显著联系：降低安宁疗护费用；降低疼痛成本；工作人员的随叫随到的访问量减少；减少患者住院时间；更少的持续护理夜晚；更好的团队运作；家庭健康助理，护士和代理的访问次数减少；减少员工流动率；提高医生、护士和社工的工作满意度；提高患者的满意度和生活质量；降低个案问题的严重程度。

【思考题】

1. 分析我国社会照护中安宁疗护发展过程中的机遇和挑战。

2. 分析社会工作者在安宁疗护中的角色和定位。

3. 安宁疗护中社会照护内容有哪些？

案例导入

李阿姨，58 岁，退休教师。诊断为宫颈癌晚期，现已腹腔转移并伴癌性疼痛及双下肢水肿。女儿陪同李阿姨来到医院安宁疗护病房，女儿对医护人员说："自从我妈妈得病以来，我们很焦虑和痛苦，经常失眠，不敢相信我妈妈会离开我们，但医生说母亲剩下的时间不多了，希望我的母亲能平静没有痛苦地离去吧。"李阿姨说："为什么我会得这样的病？这样活着又有什么意义呢？还有两个多月我儿媳妇就要生宝宝了，我真会死吗？我真想看到孙子呀！"说罢，她掩面而泣。

请思考：

1. 作为安宁疗护医护人员，请分析李阿姨及女儿的精神痛苦和精神需求有哪些？

2. 应如何对她们进行精神层面的照护？

处于疾病晚（末）期的患者和家属不仅要面对身体疾病无法治愈的事实，还要直面死亡，处理和亲人的离别情感，精神处于极度脆弱和痛苦状态，迫切需要精神上的安慰支持和温暖照护。安宁疗护重视并提供患者身体、心理、精神与社会文化层面的整体照护，满足患者的精神需求，为患者提供精神照护服务。

第一节　精神层面照护概述

美国心理学家马斯洛（Maslow）在晚年修改了他的人类需要层次理论，他认为："在自我实现的最高级需要之上，还有一个涉及精神层面的需要，它属于自我挑战和自我超越。"当患者面临威胁生命的疾病时会经历身心的痛苦，精神层面的需求明显增加。

一、精神概念

精神（spirituality），国外学者也称之为"灵性"，来源于拉丁文"*spiritus*"，有呼吸之意，也包含有勇气、强健、精力的含义，通常被赋予生命之气，有使生命更加充沛蓬勃的意思。精神是人的高层思想活动，是人类内在的本质，它存在于所有的个体中，超越物质。包括了对生命意义、个人价值和成长的探索。精神具有抽象性和不可见性；精神是心智和大脑的活动方式；精神投射到事物或现象时表现为态度倾向，是人的某种意向、愿望和打算，人的价值观、幸福观、生死观。

精神在一定层面上与心理存在着相通和交融，两者之间并无具体明确的分割线，但精神不同于心理。因为精神"超越"了心理层面的认知、思想、记忆、意识、情感和感受，成为一种对存在价值的热爱和追求。因此，精神是更深层次、更高级的层面。

二、精神痛苦

（一）临终患者的精神痛苦（spiritual distress）

西塞莉·桑德斯博士认为，生命末期患者在临终时需要处理的、最重要的精神层面的两个问题，一个是生命意义问题；另一个是死后生命归宿的问题。美国托马尔和伊莱亚森（Adrian Tomer & Grafton Eliason）的死亡忧虑模式认为，临终患者的精神痛苦多在过去、当下与未来三个层面呈现。

1. 过去的遗憾　临终患者常有负罪感或羞愧感，害怕成为家人的负担、累赘，还包括未完成的心愿及未修复的恩怨等。他们常痛苦于对自我不能宽恕，他人也不能宽恕自己；"我不值得康复好转"；希望早点解脱，使家人尽早恢复正常生活；"我作了什么孽，会受到如此报应"，等等。

2. 当下生存的意义　临终患者常处于当下痛苦的状态，如无力、身痛、孤独、孤僻、脆弱等，"我再也不能忍受这样的痛苦了""如果这是能提供的最好照护，我宁愿去死""这样活着的意义是什么"，患者常形容自己处于窘迫的陷阱或跌入了无底深渊。

3. 未来的无助　临终患者常对未来表现出无望、无助、无意义感，内心压抑，常常会想"与其这样活着，我不如死了好""我的痛苦，没有希望得到解决""死后生命归宿如何""谁知道死亡会将我带到哪里"，等等。

（二）临终患者家属的精神痛苦

临终患者家属要面对不得不与患者分离告别，去接受死亡这个事实，又要面对死亡是什么以及寻求至亲离世后去往何处的挑战。

1. 面对死亡的孤独与无助　临终患者的家属面对至亲生病、死亡，有着无法帮助至亲免于痛苦的孤独与无助。同时，丧亲之痛他人往往难以感同身受，家属会有一种独自存活的感受。

2. 爱与痛的冲突　面对遭遇病痛及即将死亡的亲人，家属一方面希望至亲没有痛苦，能够早日解脱，另一方面又竭尽全力尝试各种可能的治疗方法来挽留亲人，即使家属内心已经很清楚治疗带来的痛苦是必然的且期待渺茫。家属不得不在爱与痛之间纠结徘徊，饱受内心痛苦。

3. 分离之痛　人类重视亲情，至亲的离世让家属重新审视与至亲的关系。家属尽心照顾，关系融洽，在至亲离世后，家属回忆起来内心感受温暖与平静。但这些家属也可能寻求各种方法与至亲保持持续的联系，一些家属希望在梦中与至亲保持联结，以缓解分离之痛，而疏于照顾的家属可能会在亲属离世后悔恨不已。

三、精神需求

（一）概念

马斯洛认为自我实现不是人的需求的终极层面，当面对疾病或死亡，自我实现不足以支持人们面对病痛与死亡的威胁时，需要超越个人层面的力量，这就是人的"精神需求"，是人的最高需求。

精神需求（spiritual needs）是指个人寻找人生意义、目标和价值观的需求及期望，这种需求可以与信仰或宗教相关，但即使无宗教信仰或者非宗教群体的个人也具有赋予生命意义和目标的信念。

（二）临终患者主要的精神需求

有学者对癌症患者精神需求的研究进行综述和整理，总结临终患者主要的精神需求有以下5种。

1. 生命意义与价值需求　包括完成事业的需求，积极希望和感恩的需求，准备和接纳死亡的需求，创造生命意义、寻求目标的需求，寻求生命归宿的需求。探索生命的意义和价值，希望重新诠释生活，把握每一天的生命价值，有意义地度过每一天。

2. 信仰及正能量的需求　包括省思信仰的需求，对抗死神的精神需求，接纳苦难的需求。需求的满足可帮助临终患者坦然面对自己的生命与生活，化解生存愿望和死亡现实的对立紧张状态，克服现实生活中的种种困惑与焦虑，使有限的生命得到无限的意义。

3. 自然和谐的需求　包括体验自然的需求，欣赏美的需求，舒适、安全环境的需求。与自然的和谐共融，就是要体会和认识到人类是自然的一部分，人和万物一样接受生命的更迭，使人的生命发展更加健全。

4. 与他人关系融洽的需求　包括陪伴需求，"四道"人生的需求，家庭支持的需求，缓解孤独、抑郁的需求，反向关怀的需求。与他人的融洽，需要亲人朋友爱的陪伴和支持，需要与人交流，倾诉自己的情感。希望宽容与宽恕，重建及修复关系，若心怀怨恨，就无法达到心灵平安。

5. 自我圆融的需求　包括参与和控制的需求，内心矛盾冲突释放的需求，内心平和的需求，尊重与自决的需求。与自我的圆融，希望缓解身心痛苦获得平静与舒适，希望关爱尊重获得重视与尊严，希望实现自我目标，达成圆满心愿。

四、精神层面照护

（一）概念

精神层面照护（spiritual care）是一个复杂而多维的概念，目前尚无统一的定义。安宁疗护中的精神照护是指安宁疗护团队人员通过评估个体的精神痛苦、困扰及需求后，采用陪伴倾听、同理共情等方式，提供符合个体文化及信念的照护措施或活动，以达到维持个体精神舒适的过程。精神照护的目的是培养整全性、与他人建立和谐关系及对生命意义的探索等。

（二）国外精神照护的发展

加拿大佩苏特（Pesut）提出，"精神照护是提供符合患者精神需求的活动，这些活动包括陪伴患者、认真聆听、尊重患者或直接同患者交流生活的意义与价值，并使他们在精神上变得舒适"。英国学者爱德华兹（Edwards）认为，精神照护是照护者通过倾听、共享等方式帮助被照护者识别内部精神资源、重塑个体信念支持系统以实现自我愈疗的过程。北美护理诊断协会将精神照护定义为"协助患者找到个人生活的意义与目的，通过陪伴患者、帮助其建立正确的人生观与价值观，从而减少引起患者内心困惑的原因，达到实现患者内心平静的目的"。英国皇家护理学院（Royal College of Nursing）指出，精神照护是根据个人精神需求的评估结果，采用聆听、陪伴或与患者共同探讨人生的目标与意义等方式，依据个人的文化与信仰，为其提供适合的照护措施或服务。包括协助患者在遭受疾病折磨之际，寻求人生意义和目的、给予关爱和谅解，使患者获得平静与安慰。

（三）国内精神照护的发展

中国台湾地区学者许凰珠认为，精神照护的基本范畴为引导患者理解痛苦、理解生活的基本含义，珍视生命的宝贵、把握当下，建立正确的人生观与价值理念。护理学者乔靖英认为，精神照护是由专业的医疗服务团队、社会团体、家庭、志愿者等帮助患者在病痛中寻求生命的意义，获得平静与舒适，获得家人情感的支持，缓解对死亡的恐惧，从而提高其生活质量。护理学者梁赛认为，精神照护是指护理人员通过评估个体的精神困扰和需求后，通过陪伴、倾听、共情或转介等方式，提供符合个体的文化、信仰的护理措施或活动，以达到维持个体精神舒适的过程。

第二节　精神评估

精神评估是准确寻找精神需求、生命意义感和有效实施精神照护的重要前提。精神评估的内容主要是精神需求、生命意义感和精神状态评估，即对临终患者精神需求的评估、生命意义感的评估、安宁疗护从业人员精神照顾能力等。目前使用的评估工具多为引进，我国本土化、汉化版以及新开发的评估工具也在不断探索运用中。

一、精神需求的评估

（一）精神需求问卷

精神需求问卷（Spiritual Needs Questionnaire，SpNQ）为德国学者比辛（Büssing）等研制。适用于评估慢性疼痛、癌症患者的精神需求程度。该问卷共 19 个条目，包含 4 个维度：存在需求、内心平和需求、积极给予方面的需求及信仰需求。

（二）患者精神需求评估量表

患者精神需求评估量表（Spiritual Needs Assessment for Patients，SNAP）由美国学者沙尔玛（Sharma）等研制。适用于肿瘤患者精神需求评估。该量表共 23 个条目，包含 3 个维度：社会心理需求（应对压力等）、精神需求（意义、希望、宽恕、平静等）及信仰需求。

（三）精神需求清单

精神需求清单（Spiritual Needs Inventory，SNI）是美国学者赫尔曼（Hermann）基于马斯洛需要层次理论，并在 19 例临终患者精神需求质性研究的基础上设计而来。适用于评估肿瘤患者的精神需求。该量表共 17 个条目，包含 5 个维度：外表的需求、灵感的需求、精神活动的需求、信仰的需求及团体的需求。

二、生命意义感的评估

（一）晚期癌症患者生命意义量表

晚期癌症患者生命意义量表（Meaning in Life Scale for Advanced Cancer Patients，MiLS）由广西医科大学附属宁养院吴永胜等研制。适用于癌症患者的生命意义感评估。该问卷共 28 个条目，包含 6 个维度：求意义的意志、存在挫折、生命的意义与满足感、生命控制、苦难承受、死亡接纳。

（二）生命意义感量表

生命意义感量表（Meaning in Life Questionaire，MLQ）由美国学者斯蒂格（Sterger）等研制。适用于普通人群、癌症患者生命意义感的评估。该问卷共 9 个条目，包含 2 个维度：寻找生命意义感、存在生命意义感。

三、本土化及汉化版精神评估量表

（一）精神照顾能力量表（中文版）

安宁疗护从业人员的精神照顾能力即指其所具备的精神照顾的知识、态度和技能，可显著改善患者的心理应对能力、内在精神力量及生存质量。

精神照顾能力量表（中文版）（Spiritual Care Competence Scale，SCCS）适用于评估安宁疗护从业人员的精神照顾能力水平。该量表共 22 个条目，包含 6 个维度：评估和实施能力、专业发展和质量改进能力、支持能力、转介能力、对患者精神的态度、交流能力。

（二）精神需求问卷（中文版）

精神需求问卷（中文版）（Spiritual Needs Questionnaire，SpNQ）适用于肿瘤患者、慢性疼痛患者和慢性疾病患者的精神评估。中文版的量表共 17 个条目，包含 4 个维度：内在平静需求、给予的需求、反馈及释放需求及信仰需求。

（三）精神护理需求清单

精神护理需求清单（Spiritual Care Needs Inventory，SCNI）适用于评估患者的精神需求及护士对提供精神层面护理的感知能力。该量表共有 21 个条目，分为意义和希望、关怀和尊重两个维度。

此外，还有护士精神照护量表（中文版）（Nurse Spiritual Therapeutics Scale，NSTS）、精神安适量表（Spiritual Well-Being Scale，SWBS）、精神安适问卷（Spiritual Well-Being Questionnaire，SWBQ）、精神照护实施量表（spiritual caregiving scale，SCGS）、精神照护前后测试工具（spirituality pre-test/post-test tool，SPPT）、癌症患者精神需求评估法（Faith，Importance and Influence，Community，and Address，FICA）等。

第三节　精神照护的实施

精神照护的具体实施应明确目标和主要内容，运用适合的方式方法，最终帮助临终患者和家属找到生命的意义和生命的价值，实现精神层面的平安。

一、精神照护目标

精神照护常常与生命的意义、生命的价值及自我超越、关系的联结及转换等词语相联系，这些词语使精神照护的目标得以清晰和明确。

（一）探索生命的意义

奥地利精神病学家维克多·弗兰克尔（Viktor Emil Frankl）经历第二次世界大战，从纳粹集中营生还后写下著作《活出生命的意义》，提出了生命意义的重要性。特别是一个人身处逆境、面对困苦、身患绝症等关于死亡等极限问题时，生命意义可能成为一个人坚定活下去的理想、信念和精神支柱。找寻生命意义的途径有：发挥创造力及保持工作；体会真、善、美、圣的价值；从苦难中寻求和用爱来表达生命的意义。

（二）激发爱与被爱的能力

爱是建立关系的重要基础，接受被爱的能力源于对自我价值的认同。爱可以促进人际间的联结，联结要求协助临终患者与他人建立并维持和谐的关系，学会表达爱与接受被爱。在安宁疗护中，患者通常被置于受保护的处境，只需接受亲友的爱与关怀，在被动接受的情境下，患者失去了表达爱的机会，自我价值缺失，觉得自己是累赘和负担，没有爱与被爱的能力。因此，要激发患者积极表达爱，进行"道谢、道爱、道歉、道别"，以满足反向关怀的需求，同时也坦然地接受被爱。

（三）完成整全性

整全性是人的精神层面对于自身与天、人、物和我的融合，以及感性力、理性力和精神力的整体观点。人的整全性由生命统整和人格统整组成。生命统整是一个过程，是个体在生命的旅程中，不断地统整和编织自身角色和存在的过程。人格统整是人格内部和外部身、心、社、精神的和谐一致，以达到整全性完成的目的。

二、精神照护内容

（一）生命自我整合

埃里克森（Erikson）的人生八阶段理论认为，人在晚年期具有自我整合的需求。自我整合即接纳生命。医护人员要协助患者通过回顾自己的生命历程，体会到自己生活经历的价值和自己生命的意义，体会爱的力量，自身能以成熟的心灵和尊严，以不惧怕死亡的心态来接纳自己，对所经历的苦难折磨不心存懊悔，学会面对死亡。

（二）转换生命价值观

协助临终患者对生命价值进行理性思考，探寻生命、死亡与濒死的意义，重新探索自己面对世界的态度，形成新的生命价值观。患者需要理解当下如何生活才能"活出意义"，珍惜人生最后有限的时间，体验以往人生中从没有过的新生活、新感受，让自己的生命重新燃起希望，充满生机。

（三）完成未了心愿

临终患者往往在人生最后的时间里会感伤自己没有完成的事情和心愿，医护人员、社工及患者家属在此段时间里可以协助患者妥善完成最后心愿。临终患者最后的愿望常包括：希望解除痛苦；希望回家；希望有不一样的生活；希望可以有尊严的生活；希望可以再成为有价值的人；希望亲人的陪伴；希望知道死亡情境；对后事安排的希望；器官或遗体捐赠等利他的希望等；甚至希望重获健康活好每一天。医护等团队人员及患者家属要尽最大的可能满足患者的愿望，让患者不留遗憾。

（四）陪伴与分担

陪伴是临终患者及其家属最大的希望之一，精神照护更倾向于"我在""陪伴"及"倾听"。在这个过程中，照护者不一定要提供任何明确的答案，更多的是需要照护者全程陪伴患者走过临终经历的所有阶段，给予支持力量，鼓励患者谈论自己的情绪与情感、希望与恐惧，让患者知道他不会被抛弃，有人愿意为他分担，与他为伴，共同面对死亡的事实。

（五）重建人际关系

鼓励患者主动表达自己的情感，勇敢说出"感谢你、对不起、我爱你"等感人肺腑的语言。协助患者与亲人、朋友乃至整个社会化解过往的恩怨和愤怒，表达爱及接受被爱，建立和谐的关系。让患者最后一段人生充满温暖的爱的力量。

三、精神照护的主要方法

（一）生命回顾

人在临终阶段具有整合生命的需求。每个人都有不同的人生经历，生命回顾（Life review）是一种回顾自己生命历程的过程，寻找生命意义和情感价值。安宁疗护团队人员要引导患者珍惜当下，回顾一生，重新审视过去的成功或失败，帮助解决过去尚未成功解决的矛盾冲突，表达爱，接受被爱。用人生的经验与智慧，坦然接受自己的过去，达到人生的成熟和完美，完成自我生命的圆融及转化。

（二）意义疗法

精神照护通过帮助临终患者重建对生命存在的意义和价值的认知，进而改善其面对生活和死亡的态度，以提高临终生活质量。意义疗法（Meaning Therapy）是将生活的三个阶段即过去、现在、未来，通过谈话的方式让患者体验到人生的意义。通过回顾，肯定患者对家庭和他人的贡献，指导患者正确对待消极事件，通过榜样的力量使患者能够以更积极、更坦然的心态面对生死；通过患者讲述疾病发展的相关心路历程来认识生命的意义，鼓励患者大声说出来，使患者不良情绪得到宣泄；让患者表达对现在或未来的需求、愿望和担忧，以满足患者的精神需求。实施意义疗法时，室内环境要舒适温暖。在交谈过程中，要注意正确使用沟通技巧、幽默技巧和倾听技巧，要让患者感受到关怀与爱，帮助患者缓解不良情绪，释放压力，勇敢面对痛苦。

（三）尊严疗法

尊严疗法（Dignity Therapy）一般以访谈形式进行，其目的是为临终患者提供一个可以敞开心扉、表达内心感受的机会；在人生最后有限的时间里，让患者回忆自己一生中最值得自豪、最有意义、最有价值和最想被后人记住的事情；将人生智慧或感悟等精神财富留给世人，使患者感受到并肯定自己生命存在的价值、目的和意义，降低精神压力和心理负担，激发其对生活的热情，同时感受到来自家庭和社会的关爱及支持，增强生存意愿，获得尊重和尊严感，安宁圆满地度过生命的最后时光。

（四）"四道"人生

赵可式教授提出了安宁疗护的"四道"人生，即"道谢""道歉""道爱""道别"。通过"四道"人生，可以协助患者与亲人、朋友乃至整个社会化解过往的恩怨和愤怒，表达爱及接受被爱，调节患者在世的人际关系（主要包括与家人的关系），使人际关系得以和谐。

（五）自然辅助疗法

马斯洛认为亲近自然是在经历一种忘我的境界，可以协助人达成自我实现。然而临终患者多数时间只能待在病房或居家，与自然环境接触已变成一件奢侈的事情。安宁疗护团队可以运用自然辅助疗法，如：音乐疗法（Music Therapy）、园艺疗法（Horticultural Therapy）、芳香疗法（Aroma Therapy）及旅行疗法（Tourism Therapy）等。音乐疗法是融合了医学、音乐、美学、心理学等多学科的调治技术，能帮助工作人员与患者重新建立交流，以舒缓社会、心理、精神的痛苦。园艺疗法是临终患者通过进行植物或园艺活动，促进其身体与心理健康，舒缓情绪。园艺活动几乎都是以团体形式进行，使患者及家属可以从中获得同伴、朋友及社会的支持。芳香疗法又称为精油疗法，是利用从天然植物中提取的芳香精华来平衡、协调和促进身体、心理及精神健康，帮助患者获得更大的洞察力并找到内心的平静。旅行疗法是通过旅游，通过新鲜的空气、青山绿水等美景调解情绪，忘我地享受自然之美，感受到天地人的融合，以忘却病痛，放松身心灵压力，达成心灵复原的目的。

（六）正念疗法

正念疗法（Mindfulness Therapy）包括了正念减压、正念认知疗法、标准行为疗法和接纳承诺疗法。近年来，正念疗法开始被引入安宁疗护中，通过正念练习，帮助患者接纳病痛、死亡等生命议题，找寻生命的意义与价值，珍惜当下。

（七）"五觉"疗法

"五觉"即视觉、听觉、嗅觉、味觉、触觉。要使临终患者充分感受到爱与关怀，就需要在患者的眼、耳、鼻、舌、身方面给予充分的刺激，见图11-1。视觉方面给予患者温馨的画面，看绿色生命的景象，见自己想念的人与物等；听觉方面注重语言的交流，让患者听到宽心、安心的话语，给予舒心的、安静的及患者喜爱的音乐；嗅觉刺激可以运用芳香疗法给予患者喜欢的味道，消除异味等，通过改善患者口干、乏味、异味等困扰，或为患者提供可口的美食等进

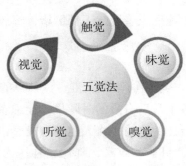

图 11-1　精神照护——五觉法

行味觉的刺激；触觉刺激可以通过肢体触摸，解除"肌肤之渴"，帮助患者自我超越，进入精神世界。

【思考题】

1. 临终患者的精神痛苦主要表现有哪些？

2. 临终患者家属的精神痛苦主要表现有哪些？

3. 精神照护的目标和内容有哪些？

第十二章
中医药特色安宁疗护

扫一扫，查阅本章数字资源，含PPT、音视频、图片等

案例导入

王先生，58岁，1年前因肝癌晚期行手术治疗，术后曾住院治疗多次，身体日益虚弱，病情日益恶化，本次因"恶心呕吐1月余"来院就诊，患者中等身材，较瘦，肤色偏黑，肝区疼痛，恶心欲吐，饮食差，整夜失眠，情绪非常低落，二便可，舌淡苔白，脉浮大。证属肝郁气滞，呕吐呃逆。

请思考：

1. 试分析患者所患疾病的中医辨证施护原则及方法。

2. 如何运用中医适宜技术干预患者疼痛、呕吐症状？

3. 如何运用中医情志调护的方法来改善患者的情绪？

中医药是发祥于中国古代的研究人体生命、健康、疾病的科学，也是中国传统文化的重要内容，具有系统的理论体系、丰富的临床经验和科学的思维方法。

中医药传统文化尤为重视人文精神，强调"大医精诚""医者仁心"。中医整体观认为人与自然环境、社会因素密切相关，尊重患者生命、关心同情患者，以患者和家属为中心，对临终患者进行生理、心理和社会的全面照护。与安宁疗护中"身心社灵整体照护"模式相契合，在安宁疗护中发挥着独特的优势与特色。

第一节　中医理论与安宁疗护

在中医理论指导下，应用中医的生死观、整体观、恒动观、辨证施护及中医适宜技术，对临终患者进行人文关怀及全面整体照护，缓解痛苦症状，抚慰心灵，积极面对人生，正视死亡，使其完成心愿安然逝去，并辅导家属顺利度过哀伤期。

一、中医生死观与安宁疗护

中医学是自然科学的主体，与人文社会科学相融合，并吸收古代哲学与儒家、道家及佛教等思想，形成了对生老病死有独特见解的生死观，其认为生死必然，强调"终始俱善"，不直面死亡，但又不惧怕死亡，更注重追求生命的价值，整体蕴含着尊重生命、善待死亡、努力实现人生价值的思想。并运用阴阳理论、精气学说、气化学说等理论，诠释了死亡的机理，揭示了生命的内涵。

在对待死亡态度上，中医学的生死观念是"贵生"，认为生命最可贵，注重人与自然的和谐，

这是一种"以人为本"的人文精神，完全符合安宁疗护的基本原则。将中医药与安宁疗护有机结合，在患者生命的最后阶段，应用中医的辨证施护方法和适宜技术提高患者生命质量，减轻患者的痛苦，让患者能够在生命的终点安详地离开。

二、中医整体观与安宁疗护

中医整体观认为，人体是一个有机的整体，构成人体的各个组成部分在生理上相互协调，在病理上相互影响。同时还认为人体、自然环境及社会环境之间也是一个不可分割的整体。

（一）人体是一个有机整体

中医学认为，人体的各脏腑经络是有机联系的，通过这种联系可以将人体联系成一个统一的整体，这个整体以五脏为中心，通过经络将各脏腑、孔窍、皮毛、筋肉、骨骼等组织联系在一起。在安宁疗护中，不能只看单一局部病症，要根据脏腑组织器官之间的关系全面整体照护患者。

（二）人与自然环境的统一性

人与外界环境有着物质同一性，外界环境提供了人类赖以生存的必要条件，即所谓"人与天地相应"。外界环境包括自然环境和社会环境两个方面，自然环境对人体功能的影响涉及许多方面，如一年四季的气候变化，昼夜阴阳的消长，居住条件、环境和生活习惯等，都使人表现出规律性的适应过程，中医将人与自然看成是一个整体，在安宁疗护时，还必须考虑到自然的因素，做到因时、因地制宜。

（三）人与社会环境的统一性

人生活在社会环境中，人能影响社会，社会环境的变化也会影响人体身心功能。人在适应社会环境的过程中，维持着生命的稳定、协调、平衡、有序，这体现了人与社会环境的统一性。当社会环境发生变化而人体不能作出相应的改变和调整，就势必造成人体心理功能紊乱。良好的社会环境、有力的社会支持、融洽的社会关系，能使人精神愉悦，勇于进取；而不利的社会环境，可使人精神抑郁，产生恐惧、紧张、焦虑、悲伤等不良情绪，从而影响身心健康，引发或加重疾病。在安宁疗护的过程中，不仅要照护患者自身，还要兼顾其家庭、社区、社会等方面，给予其全面的指导。

三、中医恒动观念与安宁疗护

中医恒动观念是指一切物质，包括整个自然界，都处于永恒而无休止的运动之中。中医恒动观念认为从病因作用于机体到疾病的发生、发展、转归，整个疾病的病理亦处于不停的发展变化之中。如外感表寒证未及时治疗，则可入里化热，转成里热证；实证日久可转为虚证；旧病未愈又添新疾，新疾又往往引动旧病等。另一方面，疾病的病理变化多表现为一定的阶段性，发病初期、中期、末期都有一定规律和特点。如风温，初在肺卫，中在气分，末期多致肺胃阴伤。因此，在安宁疗护服务过程中，运用恒动观念处理问题，针对患者不断出现的新情况、新变化，随时调整处方用药，以期药证相合，取得良好疗效。

四、中医辨证施护与安宁疗护

辨证施护是中医护理的基本特点之一。辨证是实施护理措施的前提和依据，实施护理措施是辨证的目的，辨证与施护是护理疾病过程中相互联系、不可分割的两个方面，是理论和实践相结合的体现，是指导临床中医护理工作的基本法则。

针对晚（末）期患者的特点，应遵循"护病求本""调整阴阳""扶正祛邪""同病异护与异病同护""三因制宜"的辨证施护原则，为患者提供适宜的中医护理措施，提高患者晚（末）期生活质量。

（一）护病求本在安宁疗护中的应用

主要是指疾病发展到晚（末）期会出现许多症状，但症状只是疾病的现象而非本质，需要在中医理论指导下，综合分析找出疾病的根本病因，从而确立相应的治护措施。如果疾病的本质与现象一致时，采用正护法辨证施护，例如晚（末）期患者虚损病证表现虚弱的征象，则采用虚则补之的方法为其进行护理。如果疾病的本质与现象不一致时，采用反护法辨证施护，例如晚（末）期患者因脾胃虚弱、中气不足等引起腹胀便秘时，用补中益气，以补开塞的治护措施来改善症状。

（二）调整阴阳在安宁疗护中的应用

主要是指晚（末）期患者机体阴阳平衡遭到破坏，造成体内阴阳偏盛偏衰。在护理过程中采用"损其偏盛、补其偏衰"的方法，调整阴阳。例如晚（末）期患者出现阴虚、阳虚或阴阳两虚的病证，分别采用滋阴、补阳、阴阳双补的方法补其不足。

（三）扶正祛邪在安宁疗护中的应用

主要是指疾病的转归或痊愈取决于正气与邪气的相互斗争，邪气战胜正气则病情加重，正气战胜邪气则病情转归。尤其对于晚（末）期患者多表现为正气虚弱，可采用扶正祛邪法，进行益气、滋阴、养血等提升正气，从而提高患者的抗病能力。

（四）同病异护在安宁疗护中的应用

主要是指晚（末）期患者的所患的同一种疾病，由于病情的发展和病机的变化，以及邪正消长的差异，机体的反应性不同，所表现的证候不同，护理上应根据其具体情况，运用不同的方法进行护理。例如同为胃癌，有脾胃虚寒、胃热炽盛、肝胃不和、气血双亏等不同，治护方法也有所差异。而异病同护指晚（末）期患者的所患的不同种类的疾病，在其病情发展过程中，会出现相同的病机变化或同一性质的证候，可以采用相同的护理方法。如肺癌、胃癌为不同的疾病，其晚（末）期的辨证如均表现为气血双亏的证候，则可用益气补血的护治法则进行护理。

（五）三因制宜在安宁疗护中的应用

主要是指晚（末）期患者的疾病的发生、发展与转归受多方面因素的影响，如时令气候、地理环境、情志、饮食等都对疾病的发展有一定的影响。因此，护理过程中应充分考虑这些因素，区别不同情况，做到"因时、因地、因人"而异，实施适宜的护理措施。例如秋冬季节，气候由凉变寒，阴盛阳衰，若非大热之证，应慎用寒凉的药物或食物。在多雨水的地区，疾病为多温热或湿热，治护宜清化，而温热及化湿药物与方法必须慎用。此外，不同年龄的患者身体状况不同，临终状态的老年人生机减退，气血亏虚，患病多虚，治护宜偏补益类。

五、中医调护与安宁疗护

（一）中医饮食调护

中医饮食调护即中医食疗，是指在中医药理论指导下，研究食物的性味、功能、配伍、制作和服法以及食物与健康的关系，并利用食物来保护健康、防治疾病的一门学科，包括食物疗法和药膳疗法。在辨证施护理论指导下，中医饮食调护注重整体性和系统性，根据患者的不同证型进行辨证施膳，通过合理的饮食调配改变临终患者的体质和营养，补充所需的能量，改善临终患者消瘦、贫血、乏力等症状。

1. 根据疾病的性质施食　根据不同食物的性味，依据"寒者热之""热者寒之"原则进行饮食调护。根据临终患者不同证型选择不同性味的饮食，如脾胃虚寒者，用温热性药膳，如参姜粥；脾胃湿热者，用清热利湿之品，如薏仁扁豆粥。热性体质患者选用寒性的食品，如藕汁、西瓜、萝卜等，寒性体质患者选用热性的食品，如生姜、桂皮等。

2. 根据正气的损耗施食　食物有四气五味，各有归经，五脏对应五味，如酸养肝、苦养心、甘养脾、辛补肺、咸滋肾，需注意五味不可太过。中医学认为，疾病过程都是正邪相争的过程，临终患者正气受损，遵循"虚则补之"的原则，选用补益性质的食物使之恢复元气，既要营养丰富又要易于消化，以免因食物伤及脾胃。阳虚者，宜食性味甘温的温补之品，如韭菜、香菜、生姜、鸡肉、黄鳝、虾等，忌食生冷寒凉食物，常用药膳有山药薏苡仁枸杞芡实粥；阴虚者，宜食滋阴润燥之品，如猪肉、银耳、木耳、芝麻、百合、苹果等，忌食油腻厚味、辛辣食物，常用药膳有百合粥；气虚者，宜食补气之品，如鸡肉、牛肉、山药、粳米、栗子等，忌食寒湿、油腻之品，常用药膳有黄芪炖鸡；血虚者，宜食含铁、维生素的食物，如乌骨鸡、鸭血、动物肝脏、菠菜、花生等，忌食油炸食物，常用药膳有当归炖猪蹄。

3. 根据自然、地理、环境施食　人的生长壮老与自然界息息相关；四季之变化，六气之太过或不及，四方地理环境之差异，对于人体均可造成相关的疾病，对于临终患者采用饮食疗法也应当注意因时、因地、因人制宜。

【知识拓展】

药食同源

中国有"药食同源"的说法，许多食物既是食物也是药物。从古至今，历代中医都非常重视药膳，药膳疗法在中国已有数千年的历史。据《周礼》记载，周代已有分管食疗和药膳的"食医"。《黄帝内经》也指出在药物治病的同时应以"五谷为养，五果为助，五畜为益，五菜为充，气味合而服之，以补精益气"。《黄帝内经》中共有 13 首方剂，其中属于药膳的方剂就达 6 首；张仲景首创"当归生姜羊肉汤"等有名的药膳方剂；唐代孟诜编写了《食疗本草》，元代的《饮膳正要》是中国第一本药膳专书；孙思邈在《备急千金要方》中曾说："夫为医者当须先洞晓病源，知其所犯，以食治之。食疗不愈，然后命药。"可见何等重视食疗。

（二）中医情志调护

中医情志调护是以中医情志理论为指导，通过医者的语言、表情、态度、行为及气质等来影响和改善患者的情绪、解除其顾虑和烦恼、从而增强战胜疾病的信心，减轻、消除引起患者痛苦的各种不良情绪和行为，使患者能在最佳心理状态下接受治疗和护理，达到康复或缓解病情的目的。

　　中医情志调护通过改善患者面对疾病时的情志变化来调节脏腑气机，通过对负面情绪的合理释放，使患者在情志方面趋向平和，从而提高心理自我防御机制，更易接受安宁疗护，并且平静面对死亡。中医情志调护方法主要包括五音疗法、劝说开导法、静心宁志法、以情胜情法、顺情从欲法、释疑解惑法、移情易性法及暗示法等。现重点介绍以下 4 种疗法。

　　1. 五音疗法　五音包括角、徵、宫、商、羽五个音调，分属五行木、火、土、金、水，与人的五脏肝、心、脾、肺、肾以及五志怒、喜、思、悲、恐相对应，根据中医五音理论，不同音调的音乐可起到健运脏腑、调理气血、调畅情志的作用。临终患者常有孤独、悲伤、恐惧、暴躁、焦虑、烦躁、愤怒甚至绝望等不良情绪。患者感到愤怒时，应聆听角调式音乐，此调音乐具有"木"的特性，通于肝。如《春之声圆舞曲》《江南丝竹》等，此类音乐生机蓬勃，具有疏导愤怒情绪的作用。患者感到绝望时，应聆听徵调式音乐，此调音乐具有"火"的特性，通于心。如《喜洋洋》《喜相逢》等，此类音乐欢快活泼，能重新唤起新希望。患者感到孤独时，应聆听宫调式音乐，此调音乐具有"土"的特性，通于脾。如《秋湖月夜》《闲居吟》等，此类音乐亲切清新，温暖心灵。患者感到悲伤时，应聆听商调式音乐，此调音乐具有"金"的特性，通于肺。如《第三交响曲》《黄河大合唱》等，此类音乐高亢悲壮，能抒发心中的悲伤情绪，放松心情。患者感到暴躁时，应聆听羽调式音乐，此调音乐具有"水"的特性，通于肾。如《二泉映月》《鸿雁》等，此类音乐清纯柔和，缓和暴躁情绪。

　　2. 静心宁志法　《黄帝内经》有谓"静以神藏，燥则消亡"，清净心志则能使精气内藏、神气内敛，形体得以充养。《素问·上古天真论》强调："恬淡虚无，真气从之，精神内守，病安从来。"静心宁志法是中医心理学中配合药物治疗的常用方法。晚（末）期患者常出现神浮气躁，可配合静心宁志法，引导患者放松精神、意守丹田、消除杂念、精心安神、内敛精气。静心宁志法具体运用时，可采取语言疏导，也可用一些技巧手法来导入静心之境，如导引行气法、清心静养法、静坐等。《灵枢·官能篇》中所说的"缓节柔筋而心和调者，可使导引行气"，包含了西方心理学的催眠疗法。

　　3. 以情胜情法　以情胜情法又称情志相胜法，中医学认为，人有七情、分属五脏，五脏与情志存在阴阳五行生克原理，用互相克制的情志转移和干扰对机体有害的情志，从而达到协调情志的目的。主要包括怒胜思、思胜恐、恐胜喜、喜胜忧、悲胜怒，即通过愤怒因素来克制思虑过度，通过思虑因素来克制惊恐太过，通过恐惧因素收敛心神，克制大喜伤心，通过喜悦因素来消除悲哀太过，通过悲伤因素来克制愤怒太过。可根据临终患者不同的情绪表现选择合适的情志相胜方法，缓解其不良情绪。

　　4. 顺从意欲法　这是用从欲的手法，达到顺意的目的的一种治疗方法。《素问·阴阳应象大论》载，"从欲快志于虚无之守"，荀子曰，"善和人者谓之顺"。其本还在于顺势利导，顺应患者意愿欲求，给予适度心理满足，顺应人的心理活动规律，给予顺情顺志的心理辅导，使患者能有良好感受接纳心理治疗师。然后共同认定一个适度欲求目标，治疗给予鼓励、支持、引导患者向有利于心身健康的欲求努力，放弃非理性欲求。顺意从欲法多用于心理阻抗者，或因心理压抑克制强烈而痛苦者。通过顺意从欲的先期疏导，使患者能在心理上得到缓解发泄，为治疗做铺垫。

　　晚（末）期患者由于疾病的痛苦，死亡的降临，常会出现情绪不稳、失眠、焦虑等心理问题。运用顺意从欲法，引导他们诉说倾诉，顺从并满足其合理需求和愿望，可有效缓解心理压力、疏泄负面情绪，快其志顺其意，使患者重新获得生活信念而有积极向上的动力。

　　在情志调护实施中，还应根据患者的人格特征、文化背景、心理活动、躯体症状及体质倾向等综合考虑，单法或数法合用，体现中医学"整体观"和"辨证论治"的精髓。

【知识拓展】

清代小说家吴敬梓创作的《儒林外史》中讲述"范进中举"的故事：范进出身寒门，一直想考取功名当官，从二十岁起他就开始参加科举考试，几乎花费了他所有精力在科举道路上苦苦挣扎，但从未中举。在他年过半百的时候，参加科举考试终于中了举人。但他由于过度喜悦，精神受到过度的刺激，一时昏倒在地，醒过来后竟然疯了。后来，范进被平时惧怕的岳父胡屠夫打了一巴掌后恢复正常。范进由于喜乐之极，伤了心神，而致神气涣散，神明失其所主，而范进平时特别恐惧岳父胡屠夫，便产生了恐惧，应用情志相胜法中"恐胜喜"的方法，使范进神情镇静，情绪稳定，进而恢复了心神功能。

（三）宣教指导

1. 生活起居

（1）起居有常　临终患者通常身体比较虚弱，日常生活中，应保证规律的作息和充足的睡眠，可以适当进行活动，避免劳累。适度的活动可以促进气血通畅，筋骨坚实，提神醒志。《素问·宣明五气》指出，"久视伤血，久卧伤气，久坐伤肉，久立伤骨，久行伤筋，是谓五劳所伤"。因此，要做到动静结合，劳逸适度。

（2）顺应四时　人体的生理活动与四季气候变化有密切关系，应该遵循四时变化，顺应自然，使患者的身体达到最佳状态。春天阳气上升，到夏天阳气达到最盛，因此"春夏养阳"应当晚睡早起，春天要注意保暖，避免外邪入侵。秋天阴气已升，到冬天阴气达到极盛，因此"秋冬养阴"应秋天早睡早起，冬天早睡晚起，冬季是调理身体的有利时机，晚（末）期体质虚弱的患者，可以选择进补药物。冬令食补，可进食温热食物，防寒保暖，抵御寒邪。

2. 运动指导

运动锻炼可以活动筋骨，调节气息，静心宁神，从而起到疏通经络、调和脏腑气血，达到增强体质的作用。适量的运动可以强健脾胃、促进饮食消化、提高机体新陈代谢，还能调节精神情志，改善临终患者的情绪抑郁、失眠等症状。

患者及家属可根据自身情况选择合适的运动方式，但特别注意要适度，以不疲劳为宜。如太极拳、六字诀、坐式八段锦等。

【知识拓展】

董奉，字君异，福建侯官（今福建长乐市）人，他医术精湛，行医济世、独创杏林。据《神仙传》中记载，董奉一生为百姓治病，无论贫富，一视同仁，贫困者就医分文不取，愈后就地种植杏树即可。重病愈后者种植五棵，轻病愈后者种植一棵。数年后，董奉住所附近的杏树就蔚然成林。杏子成熟后董奉用其换取粮食，然后用换来的粮食救济老弱病残、贫苦百姓及缺少盘缠的路人。于是，这片杏林便被后人誉为"董仙杏林"，医坛被称为"杏林"，"杏林春暖"的佳话也因此流传至今。"杏林"是佳话，是温暖，更是责任，走进"杏林"，就多了一份济世救人的医者情怀。

第二节　中医适宜技术在安宁疗护中的应用

安宁疗护的目的是通过控制各种症状，缓解症状给患者带来的不适感，减轻患者的痛苦，提高其生活质量。中医适宜技术在缓解临终患者诸多症状方面有着非常重要的作用，并且有"简、便、效、廉"的特点，副作用小，患者接受度高，可有效改善临终患者的不适症状。将中医适宜技术与安宁疗护有机结合，为临终患者提供更全面、更优质的护理服务。

一、中医适宜技术概论

中医适宜技术是以中医基础理论为指导，将中医传统治疗方法应用于护理工作中，具有独特疗效的护理操作。在患者临床症状的控制中发挥着不可忽视的作用，尤其是在疼痛、失眠、呕吐、便秘等常见症状控制方面运用普遍。

常见的中医适宜技术包括穴位按摩、耳穴贴压、穴位敷贴、艾灸、中药熏洗、中药热熨敷等。同种疾病的患者会出现不同临终症状，不同疾病的临终患者也会出现相同的症状，因此在对临终患者实施中医适宜技术时，应基于中医整体观和辨证施护理论为指导，采用"同病异护，异病同护"的护理方法，为临终患者缓解症状、减轻痛苦。

二、中医适宜技术在安宁疗护中的实践应用

（一）安宁疗护中常用的中医适宜技术

晚（末）期疾病患者常见的症状主要包括：疼痛、发热、呼吸困难、咳嗽咳痰、咯血、恶心呕吐、消化道出血、睡眠障碍、水肿以及濒死期症状等，使其身体遭受痛苦，因此，临终患者常见症状的控制和护理也是安宁疗护的核心内容。

肿瘤晚期患者常出现疼痛症状，在中医学中，癌性疼痛是由于邪毒内蓄、气滞血瘀、痰瘀互结而成症结，导致气血运行不畅，血行瘀滞，经络闭阻，不通则痛。人体穴位主要有三大作用，既是经络之气输注于体表的部位，又是疾病反映于体表的部位，也是中医适宜技术的施术部位。常用于控制疼痛的中医适宜技术有耳穴贴压、穴位按摩、穴位贴敷、中药热熨敷等，可根据患者的实际情况进行评估。例如，耳穴贴压可选择神门、交感、皮质下，以及疼痛部位对应穴位进行操作，通过作用于耳部穴位，达到通经止痛的功效；穴位按摩可选择内关、足三里等穴达到镇静止痛的功效；穴位贴敷可通过将具有止痛功效的药物通过敷贴的方式贴于相应的穴位或痛处，例如肺癌选择肺俞穴，肝癌选择肝俞穴、肾俞穴、关元穴等，激发经络的功能，调和气血，改善血液循环，促进和调整机体的免疫功能，调动人体内在的抗病能力，使癌痛得以缓解。中药热熨敷则通过中药以及热力效应，作用于相应的穴位或痛处，达到疏通经络、活血止痛的功效。

晚（末）期疾病患者因长期卧床、活动减少等原因，容易出现便秘症状，缓解便秘常用穴位按摩、耳穴贴压、穴位敷贴、中药保留灌肠等中医适宜技术。例如穴位按摩可以选择中脘、天枢、大横等穴位进行按摩，促进肠蠕动，改善症状；也可进行耳穴贴压，取穴大肠、脾、肺、三焦、肝、皮质下穴，通过耳部神经刺激，调整脏腑功能，改善便秘症状。

在晚（末）期肿瘤患者中，容易出现恶心呕吐的症状。在晚期妇科肿瘤及胃癌的患者中，更易发生恶心、呕吐。而在接受阿片类药物治疗的患者也容易出现恶心症状。改善恶心呕吐症状的常用的中医适宜技术有耳穴贴压、艾灸、穴位敷贴、中药热熨敷等，例如耳穴可选择取穴脾、胃、肝、神门、枕、皮质下等穴，达到降逆止呕的功效；艾灸中脘穴、神阙穴、关元穴等，达到温经散寒，止吐的功效。

在晚（末）期疾病患者中，出现恶性腹水或盆腔积液的患者，常用的中医适宜技术有穴位敷贴和艾灸法，穴位敷贴可选择散水方（生水蛭、蜈蚣、牵牛子、枳实、甘遂、薏苡仁）以神阙穴为中心平敷于腹上，达到利水消肿的功效，也可采用艾灸关元穴，达到培肾固本、调气回阳，行

气活血，消肿利水的功效。

在晚（末）期疾病患者中，如出现失眠症状，常用的中医适宜技术有耳穴贴压、穴位按摩、中药泡洗等。例如耳穴贴压取穴神门、肾、心、皮质下、交感、耳尖穴，通过耳穴经络刺激，调整脏腑功能，促进睡眠。也可通过穴位按摩头部穴位疏通经络，改善睡眠。

（二）常用中医适宜技术操作方法

1. 穴位按摩技术　穴位按摩，又称推拿法，是指通过特定手法作用于人体体表的特定部位或穴位，具有疏通经络、散寒止痛、健脾和胃等作用的一种操作方法。

（1）适用范围　适用于临终患者头痛、失眠、便秘、腹胀、胃痛等症状。

（2）用物准备　治疗盘、润肤介质、治疗巾、大浴巾。酌情备用糖水及外用药。

（3）按摩方法　穴位按摩应遵循有力、柔和、均匀、持久、渗透的原则。

1）头痛　患者坐位，用一指禅推法从印堂向上沿前额发际至头维、太阳，往返3～4遍，并配合印堂、鱼腰、太阳、百会等穴，再用拿法从头顶至风池，往返4～5遍，最后用弹法从前发际至后头两侧，往返2～3遍。时间约为5分钟。

2）便秘　患者仰卧位，术者用一指禅推法在中脘、天枢、大横穴位处治疗，每穴约1分钟，然后按顺时针方向摩腹10分钟。

患者俯卧位，用一指神推法沿脊柱两侧从肝俞由上而下进行往返3～4遍，再用按、揉、摩法在肾俞、大肠俞、八髎、长强等穴，往返2～3遍，治疗约5分钟。

3）失眠　患者仰卧位，术者坐于患者头部前方，用按法和揉法在睛明穴治疗5～6遍，再用一指禅推法从印堂向两侧沿眉弓至太阳穴往返5～6遍，并点按印堂、攒竹、鱼腰、太阳等穴位。术者用指推法印堂向下沿鼻两侧至迎香，再沿颧骨至耳前听宫穴，往返2～3遍。术者用指推法从印堂沿眉号向两侧推至太阳穴，往返3～4遍，再搓推脑后及颈部两侧，并点按两侧风池穴，往返2～3遍，最后点拨百会、双侧神门及足三里穴。治疗约10分钟。

患者仰卧位，术者按顺时针方向摩腹，并点按中脘、气海、关元穴，治疗约6分钟。

4）腹胀　患者仰卧位，术者用摩法在腹部沿升结肠、横结肠、降结肠顺序推摩3分钟，并在腹部做环形摩法3分钟；按中脘、天枢及双侧足三里约3分钟。

患者俯卧位，按两侧脾俞、胃俞、大肠俞，用掌推法沿腰际两侧轻轻操作2分钟。

5）胃痛　患者仰卧位，术者坐于患者右侧，先用一指禅推法、摩法在胃脘部治疗，使热量渗透于胃脘；然后按、揉中脘、气海、天枢等穴，同时配合按、揉足三里，治疗约10分钟。

患者俯卧位，用一指禅推法，从背部脊柱两旁沿膀胱经顺序而下至三焦俞，往返4～5遍，然后用按、揉法治疗肝俞、脾俞、胃俞、三焦俞，治疗约5分钟。

患者坐位，拿肩井，循臂肘而下3～4遍，在手三里、内关、合谷等穴做强刺激；然后再被肩臂及两胁部，由上而下往返4～5遍，治疗5分钟。

（4）注意事项

1）操作前应评估患者处于过于饥饿、疲劳、紧张的状态时不宜立即进行按摩。

2）操作前应告知患者操作过程中如有不适及时告知医护人员。

3）操作前应定期修剪指甲，避免损伤患者皮肤。

4）在腰、腹部进行操作前，应嘱患者先排尿。

5）根据患者的年龄、性别、病情、病位，帮助患者取合适的体位，并采用合适的按摩手法。

6）操作中要随时遮盖不需暴露的部位，防止患者受凉。并注意观察患者全身情况，如其出现面白肢冷或剧烈疼痛，应立即停止操作。

7）手法应熟练，并要求柔和、有力、持久、均匀，运力能达组织深部，禁用暴力以防组织损伤。一般每次 15 ～ 20 分钟。

8）严重心脏病、出血性疾病、癌症、急性炎症及急性传染病者，以及皮肤有破损部位均禁止按摩。

2. 耳穴贴压技术　耳穴贴压是用胶布将王不留行籽或磁珠等丸状物准确地贴压于耳穴处，给予适度的按、揉、捏、压，使其产生酸麻胀痛等感觉，达到疏通经络，调整脏腑气血功能的操作方法。

（1）适用范围　适用于临终患者疼痛、失眠、呕吐、眩晕、便秘、腹泻、尿潴留等症状。

（2）用物准备　治疗盘、药豆（如王不留行子等）或磁珠耳贴、皮肤消毒液、棉签、镊子、探棒、弯盘等。

（3）选穴

疼痛：取穴神门、交感、皮质下，以及疼痛部位对应穴位（如胃痛，取胃穴）。

眩晕：取穴枕、耳尖、交感、肝、脾、三焦穴。

呕吐：取穴脾、胃、肝、神门、枕、皮质下穴。

便秘：取穴大肠、脾、肺、三焦、肝、皮质下穴。

腹泻：取穴直肠、大肠、脾、神门、皮质下。

失眠：取穴神门、肾、心、皮质下、交感、耳尖穴。

尿潴留：取穴肾、脾、肺、三焦、膀胱、输尿管、尿道穴。

（4）操作方法　进行耳穴探查，找出阳性反应点，并结合病情，确定取穴。皮肤消毒后，左手手指托持耳郭，右手用镊子夹取耳贴，对准穴位紧贴压其上，并揉按 1 ～ 2 分钟。每次以贴压 5 ～ 7 穴为宜，每日按压 3 ～ 5 次，隔 1 ～ 3 天换 1 次，两组穴位交替起两耳交替或同时贴用。

（5）注意事项

1）操作前应评估患者处于过度饥饿、疲劳、紧张时不宜立即进行耳穴贴压治疗；耳郭皮肤有炎症或破溃者不宜进行。

2）告知患者按压耳穴出现的局部酸、麻、胀、痛、灼热感为"得气感"。

3）教会患者自我按压已贴的耳穴，最少每穴每次按 30 下，按压持续时间不超过 1 分钟，每天 3 次。

4）贴压耳穴应注意防水，以免脱落。

5）夏天易出汗，贴压耳穴不宜过多，时间不宜过长，以防胶布潮湿或皮肤感染。

3. 艾灸技术　艾灸是采用点燃的艾条悬于选定的穴位或病痛部位之上，通过艾的温热和药力作用刺激穴位或病痛部位，达到温经散寒、扶阳固脱、消瘀散结的作用。

（1）适用范围　适用于临终患者中焦虚寒性呕吐、腹痛、腹泻；脾肾阳虚、元气暴脱所致久泻、遗尿、虚脱、休克等。

（2）用物准备　治疗盘、艾条或艾炷、火柴、凡士林、棉签、镊子、弯盘、浴巾、屏风等。隔姜灸准备姜片。

（3）操作方法

1）艾条灸　将艾条一头点燃，置于距施灸皮肤 2 ～ 3 厘米处进行熏负，或与施灸部不固定距离，而是一上一下施灸，使患者局部有温热感而无灼痛感。一般灸 10 ～ 15 分钟，至局部皮肤出现红晕为度。对于局部感觉减退的患者或昏厥者，操作者要将示、中两指分开后置于施灸部位两侧，通过操作者的手指来测量患者局部受热的温度，以利于随时调节施灸的距离，掌握施灸的时间，防止烫伤。艾条灸分为温和灸、雀啄灸和回旋灸，临终患者常用温和灸施治。

2）隔物灸　在艾炷与皮肤之间隔上某种药物而施灸的方法。根据不同的病证用不同的隔物，临终患者如出现呕吐、泄泻、腹痛等症状，通常选择隔姜灸，来达到温胃止吐，散寒止痛的作用。隔姜灸是将鲜姜切成直径 2 ～ 3 厘米，厚 0.2 ～ 0.3 厘米的薄片，用粗针在中间刺数孔后，把姜片放于施灸穴位或患处，再将艾炷置于姜片上，点燃施灸。待艾炷燃尽后，可换炷再灸。一般要灸完规定的壮数（5 ～ 10 壮），皮肤出现红晕而不起疱为度。

（4）注意事项

1）实证、热证、阴虚发热者，有出血倾向者，空腹或餐后 1 小时左右不宜施灸。

2）施灸过程中嘱患者勿随意更换体位，以防烫伤。

3）灸时应防止艾灰脱落，烧伤皮肤和点燃衣服被褥。

4）施灸顺序，一般是先上后下；先腰背部，后胸腹部，先头身，后四肢。艾炷宜先小后大，其壮数先少后多。

5）灸后局部出现微红灼热属正常现象，无需处理，如局部出现水疱，小者可任其自然吸收，大可用消毒针挑破，放出水液，涂以龙胆紫，以消毒纱布包敷。

6）灸后嘱患者注意保暖，避免受风，半小时内勿洗浴。

4. 穴位敷贴技术　穴位贴敷法，是指在一定的穴位上贴敷药物，通过药物和穴位的共同作用以治疗疾病的一种外治方法。

（1）适用范围　适用于临终患者出现咳嗽、哮喘、自汗、盗汗、不寐、胃脘痛、泄泻、呕吐、便秘、食积、黄疸、胁痛、头痛眩晕症状等。

（2）用物准备　治疗盘、膏药或新鲜中草药，根据需要准备添加的药末、酒精灯、火柴、剪刀、胶布、绿带。必要时准备备皮刀、滑石粉。

（3）操作方法

1）根据所选穴位，采取适当体位，使药物能敷贴稳妥。贴药前，定准穴位，用温水将局部洗净，或用酒精棉球擦净，然后敷药。

2）对于所敷之药，无论是糊剂、膏剂或捣烂的鲜品，均应将其很好固定，以免移动或脱落。

3）一般刺激性小的药物，每隔 1 ～ 3 天换药 1 次；不需溶剂调和的药物，还可适当延长至 5 ～ 7 天换药 1 次；刺激性大的药物，应视患者的反应程度确定贴敷时间，数分钟至数小时不等，如需再贴敷，应待局部皮肤基本正常后再敷药。

4）对于寒性病证，可在敷药后，在药上热敷或艾灸。

（4）注意事项

1）评估患者处于过于饥饿、疲劳、紧张状态时不宜立即进行贴敷。

2）对胶布过敏的患者，可改用其他方法固定贴敷药物。

3）凡用溶剂调敷药物时，需现调现用：用膏药贴敷应掌握好温度，以免烫伤。

4）对刺激性强、毒性大的药物，贴敷穴位不宜过多，贴敷面积不宜过大，贴敷时间不宜过长。以免发泡过大或发生药物中毒。

5）对久病体弱消瘦以及有严重心脏病、肝脏病等的患者，使用药量不宜过大，贴敷时间不宜过久，并在贴敷期间注意病情变化和有无不良反应。

6）对于残留在皮肤的药膏等，不可用汽油或肥皂及有刺激性物品擦洗。

7）治疗结束后，嘱患者需休息片刻方可活动或离开。

5. 中药热熨敷技术   热熨法是将药物或其他物品加热后，在患病部位或特定穴位适时来回或回旋运转，借助温热之力，将药性由表达里，通过皮毛腠理，循经运行，内达脏腑，疏通经络，温中散寒，畅通气机，镇痛消肿，调整脏腑阴阳，从而防治疾病的一种方法。

（1）适用范围   适用于临终患者由脾胃虚寒引起的胃脘疼痛、腹胀、腹冷泄泻、呕吐病症。

（2）用物准备   治疗盘、治疗碗、竹筷、陈醋、双层纱布袋、凡士林、棉签、中药、炒锅、电炉、必要时备大毛巾、屏风。

（3）操作方法   将药物加白酒或醋一起放入锅中混匀，文火炒至 60 ～ 70℃装袋，用大毛巾保温（用时 50 ～ 60℃）。根据病情取合适体位，暴露药熨部位。患处涂一层凡士林，将药袋放到患处或相应穴位用力来回推熨，力量要均匀，开始时用力要轻，速度可稍快，随着药袋温度的降低，力量可增大，以患者能耐受为宜，同时速度减慢。药袋温度过低时，及时更换药袋。每次 15 ～ 30 分钟，每日 1 ～ 2 次。药熨过程中要注意观察局部皮肤，防止烫伤。药熨后擦净局部皮肤，协助患者取舒适卧位。

（4）注意事项

1）热证、实证、身体大血管处，皮肤有破损及局部无知觉的患者禁用。

2）若患者有腹部包块且性质不明时忌用。

3）操作前嘱患者排空小便。

4）掌握好热熨温度，一般不超过 70℃，老年患者不超过 50℃。

5）操作过程随时观察皮肤有无潮红、水疱，若感觉药袋过烫或施术部位疼痛明显，应及时告知护士进行调整。如有烫伤，应立即停止热熨，局部涂以烫伤药物。

6）操作后嘱患者要注意避风保暖，不宜过度疲劳，饮食宜清淡。

【思考题】

1. 中医药在安宁疗护中的应用体现了哪些人文精神？

2. 如何在安宁疗护中实施中医饮食调护？

3. 针对不同临终患者如何对其进行运动锻炼指导？

4. 如何应用中医情志调护对临终患者进行安宁疗护？

5. 在安宁疗护中如何为患者选择合适的中医适宜技术？

扫一扫，查阅本章数字资源，含PPT、音视频、图片等

案例导入

　　王某，23 岁，女，研究生，一年前因胃痛行胃镜检查确诊胃低分化腺癌，手术后确诊腹膜、双附件转移，化疗 6 次后因反应大而停止，半年前因上腹剧痛、腹水、呕吐再次入院，后转入安宁疗护病房。患者神志清醒，但身体非常虚弱，卧床，生活不能自理，评估预生存期在 3 个月左右。患者病前性格开朗，喜欢跳舞唱歌，知晓自己病情后情绪一直不稳，求生欲望强烈。

　　请思考：

　　1. 除对症治疗和舒适护理外，是否有必要对该患者进行康复治疗？若需要可应用哪些康复技术？

　　2. 可以采用哪些舒缓疗法来帮助患者提高生命质量？

　　疾病晚（末）期患者一般都会受到各种疾病症状和失能状态的困扰，在对症治疗和舒适护理的基础上应用适宜的康复技术和舒缓疗法，能够减轻痛苦，改善舒适度，有效促使患者最大限度地发挥其生理、心理及社会功能，提高日常生活能力和自理能力，稳定生命状态，提高生活质量。

第一节　躯体功能康复技术

　　康复是指综合协调地应用各种措施，消除或减轻病伤残对个体身体、心理、社会功能的影响，使个体在生理、心理和社会功能方面达到或保持最佳状态，从而改变病伤残者的生活，增强其自理能力，使其重返社会，提高生命质量。常用的康复技术有物理治疗、作业治疗、言语治疗、心理辅导与治疗、中医传统治疗、康复护理等。其中部分康复治疗技术已在本书其他章节具体介绍，如心理辅导与治疗在第九章、中医传统治疗在第十二章等，这里不再重复。本节重点介绍三种提高躯体功能的康复技术。

一、呼吸功能康复训练

（一）概念

　　呼吸功能康复训练是指通过各种训练保证呼吸道通畅，提高呼吸肌功能，促进排痰和痰液引流，改善肺与毛细血管气体交换，加强气体交换效率，提高生活能力的方法。

（二）目的意义

疾病晚（末）期患者因身体虚弱、长期卧床，呼吸功能普遍弱化，不仅不利于身体功能恢复，更严重的是，还会导致排痰困难，机械吸痰无疑会增大患者的不适。呼吸功能康复训练可改善呼吸肌的肌力和耐力，可用于治疗吸气肌无力、萎缩或吸气肌无效。

（三）实践应用

1. 呼吸肌训练　呼吸肌训练是改善呼吸肌的肌力和耐力训练方式，主要强调吸气肌的训练，主要有 3 种形式：横膈肌阻力训练、吸气阻力训练和诱发呼吸训练。

（1）横膈肌阻力训练　患者取仰卧位，头部稍抬高，在上腹部放置适当重量沙袋，一般 1～2 千克，使患者在深吸气时能够保持胸廓不动，同时不妨碍膈肌活动，患者上腹部能够鼓起。训练应依据患者身体情况循序渐进，逐渐增加训练时间，当患者能够保持横膈肌呼吸且不使用辅助肌超过 15 分钟时，可适当增加沙袋重量。

（2）吸气阻力训练　采用呼吸阻力训练器，患者经训练器吸气。吸气阻力训练器有各种不同口径的管子来控制吸气的阻力，每天进行数次阻力吸气训练，根据患者情况选择合适口径的吸气管，每次 1～30 分钟，慢慢增加患者的吸气肌肌力和耐力。待患者能够承受某个口径的吸气管持续 30 分钟，即可更换口径更小的吸气管。

（3）诱发呼吸训练　患者仰卧或半坐卧位，全身放松，先做 4 次缓慢、轻松的呼吸，在第 4 次呼气时尽力呼出，然后经由呼吸阻力训练器做最大吸气并持续吸气数秒钟。每次练习 5～10 次，每天可训练数次。

2. 缩唇呼吸训练　缩唇呼吸可降低呼吸频率，增加潮气量及增强运动耐力。患者经鼻吸气，吸气时间 2 秒，将口唇收拢做吹口哨样呼气，时间 4～6 秒，呼吸频率＜20 次/分。训练时注意患者不要用力呼吸，但呼气时间也不宜过长，否则会导致过度换气。呼气力度可用距离口唇 15～20 厘米处的蜡烛火焰倾斜但不熄灭来判断是否合适，随着训练效果的进展可逐渐延长蜡烛距离。

（四）注意事项

此项训练适用于身体功能尚可、预计生存期较长的生命晚期患者。训练中要注意评估患者的负荷和疲劳情况，避免负荷过大，任何形式的吸气肌长时间阻力训练，如果出现颈部肌肉（吸气辅助肌）参与吸气动作，则表明膈肌疲劳，应马上停止训练。对于身体极度虚弱或处于生命弥留阶段的患者而言，应禁用此项训练。

二、肠道功能康复训练

（一）概念

肠道功能康复训练是针对患者因疾病或损伤导致直肠排便机制发生障碍的恢复性护理措施。

（二）目的意义

疾病晚（末）期患者往往因长期卧床、食量减少、膳食纤维摄入不足，或因为胃肠道手术或病灶影响，胃肠道蠕动功能降低，直肠排便功能易发生障碍，容易发生便秘和大便失禁。指导患者练习排便，帮助患者恢复胃结肠反射、直肠反射和直肠肛门反射，促进患者正常排便，对于提高患者的生存质量很有价值。

（三）实践应用

1. 调整生活习惯　尽量提高患者食欲，增加含水量和膳食纤维含量高的食物，每天膳食纤维摄入不应少于 15 克；根据患者既往的习惯每日按时训练排便，也可每日早餐后 30 分钟内进行排便训练；排便尽量采用蹲姿或坐姿，若不能则以左侧卧位较好，必要时可用辅助装置协助排便。

2. 促进直结肠反射的建立　手指直肠刺激可缓解神经肌肉痉挛，诱发直肠肛门反射，促进结肠尤其是降结肠的蠕动。具体操作：示指或中指戴橡胶指套，涂润滑油后缓缓插入肛门，深入 5 厘米左右后，手指沿直肠壁做环形运动并缓慢牵拉肛管模拟排便。每次 1 分钟，间隔 2 分钟后可再次进行。注意在进行手指直肠刺激时要密切监测患者的生命体征。

3. 指导患者腹部按摩　操作者或患者自己用单手的示指、中指和无名指，或双手交叠，自患者右侧向左沿结肠解剖位置做环状按摩，每次 5 ～ 10 分钟，每日 2 次。

4. 指导患者肌肉运动　在身体条件允许的情况下，指导患者取坐位或半坐卧位，嘱其做深吸气，同时下腹部用力，做排便动作；患者平卧时，可双下肢并拢，双腿屈曲并稍分开，轻抬臀部，做缩肛和提肛运动，每天练习 4 ～ 6 次，每次肌肉运动 10 ～ 20 次。

（四）注意事项

肠道功能康复训练适用于排便反射弧未受损、大便失禁，或便秘、神志清醒、能主动配合康复治疗的患者。有些疾病晚（末）期患者身体过于虚弱，饮食受到很大影响，甚至神志不清，因此不适合做此项训练。直肠反射训练只适用于患者身体尚可，能保持规律饮食的患者，对排便反射弧受损、神志不清、严重感染或免疫力极度低下、有明显出血倾向的患者是严格禁用的。

三、淋巴水肿消除功能锻炼

（一）概念

淋巴水肿消除功能锻炼是指特定的节律性肌肉收缩和呼吸训练，能够使肌肉产生泵动作用，促进血液循环和淋巴液回流，减轻水肿。

（二）目的意义

一些特定疾病患者因病灶或手术影响会出现特定部位的淋巴回流困难，引起局部水肿，如乳腺癌术后的上肢淋巴水肿和子宫颈癌术后的会阴部水肿等。这种并发症虽不会对疾病晚（末）期患者的生命造成直接危害，但会对患者的活动造成明显限制，增加患者的心理负担，从而影响患者的生存质量。因此有必要采取针对性的功能锻炼帮助疾病晚（末）期患者消除或减轻淋巴水肿。结合使用压力绷带或压力套，运动由轻柔活动开始，逐渐增加活动量。这种锻炼不受时间、场地和体位影响，只要患者愿意，都可以在其承受范围内开展。

（三）实践应用

1. 上肢功能锻炼　首先患者应自主或有人辅助进行上肢关节活动，动作宜慢，幅度尽可能大，关节活动 20 ～ 30 次；然后做肩关节的前、后、上、下及正反轮状运动，每个动作各做 5 ～ 10 次。

接着做患肢和对侧下肢的屈伸运动，上下肢同时屈曲或伸展，然后做伸拉锻炼，患肢上举，手尽量触摸对侧头部，拉伸胸肌和斜方肌。最后做呼吸锻炼，深呼吸使胸廓尽可能扩展。

2. 下肢功能锻炼   首先深呼吸热身，然后站立原地踏步或仰卧下肢做蹬车动作。仰卧活动踝关节，膝关节屈曲，脚底着床，足趾用力，足跟离开床面同时腰腹用力使臀部离开床面，重复多次；或坐姿活动踝关节，足趾着地伸展。取侧卧位，下侧肢体屈曲，对侧肢体伸直向上方尽力抬起；仰卧，两侧肢体分别伸直尽量向上抬起；仰卧，膝关节先屈曲，抬起大腿与床面呈垂直，尽量伸直膝关节；每个动作重复多次，若患者体弱无力可由人帮助做被动运动。

（四）注意事项

这种功能锻炼虽然简单，但仍然需要患者身体承受一定的负荷，动作的幅度和次数要因人而异，以患者能承受且不疲劳为宜。

第二节   作业疗法

作业疗法（occupational therapy，OT）是康复医学的重要组成部分，其目的是协助残疾者或患者选择、参与、应用有目的性和意义的活动，预防、恢复或减少与生活有关的功能障碍（自理、工作、游戏或休闲）及促进最大程度的功能，达到最大限度地恢复躯体、心理和社会方面的适应及功能、增进健康的目的。

疾病晚（末）期患者由于疾病或治疗的原因，身体往往比较虚弱或存在功能障碍，导致其长期卧床，躯体功能、心理状态和社会功能会同时受到不同程度的损害。作业疗法对疾病晚（末）期患者来说，可以帮助其恢复必要的运动功能，改善身体功能，提高日常生活能力和自理能力。作业疗法是在运动疗法的基础上，强调恢复上肢的精细协调动作，可维持患者的现有功能，最大限度发挥其残存功能外，还可通过作业训练，增加患者的自信，同时通过有组织的作业活动，增加社交机会，改善晚期患者的社会能力和社会行为，增强其价值感，从而提高其整体生存质量。

作业疗法很多，按作业治疗的功能分类，包括一般的日常活动、职业作业训练、娱乐活动等。对于生命晚期患者来说，因身体较为虚弱，可选择的作业疗法受到较多限制，职业作业训练的意义不大，这里重点介绍日常生活活动训练和常用的休闲活动训练。

一、日常生活活动训练

（一）概念

日常生活活动（activities of daily living，ADL）属于作业活动范畴，是指人们为了维持生存及适应生存环境而每天都要进行的活动，是个人自理能力的重要指标。日常生活活动分为基础性日常生活活动（basic ADL，BADL）和工具性日常生活活动（instrumental ADL，IADL）。基础性日常生活活动是指为达到自我身体照顾而必须每天完成的活动，也可成为个人日常生活活动，包括进食、个人卫生、穿脱衣服、如厕、功能性移动等。

（二）目的意义

提升疾病晚（末）期患者的日常生活能力是作业治疗的重点内容，在躯体功能恢复的基础上促进患者生活能力的提高，不仅可帮助患者重新掌握生活技巧，提高独立生活能力，重建基本生活，减轻家庭和医护人员的负担，还可以降低患者依赖心态、增强自信，帮助患者恢复生活的意志和尊严，提高生命质量。

（三）实践应用

生活能力分为五个层次，由基础到高级依次为身体基本功能、任务技能、作业技能、生活能力和生活角色。康复早期主要为身体基本功能和任务技能训练，中后期逐渐将重点转移到作业技能和生活能力训练。首先要对患者进行评估，根据患者的实际情况制定训练目标、活动内容、训练方式等，如促进功能恢复及正常运动模式的再学习可选择进食、穿衣、个人洗漱、上厕所等活动；每次训练应准备相应的器具和环境，预先放置好患者体位，按分解动作让患者逐步练习。开始可辅助其动作，随时评估其动作质量和疲劳程度，及时进行评价和鼓励。

（四）注意事项

作业疗法的活动选择必须因人而异，选择的内容应有明确的目的性和针对性。除了一些具体活动需要注意的事项外，如进食训练患者的餐具采用防滑措施、卧床患者取半卧位等，还要考虑患者的文化背景和需求。活动的选择与安排要注意应按"肢体与关节运动功能—上肢日常生活活动—全身日常生活活动—娱乐与社会活动"的难易顺序循序渐进。在此过程中，要注意患者的心理状态，生命晚期患者与一般的康复患者相比心理更不稳定，因此要避免因日常活动障碍导致其心态失衡、自暴自弃。对于躯体功能尚可的患者，要注意维护其社会功能，增加社交机会。

二、音乐疗法

（一）概念

音乐疗法（music therapy）是指有目的地运用音乐的特性和感染力对人体的影响，作为临终康复实践中对疾病晚（末）期患者的社会心理等方面的支持形式，或者作为躯体症状控制、护理和药物治疗的辅助治疗方法，是使患者身心舒适的重要手段。

（二）目的意义

音乐治疗虽然不能改变疾病晚（末）期患者疾病的历程，但却是一种很有效果的辅助治疗方法。播放患者过去熟悉的音乐，可以帮助患者勾起对过去美好生活的回忆，转移患者对疾病困扰的注意力，缓解患者的身心痛苦；播放现时的流行音乐，让患者也有与时俱进的感觉，并激起患者对美好生活的留恋与向往。对于有信仰的患者，播放他们所信奉的音乐，可以减少对死亡的恐惧，寻求到精神寄托。

（三）实践应用

音乐治疗包括听音乐、音乐创作和表达、传统音乐制作等形式，在安宁疗护服务中主要采用接受式音乐治疗方法。该方法以聆听音乐为手段，使人们对美好的音乐产生反应，从而对疾病晚（末）期患者起到控制疾病、缓解身心痛苦和提高生活质量的目的，对患者家属和其他照护人员也起到化解痛苦、缓解压力、优化环境和净化心灵的作用。音乐治疗可以按照音乐治疗师或医生的治疗处方进行，治疗时音量要适宜，一般不超过 70 分贝，环境安静。

1.听音乐　当疾病晚（末）期患者产生愤怒、孤独、恐惧等心理反应时，音乐治疗师用恰当的音乐将患者的心理状态准确地表现出来，并通过音乐调动患者的情绪，使其走出情绪低落状态。患者在听音乐时，治疗师可邀请患者参与治疗过程，患者可以和治疗师一同演唱熟悉的歌曲，甚至治疗师可以根据患者当时的身体状况，鼓励患者使用其熟悉的乐器一同演奏。在听音乐的过程中，患者会从音乐中感受喜悦，并将这种喜悦分享给其家人或同室病友。

2. 音乐联想　疾病晚（末）期患者在听音乐时，在音乐治疗师的指导下，想象与音乐相对应的画面和场景，如曾经旅行过的地方或是遇见的某个人及有意义的经历，以达到患者自我理解和自我升华的目的。

（四）注意事项

音乐在人际关系或人生的某个阶段具有明显的提示作用，可以引发患者对美好或痛苦生活的回忆，再现逝去的情感。疾病晚（末）期患者对濒死和死亡的感受，有时很难在亲属和好友面前表达，但可以通过记忆中的歌曲来表达和抒发。音乐治疗师应该鼓励疾病晚（末）期患者以音乐的形式将压抑、疼痛等不良感受和情绪宣泄出来。音乐还可以在居丧期间社会支持工作和哀伤辅导中发挥显著作用。由于治疗师的参与，音乐还可以充分宣泄患者家属的哀伤，并使其能够尽快度过哀伤期，重新回归社会。

除此以外，还可以发挥患者家属的作用，参与音乐疗法在干预疾病晚（末）期患者心理精神状态和辅助治疗临床症状时，强调音乐和患者及其患者家属之间的密切联系，以及面对死亡威胁时音乐对患者的重要作用。音乐治疗是将患者与患者家属作为一个整体考虑，并在治疗中充分发挥患者家属、亲友的作用。在治疗开始时，也可以酌情安排患者家属或亲友收集歌曲，可以适当减少他们的无助感，进而将注意力从疾病和死亡转向正视生命的过程。

三、绘画疗法

（一）概念

绘画治疗（drawing therapy）是指借助绘画及其创造性的自由表现活动，使绘画者将潜意识内压抑的情感与冲突显现出来，并且在绘画过程中获得抒发与满足，从而达到诊断与治疗的效果的辅助治疗方法。

（二）目的意义

绘画疗法作为艺术疗法之一正被人们所逐渐关注。疾病晚（末）期患者大都会产生焦虑、消极、恐惧、孤独的情绪，甚至一些自暴自弃的想法。绘画有利于放松焦虑的情绪、改善心情、表达真实的自我情感和找到新的人生意义。在对疾病晚（末）期患者进行心理辅助治疗过程中，国外多项研究均发现绘画疗法能够有效改善和恢复情绪，缓解抑郁、焦虑及心理应激等，树立自尊和健康的自我形象，促进人际交往，改善社交功能，改善躯体症状，减轻疲乏综合征等躯体症状，从而提高患者的生活质量。

（三）实践应用

1. 自由绘画　绘画治疗师引导患者自由绘画。在这种技术中，患者有最大的自由度表现其最渴望表现的内心世界，治疗师可考察出患者最主要的情绪、被压抑最深的情绪、最迫切需要解决的事情。

2. 规定绘画　如美国的约翰·巴克（John Buck）创造的房树人测验（HTP test，即 house、tree、person），即用三张纸画家、树、人，以此来判定患者的智能，人格整合程度，对家庭、亲情的态度和看法，以及对待自我成长的看法，并通过绘画后的自由联想了解患者的心理树木、人格测试（Baum test）是以画树来判定自我心理状态，通过画后的交谈达到释放压抑的情感，了解从未被注意到的自我，达到洞察心理的作用。

3. 引导绘画　介于自由绘画和规定绘画二者之间，给出一定的刺激，但并不规定以什么内容作画，主要是对未完成的绘画进行添补，治疗师最终的分析也不是根据患者的绘画内容，而是根据患者在给定的图画上做了什么性质的改动。

（四）注意事项

在绘画的过程中，绘画治疗除了要准备各种绘画的材料、舒适的空间、充裕的时间之外，更多地需要给予治疗对象秩序感、安全感和被尊重感，尊重其任何作品的呈现和成就。细心的倾听和温馨的关怀可引起治疗对象兴趣，诱导其在治疗中进行创造表现。现行的绘画治疗形式主要为画人、画树、画房屋，自由联想绘画、涂鸦，绘画讲故事，九宫格统合绘画法等用具体形象，表达抽象感觉的绘画技术。

四、诗歌疗法

（一）概念

诗歌疗法（poetry therapy），是阅读疗法与写作疗法的一种，即在治疗师的选择下，针对不同的治疗目的向患者推荐一些有不同情感色彩的诗与歌（或通俗歌曲），让个体或团体阅读、诵读，或直接让患者参与写诗、帮助治疗师发现问题的辅助治疗方法。

（二）目的意义

通过宣泄、领悟、净化、升华等作用，消除患者的不良情绪或心理障碍，是一种提高心身健康质量的心理治疗方法。

（三）实践应用

诗歌疗法根据治疗人群分为个体治疗、家庭治疗、团体治疗。主要操作模式有：感受的（规定的）、表达的（创作的）、象征的（宗教的）三大模式。

1. 感受的（规定的）（receptive 或 prescriptive）模式　采用诗歌作品（或通俗歌曲）进入治疗的模式。此模式有一个重要的概念"前在诗歌"（preexisting poems），即根据治疗要求，有目的挑选的诗或歌。此技术主要难点是挑选诗歌，解决之道就是治疗师拿自己做实验。在治疗之前，治疗师先测试入选的诗歌对自己产生了什么反应，再向治疗者推荐。治疗师在治疗过程中需要随时观察患者对诗歌的反应，并向患者提问，如"这首诗对于你意味着什么""是否哪句诗特别感动了你或唤起了自我"最后，可以要求患者选择自己喜欢的诗或歌。从这些诗与歌中，治疗师可以发现许多患者的信息，从而更好地理解患者的问题及促进患者的自我理解。

2. 表达的（创作的）（expressive 或 creative）模式　该模式包括创作型的书写、写日记、写信三种形式。创作型的书写包括自由写作（任何主题或形式）与命题写作（对形式与内容作特别的要求）。与普通写作不同的是，治疗师可以向患者提供一个中心词，让患者自由联想与之相关的人、记忆、感觉、地方，最终形成一首诗歌。在写日记形式中，可以是简单的开放性结尾的经历记录，也可以是严谨深邃的思维行为的日志。写作者有权决定是否与治疗师分享日记内容。写信形式需要治疗师与患者互通信件，此举有利于拉近患者与治疗师之间的关系。

3. 象征的（宗教的）（symbolic 或 ceremonial）模式 用象征或图像替代情感、行为、信仰的表述。美国的库姆斯（Combs）和弗里德曼（Freedman）两位治疗师提供了发现情感与态度象征的治疗方法。过程如下：列出一张情感、态度表格，对每条情感、态度进行想象。首先把它想象成一幅图画，记录下来。再把它想象成一个姿势、一种行为、一个声音记录下来。

（四）注意事项

为适应团体或个体需求，诗歌选择的灵活度较大，但对于诗歌甄选的原则需要治疗师准确把控，通过诗歌为患者提供心理疏导和情绪支持、为家属提供悲伤辅导，建立互助性团体，以诗歌为分享传播媒介，强化舒缓医疗社会支持系统等。

五、舞蹈疗法

（一）概念

舞蹈疗法（dance therapy）是指通过舞蹈的运动形式，调节人体功能，以调整情绪、治疗疾患，建立人体身心平衡关系的辅助治疗方法，是新兴艺术疗法中的一种重要形式。

（二）目的意义

练习舞蹈对人的心理有疏导、慰藉作用，伴随着音乐，患者在一种近乎潜意识状态下用肢体语言宣泄自己的感情和内心冲突，从而达到缓解心理压力的目的。舞蹈疗法既可以被当成是一门艺术，也是一门科学，是促进身心健康的一种重要手段。舞蹈疗法可使晚期患者保持积极的生命状态，提升其生命质量。

（三）实践应用

舞蹈疗法一般可在病房的大厅或活动室中进行。1 周可进行数次，每周 1 次是最低限度。为了促进团体内有意义的相互交流，以 6～8 人为宜，患者团体由舞蹈治疗师进行管理和引导。

（四）注意事项

在开始进行治疗活动的时候，舞蹈治疗师必须尽力感受现场的气氛，并选择和现场气氛一致的音乐。动作以患者参加者的动作为基础，即兴地强化患者的动作中有建设性的、健康的部分。患者的心理状态随时间的推移会出现许多不同的变化，治疗师要根据这些变化改变治疗的方向。

六、游戏疗法

（一）定义

游戏是经过设计的、能够给予参与者乐趣的项目、表演或运动。游戏疗法是指采用适当的游戏活动形式，通过有目的的设计，将某些技能训练或文化理念融入，吸引患者能够乐在其中的身心治疗方法。

（二）目的意义

常见的游戏疗法包括音乐歌舞活动、桌面游戏、棋牌类运动、球类运动、文艺活动等众多形式，患者往往需同时运用自己的感知觉、肢体运动、认知思维、语言交流等能力，因此游戏疗法对疾病晚（末）期患者感知觉恢复、认知和语言训练、社会行为重建及死亡观的建立和预立医疗照护计划作用明显。

（三）实践应用

1. 按参与人数将游戏活动分为单人活动、双人活动和多人活动　单人活动适合精细动作、自理能力的康复，也适合有独处需求的患者自娱自乐。对于刚刚接触娱乐疗法的患者，单人活动可帮助其掌握活动要求和技巧，为群体活动做好准备。双人活动和多人活动能使患者在娱乐的同时获得社会交流机会，这可帮助维护其自尊、提高其归属感。

2. 游戏活动按难易程度可分为单项活动和综合活动　单项活动目的明确，针对患者的一项功能或技能开展训练，如训练记忆力的老歌歌词回忆、训练语言表达能力的读书读报等。综合活动相对复杂，可同时对患者开展多项训练，如文艺表演，患者需要自己思考、组织、交流、练习、表演，使患者的记忆力、交流沟通能力、肢体运动能力、表达能力等都是很好的锻炼。对疾病晚（末）期患者而言，不可避免地有些患者受身心状况所限无法全程参与活动，即使只能参与一部分或旁观，也能使其获得不同程度的身心锻炼和愉悦感。

【知识拓展】

ACP 的游戏化

游戏化（gamification）是指在非游戏环境中使用游戏设计元素，即将游戏机制、游戏设计技术和（或）游戏风格注入不同的场景中，通过游戏的外在激励机制影响内在动机从而调节个人行为，以提高参与者的动力、表现和参与度，促进其相关知识、态度和行为的积极改变。目前，与慢性病康复、体育活动和心理健康相关的游戏化设计与研究逐渐增加，而游戏化在安宁疗护领域预立医疗照护计划（Advance Care Planning，ACP）推广中的应用正处于初期探索阶段。ACP 的游戏化是将 ACP 相关概念及内容融入游戏过程中，包含安宁疗护、生命支持治疗、临终照护方和地点、遗体处理、丧葬事务等，加深参与者对 ACP 的认知和理解，以促进其分享个人价值观和照护偏好。目前，ACP 的游戏化主要包括 5 种形式：卡牌游戏、棋类游戏、折纸游戏、积木游戏和电子游戏。

（四）注意事项

对于疾病晚（末）期患者而言，游戏疗法应避免对身体运动要求较高的形式，如跳舞、球类运动等，应选择对体力活动要求低，同时对认知能力、记忆力、上肢精细动作、语言运用、呼吸功能等有一定要求的形式，如歌曲联唱、歌词或诗词接龙、朗诵比赛、智力玩具等；具体形式要依据患者的身心状况进行针对性设计，使患者能够在娱乐过程中获得身心满足；娱乐活动应每天都有，形式应丰富，但对单个患者来说不宜过多，根据患者的喜好每天保持 2 ～ 3 种常规活动即可；以死亡教育为目的开展游戏时，首先要对患者和家属进行心理评估，根据其生活经历、文化偏好及性格特征等选择合适的游戏形式。

第三节 舒缓疗法

舒缓疗法（palliative therapy）是关注疾病晚（末）期患者生理、心理精神及社交的需求，给予患者舒适、放松及愉悦的感受，获得心理满足，目标在于提高和改善疾病晚（末）期患者的生活质量的治疗方法。

舒缓疗法不以治愈疾病为目的，通过减轻患者的痛苦，尤其是控制疼痛和其他疾病相关的症状，加强对患者身体、心理和精神上的照护，旨在改善其生活质量。舒缓疗法是建立在坦然面对死亡的基础上，让生命走得有尊严的一种方式，在临床工作中，常用的治疗方法有芳香疗法和放松疗法。

一、芳香疗法

（一）概念

芳香疗法（aroma therapy）是指以芳香植物所萃取的精油作为媒介，经由嗅觉、皮肤黏膜等进入人体，挥发性元素通过不同方式作用于人体，达到治疗作用的治疗方法。

（二）目的意义

精油针对生命晚（末）期患者治疗上的辅助功能相当广泛，包含抗压力、缓解焦虑、忧伤及不安情绪等；可缓解肌肉酸痛、神经痛、头痛、感冒、失眠等，还可缓解皮肤问题，如皮肤炎、烧伤、伤口瘢痕愈合及皮肤老化等。

中医学自古就有"芳香开窍"的说法，芳香精油分为温热和寒凉，寒凉属性的精油可以促进机体血管的收缩，提神醒脑，疏解疼痛；温热属性的精油能够使机体血管舒张、使身体放松。

（三）实践应用

精油因所含成分不同而各有作用，且每种精油的成分复杂而具有多重功效。不同症状需要选择不同的精油，见表13-1。由于个体对气味的感受主观，会引发不同的情绪，故需要尊重患者对气味的选择。为确保精油的质量，标识有正确的学名、产地、保存期限等，且需以深色不透明的玻璃罐存放于阴凉之处。

表 13-1 不同精油的选择

作　用	精　油
缓解疼痛	薰衣草、迷迭香、辣薄荷、马荷兰、洋甘菊、百里香
缓解恶心	薄荷、姜、肉桂、洋甘菊
抗菌	薰衣草、茶树、柠檬、佛手柑、杜松
抗病毒	薰衣草、茶树、尤加利
改善胀气	辣薄荷、姜、佛手柑、马荷兰
改善呼吸	乳香、尤加利、香茅、丝柏

续表

作　用	精　油
利尿	丝柏、柠檬、葡萄柚、杜松、茴香
改善失眠	薰衣草、橙花、洋甘菊、檀香、乳香
镇静	佛手柑、洋甘菊、薰衣草、檀香、马荷兰
增加舒适感	柠檬、迷迭香
抗忧郁	柑橘类、马荷兰、百里香

在评估患者症状、选定可用的精油后，仍需要配合合适的治疗方法才能让精油的效果得以发挥。芳香疗法主要是外用，如按摩、冷热敷、沐浴、吸入法及漱口等。

1. 按摩　芳香按摩一般使用1%～2.5%浓度（浓度1%是由4滴精油加上20mL基础油）。例如，运用于水肿按摩的按摩油可用柠檬、葡萄柚、杜松、丝柏、茴香精油各10滴，加基础油200mL、蒸馏水200mL调和之后，每次适量使用。

2. 冷热敷　冷热敷是运用与皮肤的接触，使精油发挥效用。方法为将精油滴于少量水中，再以毛巾沾湿，如热毛巾中加入薄荷敷于腹部，有助于缓解肠胃不适，而冷敷则有助于缓解头痛。

3. 沐浴　将精油4～8滴滴于浴盆中泡澡，可协助全身肌肉放松，缓解疲劳。

4. 吸入法　将精油6～8滴置于熏香器中，利用水雾使精油分子发挥，透过嗅神经传导气味，让精油发挥其特性。例如，临床常用茶树、薰衣草、柠檬精油除臭和清洁空气。

5. 漱口　将精油1～2滴加入开水或茶叶水（120～200mL），做漱口剂使用，可以改善口腔感染、治疗牙痛等。当口腔异味重时，可将柠檬精油加入一杯茶叶水漱口，去除口腔异味；有口腔溃疡时，则以薰衣草、茶树精油加入开水中漱口，能缓解溃疡的不适，甚至有助于溃疡的愈合。

6. 伤口护理　抗炎作用的精油可直接使用于表层伤口，如直接将薰衣草精油涂抹于静脉炎部位，可快速改善静脉炎。

（四）注意事项

1. 注意精油的安全、保存期限，并注意有无氧化。

2. 确认精油或按摩油是否适合患者的体质。先少量涂抹于皮肤不同的部位，在24小时内，如果有红斑或发痒等异样感觉，需减低浓度或更改其他性质相似的精油。

3. 使用精油时必须稀释，稀释后浓度单方不超过3%，复方不超过8%，尤其部分精油在高浓度时会产生毒性。如高剂量迷迭香会有神经毒性，鼠尾草和薄荷也具有神经毒性。由于疾病终（末）期患者的肝肾功能逐渐衰退，所以建议使用低浓度精油为宜。

二、放松疗法

（一）概念

放松疗法（relaxation therapy）又称松弛疗法，是通过机体有意识地主动放松，增强对机体自我控制能力，改善机体功能紊乱的治疗方法。

（二）目的意义

机体在放松状态时，全身肌肉松弛，呼吸频率和心率减慢，血压下降，心情愉悦，全身舒适。放松疗法有利于改善患者睡眠质量、舒缓疼痛及不适症状、调整肠胃不适、疏导内心烦恼、平复紧张情绪、提升内在潜力、提高生活质量。

（三）实践应用

通过肌肉、呼吸放松和冥想等方式降低机体活动水平，达到心理上的松弛，保持机体内环境的平衡与稳定。

1.肌肉放松　集中注意力，收紧全身各处肌肉，深呼吸，并屏住呼吸，然后慢慢呼气的同时松弛全身各处肌肉。

2.呼吸放松　患者取舒适体位，站姿、坐姿、卧姿均可。身体挺拔，排除杂念，将注意力集中在一呼一吸之间，缓慢吸气的同时腹部向背部收，将吸入的空气充满整个肺部，屏住呼吸几秒钟，用口缓慢地呼出空气的同时腹部放松。

3.冥想放松　以一定的暗示语集中注意，排除杂念，进行深沉而缓慢的腹式呼吸，全身肌肉充分放松，从而调节中枢神经系统的兴奋性。

（四）注意事项

首先评估患者或家属是否适合放松疗法；在进行放松疗法时，需处于安静整洁的环境，可在辅导人员的导引下进行练习，逐渐使机体处于舒适、惬意、放松的状态。

【思考题】

1. 作业疗法适合用于哪些疾病晚（末）期患者？
2. 如何在安宁疗护中实施音乐疗法？
3. 针对不同疾病晚（末）期患者如何对其进行呼吸功能康复训练指导？
4. 如何应用芳香疗法对疾病晚（末）期患者进行安宁疗护？
5. 在安宁疗护中如何为患者选择合适的游戏形式？

第十四章

丧亲支持与哀伤辅导

扫一扫，查阅本章数字资源，含PPT、音视频、图片等

案例导入

　　李阿姨，52 岁，丈夫一年前突发心脏病去世。她与丈夫的感情非常好，丈夫的去世让她一度无法接受。现在，李阿姨每天仍十分思念丈夫，常常感到孤独悲伤、痛苦不堪，伴有睡眠障碍及食欲不振，生活空虚失去意义。

　　请思考：

　　1. 李阿姨目前的哀伤反应属于哪一种类型？

　　2. 如何对李阿姨进行哀伤辅导？

　　丧亲是人类普遍要面临但又极端痛苦的生活事件。丧亲者常常会出现一系列情绪、认知及行为方面的哀伤反应。对丧亲者进行丧亲支持、哀伤评估及哀伤辅导，帮助其回归正常生活是安宁疗护中人文关怀的重要体现。此外，针对医护人员的职业哀伤进行干预也是十分必要的。

第一节　丧亲支持

　　丧失亲人是人生最大的哀伤之一，了解丧亲者及哀伤的痛苦并给予温暖的丧亲支持，能够帮助丧亲者有效应对失去和悲伤，减轻哀伤症状，平安经历丧亲过程，早日回归正常生活。

一、丧亲支持概念

　　1. 丧亲　是指亲人去世后的状态及由此带来的痛苦与悲伤。是一个重大的应激事件，是世界上最难以承受的痛苦之一，也是不良心理健康后果的危险因素。

　　2. 丧亲者　主要是指失去父母、配偶及子女的人，通常称为逝者家属。在经历丧亲事件的过程中，丧亲者常常会出现一系列情绪、认知及行为的症状；身体健康及社会功能受损；身心疾病的发病率及死亡的风险也大大增加。

　　3. 哀伤　是一个人在面对丧失时的身心反应。广义的哀伤是指任何丧失带来的哀伤，狭义的哀伤（grief）是因死亡带来的哀伤，是指一个人在面对丧亲事件时出现的生理反应和包括情感、认知等方面的心理反应。是任何人在失去所爱和所依恋的对象（主要指亲人）时所面临的境况，既是一个状态，也是一个过程，包括悲伤和哀悼。悲伤（bereavement）是丧亲者的一种自然情感反应，是经历亲人或朋友死亡的认知反应和生理反应。哀悼（mourning）是指自愿的行为表达和仪式，是被社会认可的、对丧失亲人的行为反应，其在不同的社会文化及信仰中有不同的形式和持续时间。

【知识拓展】

哀悼的 6 "R" 模型

美国著名的心理学家特蕾泽·兰多（Therese Rando），长期从事哀伤领域的实践和研究工作。她提出了丧亲者经历了 6 个主要的丧亲过程，称之为 6R 过程。①承认丧亲（recognize the loss）。②对分离做出反应（react to the separation）。③回顾并重温和死者的关系（recollect and reexperience the deceased and the relationship）。④放下依恋和假设（relinquish the old attachments to the deceased and the old assumptive world）。⑤重新适应新的世界（readjust to move adaptively into the new world without forgetting the old）。⑥新建生活（reinvest）。

二、丧亲支持内容

丧亲支持是对丧亲者及家庭的支撑鼓励及人力、物质和精神上的支援。丧亲作为一个独特的经历，失去的是亲人这个重要的情感联系对象，还可能失去一些生活中的角色及财富的来源等。因此，丧亲人群经历着来自心理和现实生活适应等方面的困境，需要安宁疗护团队提供多方面的支持。其主要支持内容如下。

（一）善终准备

安宁疗护团队人员为了更好地支持帮助丧亲者及家庭，应提前至患者去世前的准备阶段，包括对临终患者和家属进行死亡教育及预期哀伤辅导，提升死亡应对能力；组织并引导家庭成员与临终患者讨论善终准备问题，根据患者的意愿选择善终地点、临终照护服务要求及身后事安排等。

（二）身心关爱支持

失去至亲至爱的人，是人生非常痛苦的经历。丧亲者在情感和生理方面的表现极其显著，以致影响到身心健康。因此，应给予丧亲者身心关爱，帮助其顺利度过悲伤阶段。

1. 身体关爱　失去亲人的痛苦打击对丧亲者的身体健康影响大、持续时间长。因此应关爱丧亲者的身体，做到：①及时补充营养。面对悲痛时期，丧亲者往往会失去食欲，有营养不良的风险，严重者可能会脱水，需要有亲朋好友适时提供饮食照顾。②适当运动指导。丧亲者常会出现失眠困扰及疲乏无力等表现，支持者应指导丧亲者适当活动和休息，有利于缓解悲痛的情绪、提高睡眠质量并增强体力。③密切观察和评估丧亲者的身体，及早发现原有疾病的加重和新发疾病的症状，做到早诊断早治疗。

2. 心理支持　丧亲会引发心理痛苦，安宁疗护团队应做好：①同理陪伴与聆听。丧亲者需要的是一位善解人意富有同情心的"听众"，以此得到心理抚慰和支持帮助，顺利度过丧亲的痛苦过程。②协助表达内心的悲痛情绪。每个人都有权利使用他自己的方式去哀伤，如哭泣表达是一种很好缓解内心悲伤情绪的有效方式，不要压抑内心的悲痛。③协助合理表达愧疚、愤怒及负罪感等不良情绪，引导丧亲者理性地深思、反省和宽恕，在哀伤中得到成长。④能够及时识别由丧亲引发的病理性哀伤反应，及时转介进行专业的干预及心理治疗。

（三）社会支持

失去挚爱亲人的悲痛会削弱丧亲者的判断力、处事能力甚至生活能力，他们需要接受社会支持，具体内容包括后事处理、情感支持、生活恢复帮助、经济与物资支持。

1. 后事处理　①做好遗体护理。面对患者的逝去，逝者家属沉浸于悲伤之中，此时医护人员要告知逝者遗体在医院内要经历的流程，包括清理、清洁、着装、送往太平间等事宜，以缓解丧亲者震惊之余的无所适从和焦虑情绪，减轻哀伤反应。护士应做好逝者遗体护理，维持良好的外观外貌，体现对逝者的尊重和负责。指导家属参与逝者清洁穿衣等操作，会使他们得到心理的安抚和慰藉，完成最后、最好的告别。②协助殡葬服务。协助丧亲者通知亲朋好友，联系专业殡葬服务人员接送遗体至殡仪馆，妥善安排丧葬时间、流程、仪式、参加人员及悼词书写等。

2. 情感支持　丧亲者的悲伤情绪是对失去亲人爱的情感表达，是合理正常的，要给予理解和共情。应帮助丧亲者选择适宜的个体化方式表达对逝者的情感和怀念，如完成亲人遗愿、种植纪念树、制作纪念册等缅怀逝者。还可以帮助丧亲者参加社交活动，逐渐恢复和建立稳定的情绪和情感。

3. 生活恢复帮助　帮助丧亲者逐渐适应亲人去世后的生活，提升有效应对生活的决策能力，能够接替之前逝者承担的重要角色，继续新的生活。不鼓励在亲人刚去世后过早做出改变生活的重大决定，比如出售房产、换工作或职业等。

4. 经济与物资支持　随着亲人的丧失，有些丧亲者也同时失去了家庭经济来源。协调亲朋好友、单位、社区及社会机构帮助提供日常生活费用补贴、物资补贴等，或是提供新的经济来源及解决建议等方式向其提供支持。

第二节　哀伤反应

丧亲是人类必然会经历的，因丧亲带来的哀伤情绪会让人难以承受。安宁疗护团队人员要熟悉丧亲者的哀伤反应和过程，并尽早识别延长哀伤障碍，以帮助丧亲者顺利度过哀伤。

一、哀伤相关理论

哀伤理论研究长期以来依循"悲伤过程假设（grief work hypothesis）"理论，20 世纪 80 年代之后强调"与逝者分离"的基本假设理论。当代研究者从依恋理论、爱结学说、创伤研究、认知应对研究及情感的社会功能等视角多方面对哀伤领域进行深入探索并出现了一些整合性的理论模型。

（一）悲伤过程假设

1910 年，精神分析学派创始人西格蒙德·弗洛伊德（Sigmund Freud）对忧郁和悲伤的现象进行了比较性和观察性研究。他提出，当丧亲者由于逝者的离世而被迫中断与逝者的联结，并抽离已投入在逝者身上的情感能量，就会经历悲伤。丧亲者的情感会随着投入重温与逝者相关的每一个记忆，并持续地发现逝者不再存在这一现实而产生波动与抽离。随着时间推移，这些不断投入与抽离的经历逐渐转移到新的对象上，直到哀伤反应完全终止。但若这一自然的哀伤过程受到异常的外在或内在干扰，则会形成病态的哀伤，需特别关注和处理。

（二）依恋理论

英国精神科专家约翰·鲍比（John Bowlby）认为依恋是从婴儿出生与照顾者身上本能产生的，如果失去了亲密联结关系就会产生哀伤。依恋类型分为 4 类：安全型、回避型、矛盾型及混乱型。安全型的个体对亲人的逝去感到悲伤，但能尽快适应，不会被哀伤压倒；回避型的个体往往在丧失亲人后压抑或逃避和依恋关系有关的情绪；矛盾型的个体表现情绪化，不能很好应对与依恋相关的情绪，往往会沉溺于丧失亲人的痛苦中；混乱型的个体对自己和他人缺乏自信，不能正常地思考和谈论丧失。

（三）慢性哀伤理论

1998 年由美国格奥尔金·埃克斯（Georgene Eakes）、玛丽·伯克（Mary Burke）和玛格丽特·海恩斯沃思（Margaret Hainsworth）三位学者提出，是指由于持续或者单一的事件所引发的丧失经历导致理想与现实的分离，这种分离在某些触发事件下，如纪念日、记忆、角色变化，能够使个体的慢性哀伤情绪不断发酵。个体针对自身的慢性哀伤情绪会启动内在或者外在的管理，如果管理有效，则能促进个体的舒适，反之则会产生不适，从而导致循环往复的丧失体验。这种哀伤的特点是：①无预期性。②循环往复。③内外部的事件激发带来的丧失感、失望或悲伤。④进展加强。

（四）哀伤的双程模型

1999 年玛格丽特·施特勒贝（Margaret Stroebe）和亨克·舒特（Henk Schut）提出了应对哀伤的双程模型。该模型指出，哀伤过程的日常经验可以分为丧失导向和恢复导向两种。前者与评估丧失和内心重新安置逝者的位置有关，包括悲伤过程、悲伤干扰、破坏联结、否认或回避恢复的转变；后者包括专注于生活的转变、做新的事情、从悲伤中分神、否认或回避悲伤、适应新角色（身份或关系）。丧亲者往往在这两种哀伤体验之间来回摆动，既接近又逃避哀伤。这种摆动对于适应性应对哀伤是有必要的，若调节功能受损，在两种导向的任意一端长期停滞，则可能导致病态的哀伤。

二、哀伤反应与过程

（一）哀伤反应

1. 正常哀伤反应（normal grief reaction）　又称自然哀伤或非复杂性哀伤，是指遭遇丧亲失落后常见的感觉、认知和行为。美国哈佛大学医学院精神科教授威廉·沃登（William Worden）从躯体、情感、认知和行为四个层面论述了正常哀伤反应的表现。

（1）躯体方面　主要包括饥饿感、胸部不适、呼吸短促、肌肉衰弱等。

（2）情感方面　包括悲伤、忧愁、愤怒、责备、罪恶感、焦虑、孤独、无助、疲惫、震惊、怀念、解脱及麻木的表现等。

（3）认知方面　表现否认、困惑，感到逝者仍然存在，甚至出现幻觉等。

（4）行为方面　包括睡眠障碍、哭泣、食欲下降、社会退缩、避免提起亲人或害怕失去对逝者的记忆等。

2. 延长哀伤障碍（prolonged grief disorder，PGD）　又称病理性哀伤或复杂性哀伤，是指一种异常持久、强烈且可致失能的哀伤，时间超出了个体所处社会和文化背景的预期。其特征为适应不良性思维、功能失调行为、情绪失调和（或）严重的心理社会问题，这些都会阻碍个体适应丧亲。如果不及时进行干预和治疗，将会给个体带来持久的伤害。

【知识拓展】

延长哀伤障碍的诊断标准

美国《精神疾病诊断与统计手册（第 5 版，文本修订版）》（DSM-5-TR）提出了延长哀伤障碍的诊断标准，需满足全部 6 条主要标准。

1. 患者亲近之人去世至少已有 12 个月。

2. 死亡发生后，大多数日子里，丧亲者至少有以下 1 种症状并达到有临床意义的程度，且至少最近 1 个月里几乎每天都会出现这类症状：对逝者强烈的怀念或渴望；脑子里充满关于逝者的想法或回忆。

3. 死亡发生后，大多数日子里至少有以下 3 种症状并达到有临床意义的程度，且至少最近 1 个月里几乎每天都会出现这类症状：认同障碍（如认为自己的一部分已经死亡）；不相信死亡；回避死亡相关线索；与死亡相关的情感痛苦（如悲伤、愤怒或怨恨）；死亡导致的情感麻木；因为死亡而认为生活无意义；因为死亡而感到孤独；难以恢复人际关系和活动。

4. 显著的痛苦或功能损害（如个人、家庭、社会、教育、职业方面）。

5. 哀伤反应的持续时间和强度超出了丧亲者所处社会、文化或宗教常模。

6. 其症状不是其他精神障碍、物质使用障碍或一般躯体疾病所致。

3. 预期性悲伤（anticipatory grief, AG）　又称预感性悲伤，是当个体预感到某种即将发生的丧失而产生的内心悲哀。最初由精神病学家埃里克·林德曼（Erich Lindemann）于 1944 年首次提出并将其定义为面对死亡或分离威胁时产生的哀伤反应。随后，临床心理学家特雷泽·兰多（Therese Rando）于 1988 年将预期性悲伤定义为个体感知到即将到来的损失而产生哀痛、应对、计划和心理社会重建等一系列反应的过程。1996 年，北美护理诊断协会将预期性悲伤的定义修订为：“在感知到可能有损失的基础上，个体、家庭或社区在改变自我概念过程中出现的一些理智的、情感的反应和行为。”

（二）哀伤过程

哀伤是由于失去亲人所造成的“自我”丧失，而产生的生理和心理反应，这种反应是自然的、正常的过程。心理学家科林·派克斯（Colin Parkes）提出了哀伤过程的 4 个阶段，这 4 个阶段是循序渐进的，中间没有明显界限。丧亲者经历这些阶段大约需要一年的时间，但每个丧亲者的表现和时间经历会有所不同。

1. 麻木期　家属在得知亲人去世的消息后，第一反应是震惊和麻木，尤其是突发的或意料之外的亲人死亡。表现为持久地发呆，甚至发呆持续数天。常常还存在非现实感，不能完全接受亲人已逝的事实。丧亲者可能无法安静，就像在寻找去世的亲人。

2. 渴望期　麻木反应之后就是悲痛，并常常渴望能再见到已逝去的亲人，反复思考逝者去世前的事情，似乎这样做可以发现到底是哪里出了错，现在可以纠正过来。有时候会感觉逝去的亲人就在身边，能看到亲人的影子，或听到亲人的声音。

3. 颓丧期　悲痛之后变得冷漠，对周围事物、周围的人漠不关心，感觉到人生空虚毫无意义，对周围事物毫无兴趣。

4. 复原期　随着时间的推移，哀伤减到可以接受的程度，放弃不现实的希望，开始新的生活，为了身边亲人，生活仍然充满希望。

三、哀伤评估

当丧亲者的哀伤持续时间超出其所处社会和文化背景的预期，出现了延长哀伤障碍，个体的情感痛苦将严重损害其社会功能。若不进行及时的干预和治疗，将给个体带来持久的伤害。因此，重视丧亲者的哀伤评估，尽早发现可能出现的延长哀伤障碍并及时提供支持就显得尤为重要。

（一）评估丧亲者家庭及个人情况

家庭及个人情况的差别会直接影响丧亲者的哀伤反应，具体包括家庭关系、经济情况、文化背景、宗教信仰等；逝者在家庭中的地位、对家庭的影响等，以及丧亲者个人情绪、认知和行为评估。

（二）评估影响丧亲者心理调适的因素

不同个体在不同的丧亲中所引发的哀伤反应强度有很大差别，主要受到以下4个因素的影响。

1. 与逝去对象的关系　丧亲者与逝去对象的关系程度与其哀伤反应程度是直接相关的，如依赖程度、亲密程度，以及与逝去对象存在安全的关系、冲突的关系还是爱恨交织的关系等。

2. 逝去对象的死亡形式　如突发的、非自然的、意外的、超出人预期的死亡，会使丧亲者没有心理准备，增加哀伤的强度和哀伤持续的时间。

3. 个体因素　个体因素的差异也会影响丧亲者的心理调适，如人格因素、社会支持因素、宗教信仰和个人过往的哀伤体验，以及其他的压力等都会对哀伤反应程度带来不同的影响。

4. 社会与文化环境　由于人们所处的社会和文化背景差异，不同的价值观念、风俗习惯、宗教信仰等也会对丧亲者的哀伤反应造成不同程度的影响。

（三）哀伤评估工具

针对丧亲者的哀伤反应和具体情境，选择合适的哀伤评估工具是安宁疗护团队人员应当具备的能力。目前，哀伤评估工具较为丰富，大致可分为死亡发生前哀伤风险、死亡发生后哀伤风险和死亡发生后延长哀伤障碍评估工具3类，各类常用评估工具如下。

1. 预期性悲伤量表（anticipatory grief scale，AGS）　由苏珊·图特（Susan Theut）等于1991年编制而成。该工具共27个条目，采用1～5级评分，得分越高表示照顾者悲伤程度越严重。

2. 悲伤体验问卷（grief experiences questionnaire，GEQ）　由特伦斯·巴雷特（Terence Barrett）和托马斯·斯科特（Thomas Scott）于1989年编制了悲伤体验问卷。该工具包括11个维度：躯体反应、一般悲伤反应、寻求解释、缺少社会支持、耻辱感、内疚感、死亡责任感、羞耻感、被抛弃感、自我毁灭行为、对特殊死亡形式的反应。每个维度有5道题目，共55个条目。采用1～5级评分，分值越高代表悲伤水平或维度水平越高。

3. 延长哀伤障碍问卷（prolonged grief disorder questionnaire，PG-13）　由霍利·普里格森（Holly Prigerson）等于2009年根据延长哀伤障碍的诊断标准编制而成。该工具包括13个项目，共4个维度，分别是分离痛苦2项、认知情绪和行为症状9项、病程标准1项、功能受损1项。前11项采用1～5级评分，分数越高表明延长哀伤症状越严重；后2项为是非题。

该问卷中延长哀伤障碍的诊断需满足以下标准：分离痛苦的2项中至少1项在4分及以上，认知情绪和行为症状的9项中至少5项在4分及以上，病程标准和功能受损均回答"是"。

第三节　哀伤辅导

在亲人去世后，丧亲者承受着巨大的悲伤体验和心理困扰，严重影响了现在和未来的生活。哀伤辅导能促进丧亲者及时地宣泄、释放悲伤，健康地完成正常悲伤任务，缓解身心痛苦、减少或避免向病理性或复杂性哀伤的转变。

一、哀伤辅导概念

哀伤辅导（grief counseling，GC）是指专业人员协助丧亲者或即将离世的患者在合理时间内产生正常悲伤，使其能够适应并重新开始正常生活。有效的哀伤辅导可帮助临终者顺利地度过临终期，帮助丧亲者增强身心承受能力，阻止其向非正常哀伤演变。

提供哀伤辅导的人员可根据丧亲者的哀伤风险评估进行选择。第一类是专业咨询服务，由受过专业训练的医生、护士、心理师或社会工作者，为遭受重大丧失的人提供辅导；第二类是经过筛选和训练的志愿者提供的咨询，会有专业人员协助；第三类是自助团体，由一些丧亲者为另一些丧亲者提供帮助，不一定有专业人员的协助，可以是一对一的，也可以是团体的。

二、哀伤辅导目标与任务

美国著名哀伤专家威廉·沃登博士（William Worden）提出了哀伤辅导的四个目标和具体的十项任务流程。

（一）哀伤辅导目标

哀伤辅导的四个目标是让丧亲者接受丧失亲人的事实、处理哀伤痛苦、适应一个没有逝者的世界及在继续人生旅程的过程中，找到一种方式来纪念逝者。

哀伤辅导主要指帮助丧亲者在合理时间范围内处理不复杂的、一般水平的哀伤。而哀伤治疗则更多是对于一些特殊的、复杂的哀伤反应进行处理，目标是解决丧亲者的分离冲突，更好地让他适应亲人的离世。

（二）哀伤辅导任务流程

1. 帮助丧亲者接受丧失的现实　丧亲者必须要面对亲人已逝去的现实，意识到人死不能复生，须接受这一事实。最好的方法之一是鼓励他们谈论丧亲，也可通过参与亲人遗体清洁美容、举办丧葬仪式、回顾亲人去世前后的事件、去墓地等方式。真实接受丧亲痛苦，才能处理丧亲所引起的情绪冲突和哀伤情感，获得力量去重整自己的生活。

2. 帮助丧亲者识别和体验感受　丧亲会给人带来难以应对的痛苦感受如愧疚、焦虑、无助、悲哀及愤怒等。辅导者不应只是关注情绪的表达，还必须察觉丧亲痛苦的内涵、评估并解决愧疚感、适当有效地应对愤怒及鉴定处理焦虑等。

3. 协助丧亲者适应并继续生活　通过适宜的方式协助丧亲者适应亲人逝去的日子，提高有效应对和决策能力。但应注意，不建议丧亲者在丧亲初期做出任何重大的生活决定，如不宜匆忙搬家、草率结婚、建立新家庭。

4. 帮助生者在丧亲中找到意义　对改变的生活重新赋予意义，不仅是一个内心的过程，也是一个社会性的过程。个人或家庭为亲人去世所找到的意义，还必须考虑到更广泛的主流社会认知和更宽泛的社会人群能否理解。

5. 帮助生者找到纪念逝者的方式　帮助生者对于逝者的回忆和情感进行重新定位，帮助他们在生活中为逝去的亲人找到一个新的位置，让生者可以继续自己的生活，如保留逝去亲人的物品作为纪念，记住逝者。

6. 允许时间去悲伤　悲伤需要时间，适应没有逝者的生活是一个渐进的过程。悲伤过程中某些时间如下葬、过七、纪念日、忌日等是痛苦难熬的，辅导人员可指导丧亲者开展纪念活动，向逝者抒发哀思，使悲伤情感得以表达，哀伤的痛苦得以舒缓。

7. 阐明正常的悲伤行为　正常的悲伤表现包括情感反应、生理感觉、认知和行为四个方面。协助丧亲者认识悲伤的正常反应，鼓励丧亲者坦然接受自己当下的情绪和行为，并提供必要的帮助资源，避免不恰当的发泄情绪如酗酒、乱发脾气、自虐及虐待他人等。

8. 明确个体差异　每个人的哀伤表现与步伐都是独特的，不要为丧亲者预设标准，根据个体特点选择适合自己的最重要最有效。必要时可配合选择如音乐治疗、艺术治疗、运动治疗、影片治疗、意义治疗、反向关怀（做一个志愿者，帮助别人）等方式方法。

9. 检视防御和应对方式　哀伤辅导人员帮助丧亲者检视和评估自己的防御和应对方式，建立信任关系后丧亲者会更愿意讨论自己的行为。其中，有一些防御和应对方式是对的，有些则是错误的。双方可以一起探索降低和解决痛苦的有效方式。

10. 识别病理问题并转介　哀伤辅导人员如果遇到复杂哀伤者，在自己能力和经验范围外，应寻求心理治疗师或精神科医师的帮助或转诊服务。做到早发现、早转介、早治疗。

【知识拓展】

应对困难的日子

应对困难的日子是复杂哀伤疗法中被称为情境重返程序的一部分。该程序鼓励人们去重返一些地方和活动，而这些地方或活动由于会唤起丧失后的痛苦体验，是之前丧亲者努力回避的，其中有些是任何人无法避开的，如亲人的忌日、生日，丧亲者自己的生日或者家庭假日、纪念日等。应对苦难的日子应遵循以下 4 个原则，能帮助丧亲者发挥出更有适应性的策略：①预料到困难的日子并为之做准备。②预期自己的悲伤，并且学习自我照顾。③把重点放在自己的生活上，去发现有趣和快乐的事情。④试着找到一些合适的方式去纪念并关怀逝者。

三、哀伤辅导策略

每个经历丧亲的人，哀伤的程度和疗愈方式是不一样的，可根据个人特点及需求选择不同的哀伤辅导方式、途径和措施，制定个性化的哀伤辅导方案，实现哀伤辅导目标，主要策略如下。

（一）哀伤辅导形式

哀伤辅导的服务对象多为临终患者家属或失去亲人的人群，服务对象无年龄之分，不同年龄层人群采取不同的辅导方式。针对丧亲的儿童和青少年多进行丧亲家庭计划干预；丧亲的成年人多采取个人心理治疗、同伴支持干预、团体支持干预等；丧亲的老年人在成人干预的基础上也可进行基于网络的干预。下文主要介绍个案辅导、团体辅导和家庭辅导方式。

1. 个案辅导　常是一对一进行，主要有两个环节：①评估。搜集各种信息、分析信息和得出结论的过程，它包括观察、量表评估、访谈或调查、个案研讨会等。②介入。通过对丧亲者资料收集、整理和分析，判断其心理或行为问题的特征、性质和原因等。进而采用适合的辅导方式进行个案辅导，并充分调动医院、机构、社会工作者和心理师等资源，制定近期目标和中期目标。

2. 团体辅导 一般由专业的心理师或社会工作者组织安排，借助团体的力量和心理干预技术，为团体成员提供的心理帮助与指导。团体辅导的目的是教育和情感支持，在团体辅导过程中，成员之间相互依赖，相互鼓励，具有良好的情绪、情感的疏导作用，改善丧亲后消极的应对方式，提高面对丧亲事实的勇气和信心，帮助丧亲者在悲痛中寻找意义和价值。

3. 家庭辅导 常是指以丧亲儿童和青少年及其家庭成员为服务对象的一种支持和协助的干预措施。家庭辅导以小组会议和联合会议为主要形式，内容根据家庭的需求量身定制，重点是通过循证策略加强家庭关系和有效的育儿，针对儿童和青少年的干预以教授应对技能、丧亲家庭成员联合互动、建立积极关系的练习等为主要内容。家庭辅导能够减轻父母丧亲的儿童和青少年的哀伤反应。

（二）哀伤辅导途径

每一个人的哀伤都是不同的，所需要的哀伤辅导途径也各有所异，可通过接受亲朋好友的关爱陪伴；寻求医疗机构、社工组织及心理哀伤辅导机构的专业支持帮助；加入丧亲者团体交流群，共同分享感受和相互支持；阅读哀伤治疗相关书籍；制作音频或书写日记；链接网上支持资源等多种途径获得哀伤抚慰和指导，缓解丧亲之痛。

【知识拓展】

同质互助

同质互助是指有相似丧亲经历的人在一起组建的一个特殊的互助群体，因为有共同的经历，可以彼此理解，抱团取暖，互相帮助学习，克服自卑感和孤独感。在群体中，大家可以敞开心扉，互相表达内心的思念和心痛，宣泄哀伤的痛苦，不用担心可能会受到误解和排斥，彼此并肩前行、正面鼓励安慰、真心携手支持，为正在痛苦中挣扎的丧亲者，提供有效的心理疏导和哀伤疗愈，提升自我价值感和生活意义感。

（三）哀伤辅导策略

哀伤辅导是协助丧亲者在合理的时间内以恰当的方式和有效的措施引发正常的哀伤，并健康地完成哀伤过程，从而增进其重新开始正常生活的能力。下文重点介绍3个方面哀伤辅导策略。

1. 建立信任关系，同理陪伴指导 对于至亲至爱人的逝去，多数丧亲者最初的反应是不知所措，随之痛苦不堪，此时哀伤辅导人员应以丧亲者的需求为导向提供支持帮助和指导。首先建立信任，做到尊重接纳、同理同行、陪伴安抚、认真聆听和有效沟通。不要随意加入自己的判断和分析，注重使用支持性的抚慰语言，允许哀伤情绪的宣泄，避免说出"要节哀""要坚强"及"不要哭"等不宜话语。

2. 选择适宜方式，有效缓解哀伤 应根据丧亲者的喜好、能力和应用效果选择个性化的适宜方式，现主要介绍以下3种方式。

（1）保留逝者纪念物品 逝者去世前留下的物品、照片、音频及视频等对于丧亲者疗愈哀伤是十分有益和有效的方式方法，可激励和鼓舞丧亲者开始新的生活。如帮助临终患者录制录音或视频，表达和分享个人的真实情感与对亲人的祝福叮咛；整理逝者与亲人们在一起度过的美好时光照片，留下珍贵的记忆；制作纪念册，追忆逝者一生的价值和意义。

（2）举办丧葬仪式 面对亲人逝去，无论人们身处怎样的社会文化背景、宗教信仰、经济地位等，都会采用不同形式的丧葬告别仪式。此仪式可以给予丧亲者一次表达对逝者的想法和感受的机会，向逝者再做一次真实的道爱、道谢、道歉和道别，是有效缓解和减轻哀伤痛苦的方式之一。美国哀伤学者及教育学家艾伦·沃尔费尔特（Alan D. Wolfelt）博士认为，办好丧葬对丧亲者有以下六方面的积极作用：①面对死亡的现实。②宣泄痛苦情绪。③记住逝者。④建立新的自我身份认知。⑤帮助人们思考和寻找生命的意义。⑥寻求和提供帮助。丧葬仪式也是一种社会支持活动，可以让丧亲者寻找社会和他人的关怀关爱和帮助指导。

（3）表达性写作　写作作为一种宣泄手段，能够有效缓解个体的负面情绪，表达性写作（Expressive Writing，EW）是个体通过书写与负性事件有关的主题、与之相关的想法与感受，来促进身心健康的一种干预手段。书写的形式多种多样，可以写信、写日志、写回忆录等。如记录去世亲人的特别之处、可爱之处、爱好特长等。在没有他人或不被干扰的环境中再次触碰自己的感受和想法并正常表达出来，或者可以让丧亲者大声读出来，进行自我宣泄和释放哀伤，有效缓解负面情绪。有研究结果提示，写作可以促进丧亲者的回忆加工，并帮助建立与逝者之间的持续联结。

3. 应用心理技术，减轻哀伤痛苦　在哀伤心理干预中，治疗师可以采用很多有效的技术，以专业的心理辅导减轻丧亲者心理及生理上的痛苦，使其顺利度过哀伤时期，帮助其走出阴霾，重新适应新的生活。

（1）正念疗法（mindfulness-based therapy，MBT）　是指导人们以一种不评判、开放、好奇的态度，将注意力聚焦到当下的体验中，包括当下的想法、情绪状态及身体感受，并且对当前内部或外部体验不做任何判断的一种自我调节方法。西拉哀伤模型（selah grief model）是针对哀伤咨询的正念干预方式，帮助丧亲者以正念的态度去适应情绪的变化过程，参与带有正念性质的活动，如哀悼、冥想祷告、情感日志等，使丧亲者在哀伤的过程中停驻、反思、寻求意义。基于正念的认知疗法通过减轻情绪对认知功能的干扰，能够显著提高丧亲个体的情绪调节功能和行动控制能力。

（2）认知行为疗法　认知行为疗法（cognitive behavior therapy，CBT）是通过改变思维信念和行为的方法来改变不良认知，达到消除不良情绪及行为的心理治疗方法。具体疗法包括：①谈论丧亲的现实和痛苦并收集其不良适应性思维和行为方式的信息。②介绍哀伤任务模型。③认知结构调整。④适应不良行为。⑤丧亲后继续前行。通过具体的干预治疗可明显提升积极情绪。

（3）空椅子技术　是格式塔流派常用于心理治疗中的一种技术。该技术通过角色扮演的方式，事先准备好两把椅子，让丧亲者坐在其中的一把椅子上，再让其坐到另一把椅子上，扮演逝者一方，以此方式进行对话。对话分为倾诉宣泄式、自我对话式和"他人"对话式三种形式。丧亲者把自己内心想说却没来得及说的话充分表达出来，从而使内心趋于平和。想象性对话的目标不是与逝者"永别"，从某种意义上说，是从逝者那里寻求一种"完结"，将情绪能力转移到其他地方。这个过程帮助丧亲者完成了与逝去亲人没有来得及的告别，宣泄了当事人的思念与哀伤，处理了内心的自责与歉疚，以逐步达到自我整合或者自我与环境的整合。

（4）保险箱技术　是一种很容易学会的负面情绪处理技术，是靠想象方法来完成的。指导丧亲者将丧失导致的负面情绪放入想象中的容器里，即将创伤性材料"打包封存"，以实现个体正常心理功能的恢复。另一种做法是指导丧亲者将已失去的美好部分锁入一想象的保险箱里，钥匙由他自己掌管，并且可以让他自己决定是否愿意及何时打开保险箱的门，来重新触及那些记忆及探讨相关事件。此方法可以在较短时间内缓解当事人的负面情绪。

（5）综合性艺术疗法　是指在心理治疗、咨询、康复或医学的背景下使用舞蹈、戏剧、绘画、音乐、摄影和雕塑等形式进行哀伤疗愈，有时也称为创造性艺术疗法。具体见第十三章康复技术与舒缓疗法应用。

此外，还有叙事疗法、生命回顾疗法、意义疗法及尊严疗法等对丧亲者的哀伤抚慰也起到了一定的作用和意义，具体见第二章、第九章及第十一章。

第四节　医护人员职业哀伤

职业哀伤与抑郁、创伤后应激障碍、共情疲劳、职业倦怠及高离职率等一系列不良结局有关，会对医护人员的身心健康和职业发展产生负面影响，同时也会影响患者接受医疗卫生服务的质量。因此，提高医护人员对自身职业哀伤的重视和接纳，并引导其合理表达和应对职业哀伤十分必要。

一、医护人员职业哀伤表现与影响因素

（一）医护人员职业哀伤的表现

职业哀伤是指医护人员在工作中遭遇患者预期死亡、死亡及患者死亡后所产生的一系列生理、心理、认知和情感反应，以及失去对医护人员个人身体、心理、情感、精神、行为、社会和职业领域的影响，其特征是存在不同的身体、情感和行为改变，具有隐匿性、长期性和累积性的特点。具体表现如下。

1. 躯体反应　主要表现为胸闷、呼吸短促、肌肉衰弱、头痛、食欲不振、睡眠障碍及心悸等。

2. 情感反应　主要表现为悲伤、内疚、愤怒、共情疲劳、创伤后应激障碍，以及无能、无力感和无助感等。

3. 认知方面　主要表现为自我怀疑、对患者死亡的反思、侵入性思维、对死亡的深刻记忆及反事实思维等。

4. 社会关系　主要表现为自我封闭、与朋友或家人的分离倾向等。

5. 个人存在　包括生死观的重塑、引发对自己或亲人的死亡焦虑、对职业能力和专业价值产生认同或怀疑等。

（二）医护人员职业哀伤的影响因素

1. 内部因素

（1）医护人员自身因素　医护人员的性别、岗位、过往的丧亲经历、过往的职业哀伤经历等个人因素，会对其哀伤情绪产生影响。不同性别医护人员的哀伤情绪存在差异，与男性相比，女性的情感更细腻、丰富，对患者死亡的情绪反应更强烈。患者的死亡对不同岗位医护人员的哀伤情绪有着不同程度的影响，与医生相比，护士与患者及其家属相处时间更长、联系更紧密，当患者死亡时，护士不仅直接经历丧失事件，也间接经历了患者及其家属在整个治疗过程中的失去。当逝者与医护人员自己及亲人有年龄、性别、家庭角色等共通点，他们往往会把逝者与自己联系起来，还会自觉地代入自己生活中的丧亲经历进行比较，产生不同程度的哀伤反应。当发生的新病死事件与医护人员过往的职业哀伤经历有共同的特征，如相同的病情、病床或病房等，患者的死亡可能会重新唤起医护人员过往的职业哀伤体验。

（2）医护人员参与程度　医护人员与患者及家属之间的亲密联结程度会加剧他们对患者死亡的哀伤反应。医护人员与患者的接触时间越长、接触程度越密切，对患者死亡的哀伤反应越强烈。此外，当患者死亡事件发生时，医护人员的在场与否也是职业哀伤的影响因素，目睹患者死亡的医护人员比未在现场者更容易产生哀伤情绪。

2. 外部因素

（1）患者死亡特征及逝者家属相关因素　患者死亡特征会对医护人员的哀伤反应产生影响，包括死者的年龄、死因、死亡是否可预测、死亡质量及死亡是否具有创伤性等。此外，逝者家属相关因素也是医护人员职业哀伤的影响因素之一，家属对患者死亡的反应强度，以及逝者家属无法接受亲人的死亡而将责任归咎于医护人员，这些情况也会对医护人员的哀伤情绪造成影响。

（2）医护人员所处环境　所处环境也是影响职业哀伤的因素之一，包括社会环境和工作环境。①社会环境。人们忌讳谈论与死亡相关的话题，对医护人员的职责与使命寄予极大的期望与称颂，却很少关注和理解他们目睹和经历患者死亡时的感受和体验，导致医护人员面对死亡事件时的情感常常得不到承认、接纳和尊重。②工作环境。由于繁重的工作任务，医护人员在工作中往往缺乏时间和空间处理自身的哀伤反应，面对患者死亡的哀伤情绪迟迟无法得到释放。接触和面对患者死亡的频率也是职业哀伤的影响因素之一。在医院的医护人员比在其他单位的医护人员更容易经历哀伤情绪；重症监护室、肿瘤科和急诊科的医护人员比其他科室的医护人员更容易产生哀伤情绪。此外，工作环境中与去世患者有关的物品、病床和病房等，以及对过去病死患者的谈论或回顾都有可能会唤起医护人员当时的记忆从而触发哀伤情绪。

二、医护人员职业哀伤干预措施

（一）加强教育与培训

1. 教育与培训的目标

（1）获取知识　哀伤相关知识和技能可以帮助医护人员更好地理解丧亲者的悲伤表现和应对自身的负性情绪，在面对患者死亡和丧亲家属时更加游刃有余，在日常工作中更加愿意参与到丧亲安抚工作中，并逐渐积累更丰富的经验。

（2）实现自我认识和反思　医护人员通过反思和认识自身对死亡的感受和体验，在悲伤和痛苦中体会生活的意义，反思人生的价值，从而认识到个人和工作的价值，提高职业认同。同时，医护人员应学会理解和换位思考，在工作中更注重贯彻人文关怀的理念。

（3）提高沟通技能　医护人员通过哀伤教育和培训提高自身的沟通技能，可帮助他们更合时宜地为临终患者及其家属提供死亡教育、更好地聆听临终患者及家属的心愿，以及更冷静地处理突发伤亡事件等。

2. 教育与培训的方式

（1）与丧亲者交谈　丧亲者参与到哀伤教育和培训当中可以为医护人员提供学习和体验哀伤的新视角，促进医护人员个人情感的成长，同时提升他们与丧亲者的沟通技能。

（2）视听材料和小组讨论　展示与死亡、丧亲及哀伤相关的视听材料并展开小组讨论有助于促进医护人员对哀伤相关的一系列生理、心理、认知和行为改变的理解，同时加深他们对丧亲者哀伤反应的认识。

（3）练习自我反思　自我反思可以帮助医护人员回顾、分析和总结过去的哀伤经历和感受，从悲痛中认识和体会生命的价值，并汲取成长的力量。练习自我反思可通过书写、举办经验交流会和案例交流会等方式，如撰写工作日记和反思日记、定期举办案例讨论会分享应对工作相关哀伤的经验和技巧，以及不同年资的医护人员在日常工作中定期进行经验交流等。

（4）模拟教学和角色扮演 通过情景剧、视频反馈教学和模拟操作等方法，锻炼医护人员向患者家属告知病情的能力，练习与丧亲者沟通的技巧，以及提升医护人员应对死亡事件和负性情绪的能力等。

（5）纪念逝者 通过参加逝者葬礼、举办死亡病例汇报会议，以及为丧亲者设计哀伤慰问卡等悼念仪式，为医护人员提供接纳和表达自身哀伤情绪的机会，从而帮助他们更好地理解丧失经历并重新确立工作目标。

（二）提供专业的组织与团队支持

1. 组织支持 医疗机构应通过定期举办讲座、影片观赏活动和心理咨询沙龙等方式，加强安宁疗护医护人员对职业哀伤的学习和理解，引导医护人员重视、接纳自身的职业哀伤情绪。关注医护人员的心理状态及情绪变化，及时了解他们的心理感受并提供所需的资源，例如为医护人员提供表达和宣泄情绪的场所，以及提供心理援助热线、心理咨询和哀伤辅导等院内心理支持资源。帮助医护人员表达、宣泄和处理哀伤情绪，确立科学的死亡观念和哀伤应对机制。

2. 团队支持 科室应加强对安宁疗护医护人员职业哀伤的学习和培训，提升医护人员的哀伤应对能力。管理者应定期组织经验分享会，促进不同年资医护人员之间对职业哀伤感受、经验和建议的交流分享。合理安排班次为医护人员提供充足的时间和空间促进情绪资源的恢复；鼓励安宁疗护医护人员书写工作日记或撰写死亡案例叙事医学或护理记录并在科室内进行讨论，发挥团队支持作用，帮助医护人员接纳、应对职业哀伤；引导医护人员从丧失事件中重构生命意义，促进个人和职业成长。

（三）其他干预

一些医护人员会用自己的方式缓解或发泄哀伤情绪，如购物、洗浴、锻炼、旅行、听音乐和写日记等。此外，许多人认为建立工作与生活界限、用其他任务分散注意力是在工作中避免受哀伤情绪影响的有效方法。

【思考题】

1. 丧亲支持内容包括哪些？
2. 正常哀伤反应的表现有哪些？
3. 哀伤辅导的目标和任务有哪些？
4. 医护人员职业哀伤的影响因素有哪些？

第十五章
常见晚（末）期疾病患者的安宁疗护

扫一扫，查阅本章数字资源，含PPT、音视频、图片等

案例导入

刘奶奶，70岁，丧偶，独居，性格内向，与亲戚很少来往，唯一的女儿在外地工作。近日刘奶奶因肺癌并胸腹腔转移，胸腔积液，呼吸困难入院接受安宁疗护。刘奶奶刚入院时自己念叨说要早点离开，不想受罪，不想拖累女儿。作为医护人员，请思考：

1. 针对患者目前胸腔积液，呼吸困难的情况该如何处理？
2. 该患者可能存在哪些心理和灵性痛苦？该如何处理？

安宁疗护的服务对象常是处于疾病晚（末）期的肿瘤人群及老年人群，儿童人群及艾滋病也备受重视。当疾病发展到了晚（末）期阶段，如恶性肿瘤晚（末）期、器官功能严重衰竭和其他不可逆转疾病的晚（末）期如艾滋病、永久植物人状态、运动神经元疾病及联合退行性神经性疾病等，现代医疗水平已无法控制或恢复，疾病到了不可逆转的地步，死亡是短期内必然的事情时，需要跨学科的安宁疗护团队为其提供全程全方位的治疗、护理与人文关怀，提高晚（末）期阶段患者的生命质量。

第一节　晚（末）期恶性肿瘤患者的安宁疗护

据统计，2020年我国癌症新发病例457万例，死亡300万例，新发病例和死亡病例均居全球第一，其中肺癌、肝癌、胃癌、食管癌、结直肠癌等成为主要的肿瘤死因。当恶性肿瘤发展至晚（末）期后常出现疾病进展迅速，不良反应和躯体症状持续加重，并伴有焦虑、恐惧等心理问题，是安宁疗护服务的重点人群。

一、晚（末）期恶性肿瘤患者的安宁疗护概述

肿瘤的发生发展被认为与个人因素、致癌物质、烟草、膳食、活动、感染、职业暴露、环境污染、激素、免疫、电离辐射、药物等的作用密切相关。

晚（末）期恶性肿瘤是指晚期或终末期恶性肿瘤。晚期是指肿瘤广泛浸及周围或邻近器官，有区域淋巴结转移或伴有远处血行转移，有严重的临床症状和体征；终末期是指疾病逐渐恶化，病程已无法逆转，患者短期内将会走向死亡。

二、临床特点

由于疾病的影响，晚（末）期恶性肿瘤患者在躯体、心理、社会及精神层面常表现以下临床特点。

（一）躯体方面

病情恶化、多器官功能不全及长期治疗带来的副反应等导致患者出现以疼痛、癌因性疲乏、厌食或恶病质、恶心呕吐、便秘、腹泻、呼吸困难、睡眠障碍、恶性胸腔积液、发热等为主要表现的躯体症状。这些躯体症状在严重影响患者生存质量的同时常表现出以下特点。

1. 患者的症状往往不是单一存在的，几个躯体症状常同时存在并与心理症状交织在一起，相互影响。

2. 症状数量一般会随着病情的加重逐渐增多，但进入晚（末）期后患者症状数目变化不大，但是症状的发生率和严重程度较高。疼痛和疲乏往往是晚（末）期患者最严重的症状，其次是睡眠障碍、厌食或恶病质等。

（二）心理方面

随着疾病的进展和病情的加重，患者常会出现复杂的情绪反应及心理问题，如焦虑、恐惧、无助感、预感性悲哀，甚至自杀等。此外，担心被遗弃、失去尊严或成为家庭负担，出现行为退化和对家人的过度依赖等。具体呈现以下特点。

1. 焦虑与抑郁常合并出现，对应的临床表现及社会功能损坏程度较单纯的焦虑或抑郁更严重，对患者的生活质量影响更大。

2. 患者的焦虑、抑郁情况与患者的文化背景、性格、睡眠状态、职业、受教育程度及家庭经济状况等有着密切的相关性。

3. 患者的不良情绪不仅影响患者心理健康、疾病的治疗、生活质量，同时还可使机体出现免疫功能下降，从而加快疾病进展。

4. 有相当一部分患者心理痛苦水平可能达到精神障碍诊断标准，其中焦虑障碍、调整障碍及情感障碍等是最普遍的精神障碍症状。

（三）社会方面

社会支持能使患者感受到社会的正能量，对患者的治疗效果和生存质量起到至关重要的作用。我国对晚（末）期恶性肿瘤患者的社会支持主要包括亲属、朋友、同事、工会、协会及社工等个人或组织所给予的精神和物质上的支持和帮助，其社会支持呈现以下特点。

1. 由于躯体症状多样，心理情绪反应复杂，治疗周期较长，治疗费用较高，家庭照护负担较重等特点导致患者对社会支持的需求更高。

2. 不同社会支持来源有着不同的特点，每种支持方式根据自己在社会支持系统中承担的角色和义务满足患者的特殊需求。如医护人员主要为患者提供技术和信息支持；家庭成员主要为患者提供生活照料和情感支持；社区能为患者弥补和改善家庭保障功能的薄弱环节等。

3. 社会工作者在社会支持方面承担了心理支持者、灵性辅导者、个案管理者（制定善终计划、需求评估和干预计划、经济评估及社交评估等）、团队协调者等重要角色。

（四）精神层面

患者精神层面的痛苦主要体现在缺乏生命意义和目的、对生活失去希望、为曾经做过的错事感到内疚、需要原谅或重新整合与他人的关系、有信仰或文化间的冲突等。

1. 患者的精神痛苦与躯体痛苦紧密相关，解决患者的躯体痛苦才能更有利于展开精神层面的话题。

2. 精神照护对提高临终患者生命质量，帮助患者树立良好的人生观、价值观，促进患者正确面对生死等方面都有着积极作用。

3. 当患者进入生命的最后阶段时，通过生命回顾寻找生命意义成为患者最重要的精神需求之一，且与家人有着重要关系，希望、爱及信念等成为这一阶段患者生命意义的主要来源。

三、评估与疗护

晚（末）期恶性肿瘤患者心理、社会、精神层面的评估与疗护参考其他相关章节。本章将主要讨论肿瘤患者常见躯体症状和常见急症的评估与疗护。

（一）症状的评估与疗护

癌痛、癌因性疲乏、厌食或恶病质、睡眠障碍是晚（末）期恶性肿瘤患者最常见，也是对生存质量影响最大的躯体症状。本章节主要讨论癌因性疲乏、厌食或恶病质两个主要症状的评估与疗护，其他症状见第七章临终患者常见症状控制与护理。

1. 癌因性疲乏（cancer related fatigue，CRF） 作为癌症患者的主观感受，癌因性疲乏的发生与癌症本身和治疗有一定关系，是患者常见的症状之一，也常被认为是一种比疼痛、恶心、呕吐更令人痛苦的感受，严重影响患者的自理能力和生活质量。

（1）评估 针对疲乏的强度和影响的评估可以通过三个问题进行：①你感到过疲乏吗？②如果有，用 0 ～ 10 表示通常疲乏的程度。③疲乏对您有何影响？此外，简短疲乏量表（brief fatigue inventory，BFI）由于条目较少，内容简单、易于理解，且能区分疲乏的严重程度和对基本生活的影响被较为广泛应用于癌症晚期患者疲乏的评估；癌症治疗功能评估疲乏量表、Piper疲乏量表 –12 等多维疲乏评估量表被用于测量疲乏的性质、严重性及影响因素等。

（2）治疗 CRF 的治疗包括筛查、初次评估、干预、再评估四个阶段。其中，干预包括两个步骤，首先识别并治疗诱因，如疼痛、贫血、抑郁、睡眠障碍等；其次针对经诱因治疗后继续存在及无明显诱因的 CRF 进行干预。

1）药物治疗 对 CRF 的可治疗因素，如疼痛、贫血、睡眠障碍等可进行相应的药物治疗。中枢兴奋药哌醋甲酯（利他林）对严重疲乏和（或）进展期癌症患者有效，副作用较少。常见的不良反应有头痛、恶心、便秘等。莫达非尼为促清醒的非苯丙胺类药物，在嗜睡症的治疗中效果可靠，常见的副作用包括头痛、失眠、腹泻等。营养补充剂辅酶 Q10、左旋肉碱及人参等，均有助于改善疲乏。

2）非药物治疗 ①运动疗法。运动应根据患者的年龄、性别、癌症类型、身体状况从低强度开始，循序渐进。②心理治疗。包括认知行为疗法、支持表达疗法及心理教育法等。③营养治疗。有助于解决患者因厌食、腹泻、恶心、呕吐引起的营养不良；补充足够的水分和电解质也有助于预防和治疗疲乏。④睡眠治疗。可采用认知行为疗法、替代治疗、心理治疗和运动。⑤白光疗法。通常用于治疗情绪障碍和睡眠障碍的患者，让患者坐在荧光灯漫射屏的桌子前，清晨进行

30～90分钟的治疗，在经过治疗后患者的夜间睡眠质量常有所改善，白天也不易疲劳。

（3）护理

1）筛查和评估　经过CRF培训的护士可参与对所有新确诊癌症的患者进行CRF的筛查及初次评估。如果疲乏强度是中重度，护士应继续深入了解病史（包括疲乏病史、社会支持状况，以及系统回顾）和评估可治疗因素。

2）开展健康教育和咨询　内容包括疲乏产生的原因、持续时间及形式；告知患者疲乏可能是治疗的后果，而不是疾病进展或者治疗没有效果的指征；告知患者自我管理的重要性并指导疲乏的患者掌握一般策略，如监测疲乏水平、分散注意力等。

3）制定运动计划　帮助患者制订个性化运动计划；指导患者进行有氧运动并监测脉搏，及时调整运动的强度和时间；根据病情和需求，适当引导和鼓励患者参加适宜的工作、学习和社会活动。

4）提供信息支持　帮助纠正患者的错误想法，消除不良行为，重建认知。

5）改善睡眠　通过改善环境、调控影响睡眠的因素帮助患者获得更好的睡眠。

2. 厌食或恶病质　厌食是一种复杂的进食障碍，是肿瘤患者发生恶病质的因素之一，表现为早饱感、嗅觉和味觉改变、恶心呕吐等。恶病质是指进行性发展的骨骼肌量减少（伴有或不伴有脂肪量减少），常规营养支持治疗无法完全逆转，最终导致进行性功能障碍的一种多因素作用的综合征。不是所有的营养不良患者都是恶病质，但是所有的恶病质患者都有营养不良。

（1）评估　目前尚缺乏一种特定的专门针对恶病质的评估工具。在日常实践中常使用营养不良的评估工具进行评估。最常用的营养不良评估工具包括：肿瘤患者营养不良筛查工具（malnutrition screening tool for cancer patients MSTC），用于对患者饮食变化、体重减轻情况、体质指数、功能状态进行评估；患者主观全面评估工具（patient-generated subjective global assessment，PG-SGA）广泛用于头颈部肿瘤、肺癌、妇科肿瘤、胃肠道等恶性肿瘤患者的营养筛查与评估。

（2）治疗　恶病质的治疗目的是改善症状和生活质量，主要的治疗方法包括营养支持、增进食欲、抗炎等。

1）药物治疗　孕激素是治疗肿瘤厌食症的一线药物，能有效减轻食欲下降的症状，临床使用时应从小剂量开始；糖皮质激素可用于期望短期受益的人群，或者是预计生存时间短的肿瘤患者；甲氧氯普胺或西沙必利具有止吐和促进胃肠动力作用，可以有效减轻恶心及早期的饱腹感。

2）非药物治疗　规律的锻炼和体育活动可减缓甚至逆转肿瘤恶病质的不良后果；临床营养支持治疗可以改善部分营养指标，缓解症状及改善患者的生活质量。

（3）护理　厌食或恶病质是超过80%晚期肿瘤患者死亡之前的必经阶段，特别是胃肠、胰腺、胸部和头颈部恶性肿瘤。针对厌食、恶病质患者开展全面的支持性护理能够有效地抵抗患者的代谢变化，并改善患者的生活质量。

1）舒适护理　保持皮肤清洁、干燥，提高患者舒适度，避免发生压疮；每日对患者口腔进行评估，根据患者自理能力，协助患者完成口腔清洁。

2）维持良好排泄功能　通过饮食、饮水的调控养成良好的排泄习惯。

3）管路护理　对于采用其他肠内营养途径（如鼻胃管、空肠造瘘管、胃造瘘管）的患者，护士要做好喂养管路的护理，还要熟悉患者所用营养液的主要成分、每日摄入量、液体出入量，调节恰当的喂养速度、温度、角度，观察患者喂养营养液后的反应及并发症。

4）心理支持　护士要善于与患者沟通，建立信任关系，经常给予鼓励和支持。

（二）常见急症的评估与疗护

1. 上腔静脉综合征　是由多种原因导致上腔静脉完全或不完全受阻，回流障碍，出现急性或亚急性呼吸困难，上肢、颈静脉和颜面水肿淤血，上半身浅表静脉曲张，甚至缺氧和颅内压升高等的一组临床症候群。恶性肿瘤直接浸润和压迫所致上腔静脉综合征占90％以上，最常见的是胸内肿瘤，其中支气管肿瘤占85％左右。

（1）治疗　上腔静脉综合征属肿瘤急症，须采取积极有效的治疗措施。

1）药物治疗　当明确诊断为癌症的患者发生上腔静脉综合征时，如果对放射治疗或化学治疗敏感，根据其病情进行治疗。如果对放化疗不敏感，或者没有进一步的治疗选择，酌情应用高剂量的皮质类固醇类激素和安置自动扩展的金属支架进入上腔静脉。比起放疗或化疗来，支架的置入能快速缓解绝大多数患者的症状，在置入支架之后，大于90％的患者不会死于梗死的复发。

2）非药物治疗　采用半坐卧位，吸氧，限制输液量及速度，使用利尿剂减轻体液潴留和消除水肿，但一般不鼓励采取脱水治疗以避免引起血栓形成。

（2）护理

1）病情监测　监测患者全血细胞计数、凝血状况、白细胞计数、生命体征、体液和电解质平衡等；监测患者的呼吸、水肿、咳嗽及时发现疾病进展并做出正确的处理。

2）皮肤护理　由于水肿，患者皮肤容易破溃感染等，应禁用热水袋，定时翻身并禁止拖、拉、拽的动作，穿纯棉柔软衣物并勤更换，保持床面干净、整洁，减轻局部皮肤压迫。

3）口腔及饮食护理　患者常存在食欲下降、恶心呕吐、口腔溃疡等，嘱患者少食多餐、呕吐后及时清理；用碳酸氢钠或生理盐水漱口；已发生溃疡者，可在漱口溶液中加入利多卡因以减轻疼痛；提供高热量、高蛋白、高维生素、易消化的低钠饮食，营造良好的就餐环境。

4）心理护理　由于呼吸困难、水肿等使患者常存在焦虑、恐惧等心理问题，护理人员应通过倾听和触摸等方式表达同情和理解，给予心理疏导，满足患者生活和心理需求。

5）静脉输液的护理　宜选用下肢静脉或股静脉输液，药液经下腔静脉回流至右心房，可减轻大量输液引起的上腔静脉压迫症状；注意密切巡视，保持输液管道的通畅，及时更换液体。

2. 高钙血症　是指血清钙离子浓度高于2.75mmol/L，使患者的神经、肌肉兴奋性降低，出现淡漠、反应迟钝、行为异常等神经系统症状，血压升高、心律失常等心血管系统症状，恶心、呕吐等消化系统症状，肾脏损害等。血清钙超过3.75mmol/L称为高钙危象，可出现谵妄、惊厥、昏迷等进而危及生命。伴发高钙血症频率较高的恶性肿瘤有肺癌、乳腺癌、血液系统肿瘤、头颈部肿瘤、肾癌、前列腺癌等，其高钙血症发生率为15％～20％。

（1）治疗　无论肿瘤分期如何，凡是有症状的高钙血症均需治疗。高钙血症的纠正对肿瘤的整体预后无影响，但可明显改善症状。

1）药物治疗　双磷酸盐目前是治疗肿瘤性高钙血症的标准药物，同时还能控制骨转移引起的骨痛；降钙素主要通过抑制骨吸收和增加肾对钙的清除，使血钙降低，能迅速改善高血钙，不良反应少但作用短暂；糖皮质激素可增加尿钙排泄，减少肠道对钙的吸收，可加强降钙素的作用；普卡霉素具有抑制骨吸收作用，可持续降低血钙水平，一般24～48小时见效，是治疗顽固性高钙血症的首选药物，有无骨转移均适用。

2）非药物治疗　对于轻度高钙血症或应用双磷酸盐治疗后血钙已正常的维持治疗尤其有效。输注足量生理盐水，一般每天3L，能恢复血容量，增加肾小球滤过率，并抑制近端肾小管对钙的重吸收。停用可增加血钙的药物，如利尿剂双氢克尿噻，维生素 A、D 等；摄入低钙食物或限制奶制品等高钙食物的入量。

（2）护理

1）皮肤瘙痒　钙盐沉积于皮肤引起皮肤瘙痒，可予炉甘石洗剂涂抹止痒，并嘱患者穿棉质衣物，减少对皮肤的刺激。

2）心理护理　高钙血症常出现在肿瘤晚期，患者常需卧床制动，因而出现焦虑、恐惧、悲观、绝望等心理问题，护理人员应给予积极关注，耐心倾听，让家属多陪伴患者，使其享受家庭亲情的温暖，以稳定患者的情绪。

3）其他　对症处理疼痛等躯体症状的同时，监测血钙水平，预防高钙危象的发生。

3. 出血　经统计，约20%的恶性肿瘤复发患者存在出血症状，如头颈部的肿瘤患者，约11.6%死于出血；急性髓样白血病患者，最后阶段约44%的患者都有明显出血；肺癌患者常有咯血；鼻咽癌患者常鼻涕中带血等。

（1）治疗

1）药物治疗　可采用抗纤维蛋白溶解的药物进行全身或系统用药，如口服氨甲环酸进行治疗；针对较少见部位的癌性出血口服氨甲环酸无效后，可以局部应用药物，如口腔部位可以用5%氨甲环酸溶液、硫糖铝口服混悬液作为漱口液应用，漱口后可以吞下；直肠部位应用氨甲环酸溶液或硫糖铝口服混悬液作灌肠剂灌注；膀胱部位应用生理盐水或氨甲环酸溶液经由尿管灌注；肺部可雾化吸入氨甲环酸等。

2）非药物治疗　出血一旦发生，应及时与患者和家属进行交流给予安抚，条件允许时，及时进行相应的检查；纠正可以纠正的因素，如停止抗凝血的药物、治疗维生素 K 的缺乏、治疗感染等并发疾病；纱布局部压迫止血，也可以配合药物局部使用，如浸泡氨甲环酸或肾上腺素的纱布、硝酸银条、藻酸盐纱布、硫糖铝糊剂等。

（2）护理

1）常规护理　急性期绝对卧床休息，禁止情绪激动、咳嗽、大幅度翻身等，防止出血；给予营养丰富、易消化的食物；保持口腔清洁、皮肤干燥；提供安静、舒适的居住环境；观察患者的生命体征，预防出血性休克的发生。

2）出血护理　根据不同的疾病，熟悉出血的观察和处理方法。如消化道出血要详细观察和记录大便的次数及性质；头颈部出血要及时清理口腔、鼻腔、气管切开等处的血液，保持呼吸道通畅。出血发生时，及时采取措施止血，迅速建立2～3条静脉通道，为进一步给药赢得时间，同时密切观察生命体征，防止休克的发生。

3）心理护理　出血时，患者及家属会产生恐惧心理，护理人员自身应保持冷静，动作迅速而不慌乱，给患者及家属以信任感；用深色的棉布擦拭血迹并及时抹掉地面血液，防止加重患者恐惧和不适；呼吸道出血或呕血时，鼓励患者放松，尽量往外排出，谨防憋气导致呼吸道阻塞和窒息。

4. 脊髓压迫症　是椎管内的占位性病变导致脊髓功能障碍的临床综合征。随着病情的进展，可造成脊髓水肿、变性、坏死等病理变化，最终导致脊髓功能丧失，引起受压平面以下的肢体运动、感觉、反射、括约肌功能及皮肤营养功能障碍，严重影响患者的生活和劳动能力。恶性肿瘤患者脊髓压迫症总发病率为2%～5%。成人最常见的是前列腺癌、乳腺癌、肺癌、非霍奇金淋巴瘤、肾癌、多发型骨髓瘤，儿童最常见的是神经母细胞瘤、肾母细胞瘤、淋巴瘤、软组织骨肉瘤。

（1）治疗　脊髓压迫若治疗不及时，将导致患者永久瘫痪、二便失禁。治疗的主要目的是恢复或保留神经功能、缓解疼痛及维持和重建脊柱的稳定性。主要治疗方法如下。

1）药物治疗　脊髓压迫症一经诊断，应立即静脉内给予高剂量地塞米松。为防止大剂量应用地塞米松时出现胃肠道应激性溃疡，应予以胃肠黏膜保护剂。此外，化疗的效果总体上不如放疗和手术治疗，仅可用于对之敏感的肿瘤。

2）非药物治疗　放射治疗是脊髓压迫的标准治疗方法，其目的是通过减少肿瘤细胞的负荷缓解神经结构的压迫，防止神经损害的进展，缓解疼痛和防止局部复发。鉴于脊髓的放射耐受剂量所限，手术治疗依然是脊髓压迫患者的一线治疗。手术治疗最好在 24 小时内进行，如果神经功能恶化迅速加重，手术越早越好，若神经功能的恶化程度是逐渐进展的，则手术可以择期进行，而一旦放疗失败不建议再手术治疗。

（2）护理

1）病情观察　密切监测脊髓压迫的先兆症状，如背部疼痛的性质，感觉障碍出现的时间、部位、范围，肢体活动度等，使患者在出现明显神经损害之前得到有效的治疗。

2）预防病理性骨折　硬膜外肿瘤患者的脊柱稳定性受到影响，易发生骨折，要嘱患者多卧床休息，避免剧烈、大幅度活动；给患者翻身时采用轴线翻身法，避免颈、腰部用力。

3）截瘫护理　对于截瘫患者，注意患者感觉障碍的进展情况，当进展至胸部以上时，防止发生窒息；高位截瘫患者应协助其按时翻身、多饮水、多食新鲜蔬菜和水果以促进肠蠕动，必要时可使用促进肠蠕动及导泻的药物；尿潴留患者应给予留置导尿，并定时冲洗膀胱；尿失禁患者加强皮肤护理。

4）饮食护理　进食前控制躯体的不适症状，指导患者少食多餐，食物要色香味俱全。

5）心理护理　长期卧床、感觉障碍等使患者自理能力下降或丧失，患者常存在孤独、无用感、焦虑、恐惧等心理反应。鼓励家属多陪伴，减轻患者孤独和无用感，并针对患者的复杂心理，用同理心给予安慰，帮助患者保持乐观生活下去的动力。

5. 胸腔积液　由于胸膜的炎症（包括肿瘤性浸润）或肺的静脉、淋巴管道阻塞等引起正常胸腔内液体平衡被打破而引起的。恶性胸腔积液为恶性肿瘤胸膜转移所致，多见于肺癌、乳腺癌及淋巴瘤等，占恶性胸腔积液的 50%～65%。

（1）治疗　胸腔积液的治疗主要是控制症状，对少量胸腔积液或无症状胸腔积液应先密切观察。

1）药物治疗　对化疗敏感的肿瘤，如小细胞肺癌、激素受体阳性的乳腺癌等应以全身化疗为主；对于存在敏感基因突变的非小细胞肺癌以靶向治疗为主、局部治疗为辅。

2）非药物治疗　胸腔穿刺积液抽吸一般适于有限的几次抽吸就可以控制时，如胸腔积液增加很缓慢、终末期患者及对全身治疗反应敏感的情况；对恶性胸腔积液可在胸腔镜下观察肺组织复张情况，确认患者是否适于行胸膜固定术；胸廓切开或胸膜切除是防止胸腔积液复发最有效的措施，但只用于管道引流和硬化剂治疗后又复发的患者；当患者年龄、体质及预后较差，不宜采取其他措施时，可采取胸腹腔引流；胸导管破坏所致乳糜胸通常采用纵隔放疗，反复抽胸腔积液及注射硬化剂是无效的。

（2）护理

1）病情观察与评估　密切监测患者生命体征，同时观察患者是否存在咳嗽、呼吸困难、活动无耐力、胸痛等症状。开展治疗效果评估，胸腔穿刺置管引流积液过程中的病情变化评估，腔内给药及胸膜固定术后不良反应的评估等。

2）舒适护理　保持病房整洁，空气清新，预防感染，为患者营造良好的休养环境。大量胸腔积液，出现呼吸困难、喘憋症状，被动采取半坐或端坐卧位的患者，协助舒适摆位，重点预防皮肤压疮。

3）饮食与营养护理　给予患者高蛋白、高营养、高维生素、易消化饮食，鼓励患者多食新鲜的水果、蔬菜，忌食辛辣刺激性食物。必要时请营养师会诊合理配餐。

4）开展胸腔穿刺置管引流的护理　置管前说明置管过程中的体位要求及注意事项，给予心理安慰；置管中嘱患者保持摆好的体位，穿刺时避免咳嗽，根据病情给予吸氧、心电监护，密切观察生命体征变化；置管后观察生命体征、疼痛及有无皮下气肿、气胸等穿刺相关并发症，观察穿刺点有无红肿、疼痛等炎性反应及渗液等。

5）心理支持　护士应多与患者交流，倾听患者内心感受与困扰，发现问题进行有针对性的心理疏导。调动患者家属及社会支持，使患者感受到爱与需要，保持希望，提高生活质量。

【知识拓展】

姑息治疗与安宁疗护基本用药指南

2021年在海峡两岸医药卫生交流协会全科医学分会支持下，由祝墡珠任组长，李玲任执行组长组建指南专家组制定出我国首部《姑息治疗与安宁疗护基本用药指南》（以下简称《指南》）。《指南》筛选出疾病或衰老终末期患者常见的躯体和精神心理症状共33个，重点推荐23种药物，其中20种药物收录于我国《国家基本药物目录》（2018年版）中。《指南》详细阐述了姑息治疗与安宁疗护专科的基本理论、临床用药原则、相关药物的用法用量和注意事项等内容。《指南》的制定有助于提升各临床学科对疾病终末期和临终患者的诊疗服务质量，是确保患者获得舒适与尊严性医疗服务的基本保障，同时填补了我国姑息治疗与安宁疗护学科发展的空白。具体内容见附录3。

第二节　老年人的安宁疗护

截止到2022年，全国老年人口达到2.64亿人次，占总人口18.7%。随着老年人口数量的增加，因慢性病、老年衰弱症、多器官功能衰竭等死亡的老年人数量也在逐渐上升，老年人群成为安宁疗护的主要服务对象之一。帮助即将走向生命终点的老年人管理衰退的身体，克服不良的心理情绪，寻找生命的价值和意义，进而保障生活质量、实现生命尊严、促进其理性、坦然面对死亡的来临，实现真正的善终是老年人安宁疗护的重要内容。

一、老年人的安宁疗护概述

作为发展中国家，我国老年人的标准是指年龄大于60周岁的人群。老年人作为特殊群体之一，身心健康受到各种因素的影响，其中恶性肿瘤、心脑血管疾病、阿尔兹海默症、多器官功能衰竭由于严重影响老年人的生存质量成为老年安宁疗护关注的主要疾病。

二、临床特点

随着年龄的增长，身体功能衰退，各种致病因素增多，老年人在不可避免走向死亡的过程中呈现出不同于其他人群的生理、心理、社会和精神层面的特点。

（一）躯体方面

身体形态发生改变，包括脱发，皮肤弹性减退，视力下降，肌肉萎缩等；身体各个系统功能逐渐下降，包括记忆力减退、消化功能下降、肾功能衰退等；各种慢性病患病率逐渐上升，尤其是心脑血管疾病、呼吸系统感染、恶性肿瘤等。除此之外，老年人的躯体方面还呈现以下特点。

1. 老年人慢性病患病率高，常呈现老年综合征和老年共病表现，且疾病症状和体征不典型，易出现多种并发症，致使病情复杂，机体功能衰退明显等特点。

2. 老年人病程进展快，药物不良反应多，易发生意识障碍和多器官功能衰竭及预后不良等特点。

3. 进入临终期的老人随着死亡的来临，身体各器官功能不断衰竭，常出现呼吸困难，意识模糊甚至出现幻觉，厌食、恶心、呕吐，水肿、少尿、无尿或尿便失禁等，照护负担也会进一步加重。

（二）心理方面

社会地位改变、收入减少、生活内容及人际关系发生巨大变动等都会使老年人呈现出一些特定的心理情绪特点：不同生活状态的老人表现出的情绪反应存在差异，如刚退休老人大多存在明显的失落、孤独，甚至自卑等；空巢老人则更容易出现孤独、空虚、伤感甚至诱发多种疾病；由焦虑、挫败感、内疚感等引发的敏感、易激怒，注意力不集中，生闷气等是老年人较为普遍的情绪状态；进入临终期的老年人容易出现严重的临终恐惧，对子女眷恋情感加深，对配偶的担心加剧等心理情绪反应。

（三）社会方面

体能的下降，交际圈的缩小，疾病的困扰等使得老年人的社会层面呈现以下特点。

1. 社区和家庭成为老年人主要的社会活动和交往场所，家庭关系和邻里关系对老年人的健康有着至关重要的作用。

2. 家庭支持、社区支持和国家支持是老年人社会支持的主体，可以从伦理道德、法律和政策等层面为老年人提供较为全面的社会保障。

（四）精神方面

老年人有着丰富的人生阅历和经验，精神需求主要包括存在性需求，希望和意义需求，陪伴和交流需求，人际关系修复及信仰的需求等。

1. 老年人对陪伴和交流的需求普遍较高，表现为渴望家人陪伴、渴望与人和谐相处等。

2. 不同老年人群对灵性需求内容有所不同，如失独老人的灵性需求更多在追寻生命意义、重建人生目标、寻求精神寄托等方面；癌症末期老年人精神需求集中在对他们即将死去的身体和世俗存在的忧虑及寻求超越物质存在两方面。

三、评估与疗护

老年人心理、社会、精神层面的评估与疗护参考其他相关章节。本章将主要讨论阿尔茨海默病和多器官功能衰竭患者的评估与疗护。

（一）阿尔茨海默病

阿尔茨海默病是一种起病隐匿的进行性发展的神经退行性疾病，临床上以记忆障碍、失语、失用、失认、视空间技能损害、执行功能障碍及人格和行为改变等全面性痴呆表现为特征，严重危害老年人的身心健康，给家庭照护造成极大的负担。

1.评估　运用量表对患者的损害程度、日常生活能力、行为精神状态等开展全面评估。常用量表包括简易精神量表（MMSE）、日常生活能力评估量表（ADL）、行为病理评定量表（BEHAVE-AD）、神经精神症状问卷（NPI）和 Cohen-Mansfield 激越问卷（CMAI）等；开展血液学检查及时发现患者伴随疾病或并发症；通过神经影像学检查及时排除其他潜在疾病。

2.治疗　目前，临床上还没有特效药物可以治愈阿尔茨海默病或者有效逆转疾病进程，通常会通过非药物疗法的同时进行控制病情的药物治疗。

（1）非药物治疗　需要在医生的指导下开展认知康复治疗、音乐治疗等对改善患者的症状有一定积极作用。

（2）药物治疗　重度阿尔茨海默病的患者，可以在医生的指导下使用 N-甲基-D-门冬氨酸（NMDA）受体拮抗剂来进行治疗，该药物可以起到调节谷氨酶活性的作用，在一定程度上能够缓解阿尔茨海默病的临床症状。

3.护理　患者生活质量的高低、生存时间的长短与护理有着密切的关系。由于患者失去自我照顾和保护能力，患者日常生活的饮食起居成为护理的主要工作内容。

（1）由于患者认知功能减退，影响日常工作和生活，使生活环境适应患者的需要是护理计划中重要的组成部分。为患者创造一个安全舒适的环境，如重要物品放在同一个地方，运用清单记录每日服药情况，携带定位手机或手环，清理家里多余的家具防止摔倒等。

（2）老年痴呆症的患者情绪容易激动，家属和医护人员耐心倾听患者的心声，理解患者的困惑、沮丧、愤怒、恐惧等情绪，为患者提供情感支持，让患者放心，维护患者尊严。

（3）患者可能忘记吃饭及喝水等，家属或医护人员应及时提醒并帮助患者按时进食，为患者提供营养丰富的食物。在进食时注意避免发生窒息、呛咳等情况。

（4）开展病情监测，发现病情进展或出现并发症及时就医，并遵医嘱定期检查。

（5）做好清洁卫生的工作，每天的衣服都要清洗干净，同时积极地参加体育锻炼，来改善自己的身体状况。对于已经卧床的患者定期翻身拍背，保持皮肤干燥，开展主动或被动关节运动促进血液循环，避免压疮。

（二）多器官功能衰竭

多器官功能衰竭是指在严重的创伤、感染、大手术、中毒等应激状态下，机体在短时间内相继或同时出现 2 个或 2 个以上的器官功能衰竭。多器官功能衰竭是高龄老人常见的危重疾病，一旦发生则来势凶猛，病情进展迅速，是导致高龄老人死亡的重要原因。

1.评估　该病以各种感染为诱因，其中肺部感染为首要因素，各种慢性疾病急性发作也可为诱因。高龄老人的症状可能不典型，仅表现为淡漠、食欲减退及精神异常，容易漏诊。国际上常采用多器官衰竭评分（MODS）、急性生理及慢性健康评分系统（APACHE）等预测患者的预后。

2.治疗　关键在于定期全面检查，及早识别，定期追踪监测各种化验指标及早诊断。

（1）药物治疗　适当应用糖皮质激素可防止线粒体呼吸功能衰竭，在合并肺部呼吸窘迫综合征时可减轻毒性物质对肺的损伤；合理应用抗生素，避免药物滥用，避免多重用药。

（2）非药物治疗　严格控制感染尤其是肺部感染；监测血压及早纠正低血压和低灌注状态，预防心脏功能衰竭；监测肾功能，血清尿素氮、血肌酐的升高。监测尿量，在低血容量纠正后应用利尿剂，限制液体入量。

3.护理　针对多器官功能衰竭的患者可以从以下方面开展护理工作。

（1）清除气道内分泌物　做好体位引流，定时翻身、拍背。

（2）氧疗护理　采取半卧位、纠正低氧血症，给予高流量吸氧，甚至纯氧吸入，注意气体湿化，防止气道干裂损伤。若不能缓解，可予机械通气。

（3）输液护理　输液要谨慎适量，控制单位时间内的输液速度，防止液体过量。在输液过程中注意观察高龄老人血压、心率、心律的变化。

（4）饮食指导　合理调配膳食营养，增加机体抵抗力。多饮水，进食足够的热量和富含维生素的食物。恢复期给予高热量、高蛋白饮食。

（5）心理支持　高龄老人要保持情绪稳定，消除焦虑紧张和恐惧不安的情绪。

第三节　儿童安宁疗护

近年来，全球儿童整体健康水平得到持续改善，但每年仍有一定数量儿童确诊患上严重不可治愈的疾病。当患儿身患绝症面临死亡，遭受着巨大痛苦，给家庭带来灾难性的打击时，迫切需要安宁疗护。儿童安宁疗护有别于成人，由于生理、心理等尚未成熟，认知水平不足、语言表达受限、无法理解死亡、依赖家长个性化照顾等特殊状况，需要重视疼痛及痛苦症状的控制、护理质量、心理和社会支持，尤其是家庭情感支持和丧亲支持。

一、儿童安宁疗护概述

（一）概念

世界卫生组织将儿童安宁疗护（Children's Hospice Palliative Care，CHPC）定义为自诊断生命受限起至生命结束后的能有效改善患儿生活质量及解决其家庭所面临问题的照护方法，即早期识别、全面评估，以及有计划地干预患儿及家庭的生理、心理、社会及精神问题，缓解其遭遇。

（二）儿童接受安宁疗护的常见疾病

癌症、智力障碍、先天性疾病及人类免疫缺陷病毒（HIV）感染等均是儿童发病率高、死亡率高的疾病。在过去的40多年里，儿童癌症发病率平均每年增长0.8%，癌症病例增加了30%，最常见的儿童癌症为白血病、脑和神经系统癌症及淋巴癌，癌症仍然是18岁以下儿童死亡的主要原因。

（三）儿童安宁疗护发展现状

1982年英国成立了世界第一家儿童安宁疗护所"海伦之家"，2003年美国颁布《儿科安宁疗护法案》、2016年英国发布《婴儿、儿童及青少年安宁疗护的准备与管理指南》。国外一些发达国家，在政府和相关组织支持下，儿童安宁疗护发展进步显著。2011年我国首个儿童舒缓护理中心——"蝴蝶之家"在湖南长沙创办。主要收治身患重病的孩子，让每个患重病的孩子都能有尊严地离开。2013年北京儿童医院开始对选择居家治疗的临终患儿进行远程安宁疗护指导；

2015 年，在新阳光慈善基金会帮助下，在北京成立了儿童舒缓治疗及心理辅导中心；2017 年，北京儿童医院与北京松堂医院合作，开设了我国目前唯一一个家庭参与式儿童安宁疗护病房——"雏菊之家"；同年，中华医学会儿科学会成立了专业的儿童舒缓治疗组，全国有 46 家医院参与其中，至此我国儿童安宁疗护也开启了专业化的发展。

目前，依据儿童在不同年龄期的身心特点不同，提出了围产期、新生儿期、儿童及未成年人的安宁疗护服务。

【知识拓展】
未成年人安宁疗护程序规范建议

2022 年由北京大学王岳牵头，联合我国 43 位卫生法学专家，12 位医学伦理专家，28 位临床医学、管理及其他学科的专家制定了《未成年人安宁疗护程序规范建议》。提出未成年人安宁疗护准入的具体实施程序规范：①临床评估，帮助安宁疗护团队了解未成年患者及家庭的病情和基本情况。②临床宣教，注重患者及其家庭对诊断、治疗等重要医疗信息的知情权。③决策制定，重点说明在安宁疗护中的重大医疗决策上，如何针对未成年人的不同决策能力，帮助未成年患者与家庭共同作出决定。④拟定照护方案，详细阐述如何为未成年人和家庭提供帮助。⑤冲突调解，在以上任一环节中，倘若未成年患者家庭和医护人员产生分歧，安宁疗护团队如何协助他们达成共识。

二、临床特点

临终患儿常常伴随有疼痛、消化功能紊乱、呼吸困难、焦虑等症状，由于儿童身心处于不断成长、变化中，常表现出一些特有的不同于成人的躯体、心理、社会、灵性层面的特点。同时，失去未成年子女也会给父母和家庭带来巨大的打击和创伤，所以，儿童安宁疗护的对象是患儿及其家庭。

（一）躯体方面

1. 儿童危重症疾病种类广泛而多样，很多是罕有病种，其临床表现复杂，常常与年龄相关，除了疼痛、高热、疲劳、呼吸困难、便秘，还常常伴有谵妄、惊厥等症状。同时儿童对药物的反应、对不适症状的表达均与成人不同，需要照护人员结合年龄特点认真观察。

2. 疼痛是临终患儿最大的症状负担，包括肿瘤疼痛、骨关节挛缩导致的疼痛、皮肤和内脏疼痛、神经性疼痛、手术及放化疗带来的疼痛等，儿童对疼痛的敏感程度高于成年人且不易识别，表达疼痛方式上也与成人有很大差异。

3. 恶性肿瘤有明显的年龄特点，年龄越小，症状越不典型，且常伴有多系统功能损害；儿童肿瘤多发于造血组织、淋巴系统、神经系统、泌尿系统等，病情进展快，恶性程度高。

4. 许多婴幼儿疾病比较罕见，且仅在儿童期发生，给诊治带来难度。儿童在身体发育和生理功能上与成人不同，对某些治疗方案或药物可能会呈现出不同的反应。

（二）心理方面

1. 在心理层面上，儿童的心智不成熟、不稳定，处于认知、生理和心理动态发展成熟的时期，对疾病、死亡的认知也不断发生改变。

2. 患儿对死亡的焦虑和恐惧程度高，对疾病、死亡的理解受到年龄、文化、信仰、自身经历等多因素的影响，年幼儿童的恐惧很大成分来源于与父母、亲人的分离。疾病和治疗带来的身体形象的改变也会带给患儿自卑感和病耻感。

3.家庭成员会受到患儿疾病和去世的影响，尤其是父母，压力巨大，难以面对和接受现实，且患儿父母多为年轻父母，往往缺少应对生活灾难的经验和相对充裕的经济条件。对于父母和家人，儿童的离世不符合自然规律，因此，他们很难接受孩子无法治疗的现实，产生强烈的自责和无助感。

（三）社会方面

1.儿童不仅具有生存和被保护的需要，而且还有发展和社会化的需要，失去未成年子女的父母难以应对这种灾难性的伤害，易陷入急性应激障碍状态，往往会产生孤独感和被孤立感。

2.疾病和治疗导致儿童的学业被迫中断，社会活动参与受限，社会尊严需求无法被满足，患儿易产生强烈的无助感、孤独感和社会隔离感等不良情绪。

3.患儿的父母，迫切需要来自社会层面的理解、支持，以维系正常社会关系，需要获取经济支持、信息链接、哀伤辅导乃至善后处理等多种社会层面的照护和帮助。

（四）精神方面

1.儿童的精神需求受性别、年龄、心理社会及宗教信仰等因素影响，由于患儿认知水平、自主能力的不成熟，其精神需求常常被成人忽视。

2.不同年龄段的儿童都有着对生命价值的需求、被尊重的需求、被宽恕和原谅的需求、爱与归属感等灵性方面的需求。

3.患儿家属尤其是父母在各项决策中掌握着绝对的话语权，常常从自己的角度出发做出治疗和照护决策，影响了患儿的知情自主权和个人控制感，此时患儿的尊严维护水平取决于家属的替代决策。

三、评估与疗护

（一）疼痛症状评估与疗护

1.评估　儿童对疼痛的感知量受焦虑、恐惧等情绪因素及期望、理解等认知因素的影响，而且患儿表达能力有限，对其进行疼痛评估难度较大，必须应用疼痛评估工具，年龄小于3岁或不能进行自我评价的患儿，主要由医护人员及患儿家属完成评估，可采用Flacc量表法或者婴儿面部量表；3～7岁患儿可采用Wong–Baker面部表情疼痛分级量表；7岁以上患儿可采用NSR或VRS等评估法。

2.治疗　疼痛管理是使患儿处于无痛或轻度疼痛的状态，应针对疼痛原因，结合患儿身体状况，采用适合的给药方法和镇痛药物，个体化制订镇痛方案。非药物干预包括支持疗法、认知疗法、行为疗法及物理疗法等。

（1）**药物治疗**　儿童常用的镇痛药物有非阿片类药物、阿片类药物、辅助及镇痛药物。镇痛药物应用过程中应密切评估患儿症状、药物治疗效果及不良反应，及时与家长进行有效的沟通。有效控制疼痛的关键是将阿片类药物剂量调整到理想的止痛状态，对患儿及家属要做好解释，克服其对阿片类止痛药成瘾的恐惧。对于无法控制的疼痛，可以由麻醉师对患儿进行更高级别的疼痛控制治疗。

（2）非药物治疗　非药物干预包括平静地说话、安慰、身体接触如拥抱或触摸、放松的音乐、舒适的环境及游戏疗法等；符合患儿睡眠节律的安静环境及家人的陪伴呵护等。

3. 护理

（1）为患儿提供有家长陪伴的清洁舒适的疗愈环境，做好皮肤、口腔护理，满足患儿生理需求，尽可能地让患儿感到舒适。

（2）根据患儿消化吸收能力、进食能力及营养状态，采用合适的方式给予患儿所需的营养。

（3）针对患儿的年龄特点及接受程度及家长的知识水平及家庭状况，稳定患儿及家长的情绪，缓解患儿因疼痛引起的焦虑、痛苦的程度。

（4）密切观察患儿的生理状态、药物反应、疼痛缓解程度等，并及时与疗护团队沟通交流。

（二）非疼痛症状评估与疗护

患儿常见的非疼痛症状有呼吸困难、发热、恶心、呕吐、厌食、排便异常、癫痫、睡眠障碍等。

1. 评估　动态评估患儿病史、症状发生的时间、诱因、伴随症状、心理反应、活动情况及用药情况等；评估患儿体位、意识形态及生命体征等；评估危重症患儿常见濒死体征或症状。可使用埃德蒙顿症状评估表（edmonton symptom assessment scale，ESAS）从疼痛、疲劳感、失眠、恶心、胃纳减退、呼吸急促、沮丧、焦虑和幸福感等方面对患儿进行综合评估。

2. 治疗　非疼痛症状管理主要包括药物治疗和非药物治疗。

（1）药物治疗　主要是遵医嘱用药，医护人员需根据未成年人特殊的生理、症状和疾病状况对其制定不同的维持、治疗和护理方案，当患儿预期生存期很短时，要去除不必要的药物或侵入性治疗，常规措施无效时，可考虑姑息镇静治疗，常用药物为咪达唑仑。

（2）非药物治疗　包括舒适护理、营养支持等，为患儿提供具有温馨感与安全感的疗护环境，尽量给患儿及其家庭提供相对独立的空间，能共同度过生命的最后时光。

3. 护理

（1）提供合适的儿童特色的病房环境；通过适当的学习和游戏，减少患儿痛苦；提供舒适的体位和治疗性抚摸；尽可能使患儿处于舒适状态。

（2）定期评估，选择经口、经鼻胃管或空肠管饲或静脉注射的营养支持方式。

（3）心理支持，鼓励患儿表达自己的情绪，了解家长的需求，缓解患儿及家长的心理压力和负性情绪。

（三）心理、社会评估与照护

1. 评估　根据患儿情感认知发展阶段，结合临床症状，评估其心理健康需求；选择儿童抑郁量表、记忆性症状评估量表等评估患儿焦虑恐惧的程度和原因；评估患儿及其家庭的社会需求；评估家长压力及丧亲之痛的支持需求。

2. 照护措施　以患儿和其家庭为中心，应用专业的心理支持技巧和心理治疗干预，提供多元化的专业服务，给予整个家庭心理支持，以协助家庭成员走过这段悲恸的艰难历程。

（1）尊重患儿的情绪表达，允许并鼓励患儿宣泄其焦虑、抑郁等不良情绪；采用符合患儿认知和发展水平的方式对其进行生命教育，恰当地解释临终和死亡，以减少患儿的死亡恐惧。

（2）为患儿提供接受教育和社交的机会，满足患儿与同龄人交往的需求，发挥社会正向支持的重要作用。

（3）与家属充分沟通，采用灵活且符合患儿认知的方式告知患儿病情，把握终末期患儿实现人生心愿的最后机会，完成"道谢、道爱、道歉、道别"的"四道"人生及后事嘱托，减少其人生遗憾，尽量实现生命圆满和尊严离世。

（4）协助患儿和家长做出临终医疗意愿选择、情绪处理、家庭沟通、资源整合等，连接社会资源，争取社区、组织等更多社会支持，制定儿童离世后的家庭随访计划，采用多种方式疏泄家属的丧亲之痛。

（四）灵性评估与照护

1. 评估　结合儿童生理、情感、智力、社会心理等方面的特点，评估患儿及其家庭的精神困扰，在患儿的信仰、价值观基础上，确定患儿的精神需求；评估患儿的希望、梦想、价值观、生命的意义及死亡的信念等。

2. 照护措施

（1）预立医疗照护计划　由于儿童尚不具备成年人独立的思想意识和人格特征，因此宜采用一种可行的、符合年龄特点的、安全的和以家庭为中心的预立照护计划，以满足患儿的临终意愿。

（2）其他　为患儿和家庭提供自我价值、生命意义的精神支持，让患儿感受到关爱、安全与信任；音乐疗法、游戏疗法、故事疗法、日记疗法、治疗性沟通等灵性照护方法可使患儿放松身心，缓解病痛，获得精神上的成长，满足其灵性需求，让患儿能够情绪稳定，获得内心平静，达到精神的平安和生命的升华。

【知识拓展】

中国危重症儿童临终关怀专家共识（2022 版）

为促进危重症儿童临终关怀的科学实施，国家儿童医学中心儿科护理联盟急危重症护理学组（以下简称学组）召集全国 12 家儿童医疗机构危重症领域的医护专家，共同制定了《中国危重症儿童临终关怀专家共识》（以下简称《共识》），旨在为儿童危重症专科医护人员提供决策依据。编写人员通过分析指南、系统评价、专家共识中临终关怀相关内容，结合国内医疗临床情境，对《共识》包含的 7 个维度（临终关怀的概念、适用人群及范围、团队组建、危重症儿童临终关怀的评估、家庭参与的预设临终计划制定、症状管理、情感沟通及应对策略）达成共识，邀请国内本领域权威专家对《共识》进行外审后修正，形成终稿。

第四节　艾滋病晚（末）期患者的安宁疗护

1981 年美国发现首例艾滋病病例，其病死率极高，对人类的社会、经济和文化影响极大。艾滋病晚（末）期患者存在疼痛、感染、绝望、病耻感等多方面问题，给患者及家庭带来巨大痛苦。世界卫生组织（WHO）呼吁将安宁疗护作为艾滋病患者综合护理的基本组成部分，由于艾滋病具有传染性和受歧视等问题，安宁疗护在艾滋病患者中的普及率有待提高。

一、艾滋病晚（末）期患者的安宁疗护概述

艾滋病（Acquired Emmuned Deficiency Syndrome，AIDS）是由人类免疫缺陷病毒（Human Immuno deficiency Virus，HIV）所致的传染病，引起人体免疫功能部分或全部丧失，导致各种机会性感染、恶性肿瘤和神经系统损害，最终导致死亡。

HIV病毒主要侵犯和破坏辅助性T淋巴细胞，使人体失去免疫功能，导致多种感染和并发症，传播方式主要有性接触、血液传播和母婴传播。我国于1985年发现首例艾滋病病例，该病在我国被列为法定传染病及卫生监测前沿传染病之一，已成为严重威胁人民健康的公共卫生问题。

二、临床特点

艾滋病晚（末）期患者，因免疫力缺失，普遍存在发热、机会性感染、疲乏倦怠等症状，重度抑郁的患病率是普通人群的3倍，加之艾滋病具有不可治愈性及特殊的传播途径，患者常受到社会歧视，普遍存在病耻感，生活质量极差。

（一）躯体方面

1. 全身症状　不明原因的持续不规则发热，伴有乏力、厌食、体重下降，吞咽困难、呃逆、口干、恶心、呕吐、腹泻等，可有头痛、癫痫、精神淡漠、性格改变、进行性痴呆和下肢瘫痪等症状。

2. 常见并发症　因免疫缺陷容易导致卡氏肺囊虫肺炎、巨细胞病毒视网膜炎和结核杆菌等机会性感染，容易继发卡波西肉瘤和淋巴瘤。

（二）心理方面

1. 恐惧　害怕病情恶化，害怕疼痛，害怕疾病对家庭、经济和生活的影响；惧怕死亡；害怕亲人、朋友的指责和疏离。

2. 抑郁　抑郁症是艾滋病晚（末）期患者常见的并发症，不仅影响了患者的生活质量，也可能夸大疼痛和其他症状。

3. 病耻感　患者不但要承受生理、心理、精神等方面的痛苦，还要承受经济负担、死亡、偏见、歧视等方面的压力，从而产生病耻感和自罪感，可导致自杀自伤的行为。

4. 自卑　患者担心周围人的歧视和责骂，产生巨大的自卑心理，不能正视病情，不愿主动接受医治，治疗依从性较差，影响到治疗效果。

5. 失落　由于患者多为青壮年，患病后严重影响了他们曾经的社会地位、经济收入、正常生活等，患者会消极沮丧，否认自身价值。

（三）社会方面

艾滋病不仅是重要的公共卫生问题，而且是严重的社会问题，艾滋病患者更容易产生抑郁情绪，绝大部分艾滋病晚（末）期患者的生活质量处于中低下水平，他们面临疾病带来的身体伤害、经济损伤、社交孤立等，他们更需要得到社会和亲人的理解、宽容、关心和支持。

（四）精神方面

艾滋病晚（末）期患者历经身心痛苦，面临死亡，有寻求生命的意义、自我实现、希望与创造、信念与信仰、平静与舒适的灵性需求，希望得到谅解和宽容，渴望爱和希望。

三、评估与疗护

由于疾病本身、并发症及治疗的复杂性，艾滋病晚（末）期患者面临着一系列生理心理的问题，正确的评估对其诊断、干预和护理均具有重要意义。

（一）症状评估与疗护

1. 评估　可利用有效评估量表，结合临床表现，评估患者明确的感染源，如静脉通路、导管和压疮；评估食管症状；评估导致患者消化道出现症状的药物；评估腹泻的病因；评估患者呼吸困难的原因；评估患者精神状态改变或癫痫发作的原因；评估患者疼痛、皮肤病变等情况。

临床上常用的有艾滋病患者症状自评量表（Sign and Symptom Check List for Persons with HIV Disease，SSC-HIV）、HIV 症状指数自评量表（Self-completed HIV symptomindex，HIV-SI）、HIV 症状体验评估量表和 HIV 症状管理量表（The HIV Symptom Experience Assessment Scale，HIV-SEAS and the HIV Symptom Manageability Scale，HIV-SMS）等。

2. 治疗　控制疼痛是艾滋病临终患者最基本的治疗，所有的症状治疗必须个体化。艾滋病晚（末）期患者常会出现持续腹泻，严重的长期腹泻、血便或伴有发热者，应控制原发感染；伴呕吐者要注意防止水、电解质平衡失调。

（1）药物治疗　照护人员在动态评估疼痛的基础上，合理应用镇痛剂，必要时给予适量的镇静剂。高效抗反转录病毒治疗（HAART）带给患者严重的不良反应，影响着患者的服药依从性和治疗效果。

（2）非药物治疗　可通过转移注意力、运动、听轻音乐、冷敷、按摩等辅助方法缓解疼痛和不适。

3. 护理

（1）营造温馨、保护隐私的住院环境；对患者做好口腔护理及皮肤护理；对患者做好消毒隔离；采用舒适的体位，做好日常的清洁，在护理操作中重视患者的感受，让患者感到舒适。

（2）提供清淡饮食，少食多餐；根据患者的营养状况和消化吸收能力，采用适合的方式保障营养的供给。

（3）通过心理护理和健康教育，提高患者的遵医行为，尊重患者及家属的个人信仰，根据患者的心理特征，采取个体化的疏导方式，缓解患者及家属的负性情绪。

（4）患者排泄物及污染物须经消毒处理后方可倾倒，防止交叉感染，患者接受手术和各种辅助性检查时需提前通知手术室和辅助科室。

（二）心理、社会评估与疗护

1. 评估　评估艾滋病晚（末）期患者是否存在震惊、拒绝、报复、孤独、自我封闭、恐惧、病耻感、厌世等心理问题及其严重程度；评估艾滋病晚（末）期患者人际交往需求、社会身份维持需求、情感共鸣需求、物质支持及服务信息需求等。

2. 治疗和护理

（1）尊重患者　照护者应充分理解患者所遭受的心理打击和精神创伤，既充分尊重他们应该享受的权利，又要注意保护他们的隐私和自尊，提供不同层次的心理关怀及人文关怀。

（2）政府重视　我国政府为艾滋病的防治做了许多工作，例如设立抗艾专项基金；制定艾滋病防控的"十四五"规划；保护艾滋病患者的受教育权、平等就业权和隐私权等，其中"四免一关怀"政策是我国艾滋病防治工作最有力的措施之一：免费的抗病毒治疗；免费咨询和艾滋病病毒抗体初筛检测；免费提供母婴阻断药物和婴儿检测试剂；免费为艾滋病遗孤提供义务教育；对艾滋病患者及其家庭提供救治关怀。

（3）社会支持　近年来，社会组织成员对艾滋病患者开展了一系列的救助工作，包括随访、家庭关怀、心理危机救助、就业互助等，给予了患者和家庭物质和精神上的帮助。"红丝带"是代表关爱艾滋病的国际符号，它代表关心：关心那些活着的 HIV 感染者，关心那些将要死去的患者，关心那些受艾滋病影响的人；它象征希望：象征疫苗的研究和治疗感染者的成功，象征 HIV 感染者生活质量的提高；它代表支持：支持 HIV 感染者，支持对未感染者的继续教育，支持尽全力去寻找有效的治疗方法、疫苗，支持那些因艾滋病失去至爱亲朋的人。

（4）家属支持　医院应设立艾滋病临终病房，布置家庭式环境，鼓励家属陪伴，给予关怀、关爱和支持，减少患者的焦虑、紧张及抑郁情绪。

（三）精神评估与疗护

1. 评估　可通过半结构式访谈法和量表测定法（如：FICA 量表）进行评估，了解艾滋病晚（末）期患者的信念、信仰及人生意义，在特定传统或信仰引领下而产生的具有个性的行为、价值观的精神照护需求。

2. 治疗和护理

（1）使用生命回顾法及意义治疗法减轻患者的精神痛苦，协助患者完成最后心愿，尽可能地帮助他们回忆人生中的美好和快乐，给予他们积极的评价，将注意力集中在他们的美德和成就上，减轻患者的悲伤情绪，降低精神和心理负担，提高患者的生活质量。激发患者对生活的热情，使其感受来自家庭和社会的关爱及支持，进而增强生存意愿，有尊严地度过生命的最后时光。

（2）鼓励患者表达思想，吐露心声，并提供患者忏悔的机会和场所，采用倾诉、写信等替代方式，表达其内心的歉意和忏悔，并真诚告诫亲朋好友远离艾滋病等。关注患者家庭成员的照护问题，减轻照顾者压力，为主要照顾者提供心理照护及哀伤辅导。进行"四道"人生，做到让患者善终、家属善生、彼此道别，同时做好家属居丧期的随访支持。

【思考题】

1. 针对晚（末）期恶性肿瘤患者，需要给予哪些方面的社会支持？

2. 张爷爷，82 岁，重度阿尔茨海默病患者，语言能力丧失，无法正常交流，肌功能障碍，出现四肢僵硬、瘫痪。针对该患者，作为医护人员请指导家属为患者开展生活照料。

3. 对儿童实施安宁疗护，应注重心理照护，请问儿童心理方面的特点有哪些？

4. 对晚（末）期艾滋病患者社会方面的支持有哪些？

第十六章
医疗机构安宁疗护服务管理

扫一扫，查阅本章数字资源，含PPT、音视频、图片等

案例导入

　　某市卫生健康委员会，于2022年6月正式启动本市安宁疗护服务质量评价工作，并组织专家召开了安宁疗护服务质量评价工作会议。本次工作将采取随机抽取专家和分组的方式，对全市开展安宁疗护工作的22家试点机构中的2家安宁疗护中心、8家医院安宁疗护病房、12家社区和乡镇卫生院安宁疗护机构进行评价。评价将采用100分制的方式，根据现场评价情况评分，作为2022年度本市安宁疗护服务质量排名依据。

　　请思考：

　　1.试分析评审专家由哪些人员组成？专家应具备什么条件？

　　2.评审专家依据什么评价？评价的主要内容是什么？

　　3.安宁疗护机构应该从哪些方面做准备？重点、难点是什么？

　　4.依据评价得分排名对安宁疗护机构有何意义？对该市卫生健康委员会有什么作用？

　　在安宁疗护服务的发展历程中，安宁疗护需求不断增加，服务体系逐步完善，服务模式更新升级，有效方式创新延展，对安宁疗护机构建设和服务管理提出新的要求。从我国安宁疗护工作实际出发，依据国家政策、借鉴国内外经验、凝练地方实践、创新管理理念，对安宁疗护机构的建设和服务进行规范化、标准化管理，并进行质量控制与评价，是实现优质安宁疗护服务的保障。

第一节　安宁疗护服务规范化管理

　　安宁疗护服务规范化管理是从安宁疗护机构的整体出发，对服务涉及的各方面及环节制订工作制度、岗位职责、服务流程等规范，管理人员依据规范贯彻实施，并按规范严格管理，提高立足本职及纵观全局的管理水平，使安宁疗护机构协调统一、高质量发展。全国各省市通过安宁疗护试点工作，在国家政策的助力下，不断探索，逐步建立了安宁疗护机构的组织管理、岗位职责、工作制度、服务流程、安全管理及教育培训等方面的规范化管理。

一、安宁疗护机构组织管理

　　安宁疗护机构组织管理是指安宁疗护机构在国家政府政策引领下，在各级卫生健康行政部门指导督导下，围绕本机构开展的安宁疗护服务，建立组织结构，设置相应的部门、科室和工作制度，明确工作岗位或职位，明确责权关系，有效协调组织内部的各种资源，使组织中的成员相互

配合协同工作，提高组织工作效率，保障安全、有效地提供安宁疗护医疗、整体照护和人文关怀服务。

（一）卫生健康行政部门管理督导

1. 各级卫生健康行政部门对安宁疗护机构的管理，主要包括对以下七个方面的检查督导。

（1）执行国家有关政策、法律法规及规范标准情况。

（2）内部各项规章制度和各级各类人员岗位责任制情况。

（3）医德医风情况。

（4）服务质量和服务水平情况。

（5）执行医疗收费标准情况。

（6）组织管理情况。

（7）人员任用情况等。

2. 各级卫生健康行政部门应当加强对辖区内安宁疗护机构的监督管理，发现存在质量问题或者安全隐患时，应当责令其立即整改。在履行监督检查职责时，有权采取下列措施。

（1）对安宁疗护机构进行现场检查，了解情况，调查取证。

（2）查阅或者复制质量和安全管理的有关资料。

（3）责令违反规范及有关规定的安宁疗护机构停止违规行为并进行处理。

3. 安宁疗护机构出现以下情形的，卫生健康行政部门应当视情节依法依规从严从重处理。

（1）使用不具备合法资质的专业技术人员从事诊疗护理相关活动的。

（2）质量管理和安全管理存在重大纰漏，造成严重后果的。

（3）其他违反有关法律法规的情形。

（二）安宁疗护机构管理

1. 安宁疗护机构应当按照卫生健康行政部门核准登记的《医疗机构执业许可证》下设的专业诊疗科目开展安宁疗护服务项目。超出登记专业范围的项目，应当按照国家有关规定办理核准登记手续。安宁疗护服务需要准入或备案的技术项目按有关规定通过审核后方可开展。

2. 安宁疗护机构应当制定并落实管理规章制度，执行国家制定公布或者认可的技术规范和操作规程，明确各级工作人员岗位职责，落实各项安全管理和医院感染预防与控制措施，保障医疗质量和患者安全。

3. 安宁疗护机构应当设置独立医疗质量安全管理部门或配备专职人员，负责质量管理与控制工作，履行以下职责。

（1）对管理规章制度、技术规范、操作规程的落实情况进行检查。

（2）对医疗质量、医院感染管理、器械和设备管理、一次性医疗器具管理等方面进行检查。

（3）对影响患者安全的高危因素进行监测、分析和反馈，提出预防与控制措施。

（4）监督、指导医院感染预防与控制，包括手卫生、消毒、一次性使用物品的管理和医疗废物的管理等，并提出质量控制改进意见和措施。

4. 医疗质量安全管理人员应当由具有中级以上职称的卫生专业技术人员担任，具备相关专业知识和工作经验。

5. 财务部门定期对医疗费用结算进行检查，并提出控制措施。

6. 后勤管理部门负责防火、防盗、医疗纠纷等安全工作。

二、安宁疗护岗位职责管理

安宁疗护岗位职责是为完成安宁疗护工作任务而设定的职务及责任，便于岗位人员理解和履行，尽快适应岗位。安宁疗护岗位职责涉及各级各类人员，有科主任、护士长管理者岗位职责，有医师、护士、药剂师、心理咨询师、营养师、护理员、医务社工及志愿者等工作人员的职责。

（一）制定安宁疗护岗位职责

1. 安宁疗护科主任岗位职责　在院长或医务部部长的领导下，负责本科室医疗、教学、科研及行政管理工作。根据医院或中心的工作计划，制定本科室工作计划，组织实施，定期检查、总结汇报。科主任是本科室医疗质量与安全管理和持续改进的第一责任人，定期讨论在贯彻医疗质量方案和落实质量目标、执行质量指标过程中存在的问题，提出改进意见与措施，并有反馈和改进记录。领导本科室人员完成患者的诊治和院内、外会诊，应按照临床诊疗规范（常规）指导诊疗活动，落实临终患者的症状管理、舒适照护、社会支持、心理与灵性关怀、死亡教育。定期查房，组织临床病例讨论，研究解决危重疑难病例诊断治疗问题。组织科室人员学习、运用国内外医学先进经验，开展新技术、新业务及科研工作，不断总结和创新。贯彻执行医院的各项规章制度和技术操作常规，参加或组织院内外各类突发事件的应急救治，接受和完成医院指令性任务。定期沟通协调安宁疗护团队工作，并对团队人员进行安宁疗护专业指导等。自觉遵守与职责有关的法律法规、规章制度、政策、伦理准则等，坚持依法执业、廉洁行医，保证医疗质量和安全。

2. 安宁疗护护士长岗位职责　在护理部主任领导及科主任的指导下，负责本科室的护理行政、业务、教学、科研、质量管理。根据医院、护理部工作计划，制定科室计划并组织实施，定期向护理部汇报。护士长是护理质量与安全管理和持续改进的第一责任人，坚持"以患者为中心"的服务理念，实施连续、无缝隙的责任制整体护理，及时了解患者及家属心理动态，对患者实行人性化护理，做好临终期患者优逝教育及家属哀伤辅导。掌握病区动态，对病区工作做到"九知道"（知道患者总数、入院人数、出院人数、危重患者数、当日手术或检查人数、次日手术或检查人数、请假人数、情绪不稳定患者、特殊需要患者），有计划地参加各组护理工作，根据患者病情、护理难度及技术要求合理安排和调整护士。尊重患者及家属权利、信仰，落实临终期患者的护理评估、症状护理、舒适照护、死亡教育，组织召开患者家庭会议，充分发掘社会支持资源。指导各级护士的工作，参加、指导危重、疑难患者护理及复杂护理技术操作。组织病区护理查房和护理会诊，积极开展安宁疗护的新业务、新技术及护理科研。根据护理工作量、技术难度、护理质量、患者满意度等要素对护士进行绩效考核。定期与安宁疗护团队及相关部门做好沟通协调工作，指定专人保管和定期检查本病区药品、仪器、设备、器材、被服和办公用品等，对护理员、志愿者、社工、家属进行专业指导等。

（二）制定安宁疗护工作人员岗位职责

1. 安宁疗护医师岗位职责　在科主任的领导下，开展本科室医疗、教学、科研、咨询和心理疏导等工作。完成门诊、急诊、住院患者的诊治和院内、外会诊。应用临床诊疗规范（常规）指导诊疗活动，可采用临床路径来规范诊疗行为，了解科室质量改进项目，参与质量与安全管理，认真执行各项规章制度和技术操作常规，严防差错事故。积极参加科内组织的各项查房与疑难病例讨论，共同研究解决危重疑难病例诊疗问题。参加院内外各类突发事件的应急救治工作，并接受和完成主任指令性任务。合理规范使用麻醉药品、镇痛治疗及镇静治疗，做好患者的疼痛管理。合理开具处方，提出饮食、康复锻炼建议。了解患者的心理动态和病情变化，尊重患者信仰，保护患者的隐私，做好患者的症状管理、舒适照顾、灵性关怀与死亡教育，妥善做好患者病情告知等。

2. 安宁疗护护士岗位职责　在护士长及上级护士的领导下，是安宁护理的具体组织者和执行者，结合患者的具体情况制订安宁护理工作计划并落实各项护理措施，除做好日常护理照料外，还需具备对患者的整体管理、积极的沟通、高层次的护理决策及多学科协调等能力。严格床旁交接班，掌握本小组患者病情动态，参与晨会大交班，掌握病房特殊治疗、特殊护理及临终患者病情动态及患者和家属的心理变化。分管一定数量患者，并按要求完成分管患者的治疗、基础护理、生活护理及病情观察、健康教育及护理记录等。可配合科室主任、护士长、主治医师召开安宁疗护中的病情告知、家庭会议等工作。参加科主任查房、科内会诊和疑难死亡病例讨论及科内护理查房和业务学习。密切观察并掌握本小组患者生命体征及病情变化，参与、指导安宁疗护患者的舒适管理。严格执行各项规章制度和技术操作规程，做好特殊检查治疗、心理护理及患者的健康宣教等。

3. 安宁疗护药剂师岗位职责　在科室主任和护士长的领导下，负责用药管理，提供治疗和控制症状的安全用药指导，助力临床医师对患者选择最优的药物治疗处方等。

4. 安宁疗护心理咨询师岗位职责　掌握安宁疗护和心理咨询的专业知识，负责评估患者及家属的心理状况，缓解心理问题，舒缓压力。同时缓解安宁疗护团队人员的心理压力，积极开展团队心理治疗，与安宁疗护团队成员积极沟通等。

5. 安宁疗护营养师岗位职责　负责根据患者病情、年龄、身体等情况，制定饮食方案，推荐饮食搭配和营养供给；对患者及家属提供饮食营养知识教育和咨询服务等。

6. 安宁疗护护理员岗位职责　在病区护士长的领导下、护士的指导下，主要承担患者的生活护理，配合护士和家属共同完成对患者的身心照护工作。陪伴患者实施各项检查及治疗，协助患者洗头、洗澡、口腔清洁、食物准备与喂食等生活照料，保持患者"三短六洁"，即头发、胡须、指（趾）甲短，口腔、头发、手足、会阴、肛门及皮肤清洁。协助患者开展简易肢体运动，实施适宜按摩，减轻家属在照护患者方面的压力，以"五心"（爱心、细心、耐心、热心和责任心）为服务准则，经常与患者交流沟通，保护患者隐私，提供优质服务。

7. 安宁疗护医务社工岗位职责　医务社会工作者负责为患者及家庭提供社会心理精神需求的评估、链接社会资源、维护家庭功能、进行哀伤抚慰、协助提供经济帮助与法律援助等。

8. 安宁疗护志愿者岗位职责　安宁疗护志愿者是自愿进行安宁疗护社会公共利益服务而不获取报酬，奉献个人时间，助人为乐的成年人。在安宁疗护机构接受培训学习，服从团队管理，协助组织活动，开展社会宣传，倾听与陪伴患者，协助患者生活照料等。

三、安宁疗护工作制度管理

安宁疗护工作制度是安宁疗护机构应制定并落实管理规章制度，通过建立制度化、标准化的服务制度，规范医护人员的服务行为。安宁疗护工作制度管理包括制定安宁疗护机构工作制度、医疗工作制度和护理工作制度三个方面。

（一）安宁疗护机构工作制度

1. 安宁疗护机构工作制度

（1）安宁疗护患者就诊制度　为生命晚（末）期出现中、重度不适症状的患者提供快速、有序、有效和安全的诊疗服务，尽最大可能保证患者的生命安全。

（2）安宁疗护治疗制度 规范安宁疗护机构的治疗范围、流程和治疗方式。

（3）安宁疗护患者应急管理制度 规范临床医务人员为生命晚（末）期患者病情变化时提供及时的医疗服务，保证患者安全。

（4）安宁疗护关怀制度 维护患者在接受安宁疗护时要求获得有尊严和富有同情心的医疗服务的权利。尊重和支持患者及家属的决定，注重患者及家属的管理，保证医疗护理质量，维护医护人员合法的权益。

（5）安宁疗护随访制度 对安宁疗护患者或家属采取电话随访、居家访视、网络随访等方式进行，随访率达95%以上。

（6）安宁疗护疼痛控制管理制度 以确保及时有效缓解患者疼痛。

（7）癌痛规范化诊疗流程制度 指导临床医务人员为晚（末）期肿瘤患者提供癌痛的规范化治疗。

（8）患者知情同意制度 规范临床医务人员对患者病情及治疗方案的告知责任。

（9）会诊制度 根据患者出现的复杂病情变化和心理问题及时会诊，积极采取措施，尽可能为患者创造有利于治疗和康复的最佳身心状态。

2. 安宁疗护医护共同查房制度 确保患者医疗安全，提高患者满意度，提升医护工作者的工作质量，促进"医—护—患"整体性的高质量沟通，促进机构的发展，提高医护人员的专业业务水平与能力。

3. 安宁疗护麻醉药品、精神药品处方与管理制度 通过落实麻醉药品、精神药品处方与管理制度，明确安宁疗护机构麻醉药品处方的监督管理、处方书写要求，开具处方注意事项，规范处方管理。同时掌握其安全管理、保存、发放、回收、基数管理制度，加强和规范医疗机构麻醉药品、精神药品使用管理，保证临床合理需求，严防麻醉药品、精神药品流入非法渠道，保障患者的安全。

4. 安宁疗护病案管理制度 规范病例的书写，加强档案及人员的管理，提高医疗质量，更好地为患者服务。

5. 患者入住安宁疗护机构接待制度 规范机构接待制度，促进接待工作规范化，提高工作效率，提升服务水平。

6. 患者入院、出院、转科、转院管理制度 通过规范患者入院、出院、转科、转院管理制度，为患者提供便捷、通畅、规范的服务。

7. 安宁疗护机构患者（陪伴人员）管理制度 规范和落实机构患者（陪伴人员）管理制度，以确保医疗、护理安全和服务质量。

8. 安宁疗护机构病情告知制度 通过科学有效的病情告知，给予晚（末）期患者及家属支持，帮助其更好地理解实际情况，尽可能降低可能产生的痛苦和持续否认的风险。

9. 安宁疗护机构患者健康教育制度 采用宣传栏图片、健康教育处方、小册子等多种方式进行患者和家属的健康教育，适时为患者和家属提供心理疏导和行为指导。

10. 安宁疗护机构物品、器材、设备管理制度 通过规范物品器材、设备的安全管理，保证物品在有效期内和器材性能良好，满足临床需求，确保医疗护理质量安全，以达到防范风险的目的。

11. 安宁疗护机构清洁卫生制度 规范机构清洁卫生工作，是控制院内感染的主要措施。为患者提供安全、便捷、舒适环境，以确保医疗护理质量安全。

12. 安宁疗护机构医疗废物管理制度 规范医疗废物的管理，减少病毒、细菌的传播，降低交叉感染概率，确保医疗护理安全。

13. 新业务、新技术、新用具申报及准入制度 规范新业务、新技术、新项目的申报和审批流程，提高技术水平和临床应用质量。

14. 不良事件的处理与报告制度 积极采取有效的补救措施，最大限度地降低不良事件对患者的损害，并通过报告、分析、处置、处罚及奖励等，进一步强化防范不良事件的发生。

15. 患者投诉管理制度 规范机构投诉处理流程，保证医患沟通渠道畅通，使患者及家属对机构服务的意见和建议能得到及时的反馈，患者投诉得到及时有效的处理，保护患者的合法权益，维护医务人员正当权利，构建和谐的医患关系。

（二）安宁疗护医疗工作制度

1. 医师工作制度 规范安宁疗护医师医疗、服务行为，使门诊、病房医师的医疗服务工作规范化、标准化，提高医疗质量，保证医疗安全。

2. 首诊负责制 以保障所有患者得到连续性的医疗服务。

3. 二、三级医师查房制度 确保医疗安全，同时提高医师业务能力。

4. 疑难病例讨论制度 做好临床、术前、疑难、危重、死亡、出院病例讨论，以确保医疗安全和提高诊疗水平。

5. 多学科团队会诊制度 根据患者病情需要，由医务部或医疗单元组织相关学科会诊，要求参加会诊人员是从事本专业且具有副高以上职称的医师。

6. 医患沟通制度 医务人员均有向患者或家属提供必需的信息和取得患者自愿同意、保守秘密和保护隐私的义务，确保患者拥有医疗权、自主权、知情同意权、保密权和隐私权等基本权利。

（三）安宁疗护护理工作制度

1. 护士工作制度 做到热情接待、有效沟通、精准评估、用心护理等，确保优质护理服务。

2. 护理质量管理制度 要求制定正确、有效的护理质量标准，并通过组织教育、检查和评价等一系列质控措施，确保临终患者得到高质量的护理服务。

3. 护理安全管理制度 要求护士遵守医疗护理制度和操作规程，认真履行岗位职责，确保临终患者安全。

4. 值班、交接班制度 要求护士实行24小时连续的轮班制，严格遵守机构规定的工作时数与排班和交接班管理。

5. 分级护理制度 要求护士应根据患者的护理分级和医师的诊疗计划，为患者提供基础护理和专业技术护理服务。

6. 医嘱查对制度 要求护士严格落实医嘱查对，确保医嘱正确。

7. 执行医嘱制度 要求护士务必及时、正确执行医嘱。

8. 护理病例讨论、查房、会诊制度 通过护理病例讨论、查房、会诊等，使护士应用科学的临床思维解决临床问题，提高护士的工作能力和业务水平，使患者能得到安全高效优质的护理服务。

9. 消毒隔离制度 加强组织领导，成立预防院内感染管理小组，各科设兼职质控员，指导、督促落实各项医院感染预防与控制措施，保障患者安全。

10. 护理工作会议制度 按要求定期组织护理部部务会、护士长例会、护理单元护士会、护理单元晨会、护患沟通会等，做好工作布置、交流思想、传达会议精神、收集意见与建议。

11. 护理在职教育、外出学习培训及进修管理制度　规范护理在职教育、外出学习培训及进修管理，以提高业务水平。

12. 护理教学管理制度　规范安宁疗护的护理教学，确保临床教学质量。

13. 护理科研管理制度　规范护理科研，促进护理学科发展。

四、安宁疗护服务流程管理

安宁疗护服务流程包括接诊、识别、告知、评估、计划、实施和评价 7 个步骤。

（一）接诊

医护人员应根据患者及家属的需求，给予安宁疗护理念讲解，保证患者及家属充分理解和知晓，尊重患者及家属的自愿选择。

（二）识别

1. 执业医师应依据病史和下列条件进行识别

（1）明确诊断的晚期恶性肿瘤临终患者。

（2）重要器官持续衰竭、常年卧床、高龄、处于非常痛苦状态的老年衰竭临终患者。

（3）其他疾病失代偿期临终患者。

2. 医护人员可运用量表辅助识别

（1）应用卡氏功能评分（KPS）初步评估患者功能状态。

（2）应用姑息功能量表（PPS）预测生存期。

（3）应用姑息预后指数（PPI）进行预计生存期评估。

（三）告知

医护人员应具体告知、有效沟通，保证患者及其家属知情同意、自愿接受，并协助患者或家属签署《安宁疗护服务知情和意愿确认书》。

（四）评估

1. 评估者　为经过安宁疗护专业培训的医护人员。

2. 评估时机

（1）住院安宁疗护患者　入院 24 小时内完成首次评估，每日动态评估安宁疗护服务需求。

（2）居家安宁疗护患者　收案时必须面诊并进行首次评估，并在居家的第 2 周、每月或根据患方需求适时动态评估。

3. 评估内容

（1）患者病情（生存期）评估。

（2）常见症状评估：埃德蒙顿症状评估量表，疼痛评估表。

（3）舒适照顾需求评估：自理能力评估、环境管理、口腔护理、肠内营养、肠外营养静脉导管的维护（PICC 或 CVC）、留置导尿管的护理、体位转换等。

（4）患者及其家属心理评估，精神需求评估。

（5）患者和家属社会支持评估。

（五）计划

1. 以患者为中心，以家庭为导向，制定安宁疗护患者诊疗计划。

2. 医护人员应在患者入院 24 小时内共同制定安宁疗护照护计划，或在患者通过居家安宁疗护申请 48 小时内制定安宁疗护照护计划。

3. 对于居家安宁疗护，应制定出诊计划并做好相关记录。

4. 根据患者病情、需求和动态评估，不断修改完善诊疗计划。

（六）实施

1. 主要内容包括症状控制和护理、舒适照护、心理社会支持和人文关怀。

（1）**症状控制** 主要包括对疼痛、呼吸困难、水肿、口干、谵妄等症状控制。

（2）**舒适照护** 主要包括环境管理、口腔护理、静脉导管的维护（PICC 或 CVC）、体位转换等护理。

2. 以对症和支持治疗为主，注重人文关怀。

3. 具体内容依据《安宁疗护实践指南（试行）》的规定进行规范照护。

4. 对家属提供哀伤辅导。

5. 推广运用中医药适宜技术及自然医学疗法减轻症状，提高生命质量。

6. 根据患者病情和需求，顺畅转介。

7. 依据毒麻药品、精神药品处方管理规定，对安宁疗护患者规范使用精神麻醉药物。

8. 安宁疗护服务团队应定期开展个案讨论并总结和记录。

（七）评价

1. **评价方式** 采用安宁疗护机构自评和患方评价。

2. **评价内容** 包括服务内容与要求的执行程度、患者生存质量与患方满意度等。

五、安宁疗护安全管理

（一）安宁疗护安全管理概述

安宁疗护安全管理是指生命晚（末）期患者在接受安宁疗护服务的全过程中，不发生法律和法定规章的制度允许范围以外的损害、障碍、缺陷或死亡，并对可能存在的不安全因素进行有效控制的过程。安宁疗护安全管理内容涉及感染预防与控制工作，麻醉药品管理，各类突发事件应急处理，跌倒、坠床、自杀、压疮等意外伤害防范，消防安全管理等。

（二）安宁疗护安全管理内容

1. 应当加强医院感染预防与控制工作，建立并落实相关规章制度和工作规范，科学设置工作流程，降低医院感染的风险。

2. 建筑布局应当遵循环境卫生学和感染控制的原则，做到布局合理、分区明确、洁污分开、标识清楚等基本要求。

3. 应当按照《医院感染管理办法》，严格执行医疗器械、器具的消毒技术规范，并达到以下要求。

（1）进入患者组织、无菌器官的医疗器械、器具和物品必须达到灭菌水平。

（2）接触患者皮肤、黏膜的医疗器械、器具和物品必须达到消毒水平。

（3）使用的消毒药械、一次性医疗器械和器具应当符合国家有关规定，一次性使用的医疗器械、器具和物品不得重复使用。

4.医务人员的手卫生应当遵循《医务人员手卫生规范》。

5.按照《医疗废物管理条例》及有关规定对医疗废物进行分类和处理。

6.加强患者安全管理，制定各类突发事件应急预案和处理流程，并定期进行应急处理能力培训和演练，提高防范风险能力。

7.严格执行查对制度，正确识别患者身份。

8.严格执行麻醉药品、精神药品等特殊管理药品的使用与管理规定，保障用药安全。

9.应当加强对有跌倒、坠床、自杀、压疮等风险的高危患者的评估，建立报告制度、处理预案等，防范并减少患者意外伤害。

10.应当按照国家有关法规加强消防安全管理。

六、安宁疗护教育培训管理

（一）安宁疗护教育培训管理概述

安宁疗护教育培训管理是安宁疗护管理者为确保服务质量和安全，通过教育培训目标规划、组织的专业知识更新、技能训练、制度强化、标准要求、信息传递、信念巩固、管理培训等行为，以达到预期目标和提高服务水平。安宁疗护教育培训管理应当制定并落实团队成员岗前培训、在岗培训计划及进修学习计划等，不断提高服务水平和质量。团队成员包括所属管理者、医务人员、社会工作者、心理师、药剂师、营养师、治疗师、护理员及志愿者等。

（二）安宁疗护教育培训管理内容

1.应对医务人员进行"三基""三严"管理　安宁疗护机构应对医务人员进行基础理论、基础知识、基本技能的"三基"训练和考核，把严格要求、严密组织、严谨态度的"三严"要求落实到安宁疗护的教育培训工作中。

2.建立定期安宁疗护临床能力培训制度和定期考核制度　成立专项管理小组负责，临床能力培训至少每季度进行一次，每年度至少进行一次机构层面临床能力考核。临床能力培养和考核需涵盖安宁疗护的基本理论、基本临床实践操作和道德伦理法律及核心医疗制度等内容。

3.根据培训对象的岗位职责，进行相关内容培训与考核　培训与考核内容应包括：安宁疗护政策、基本概念、服务理念、整体照护、伦理法律、沟通交流、死亡教育、哀伤辅导及专项技能等。志愿者应经过培训后方可从事安宁疗护志愿者服务。

第二节　安宁疗护服务标准化管理

安宁疗护服务标准化管理是一种服务管理手段或方法，即以标准化原理为指导，将安宁疗护服务标准化贯穿于管理全过程，以增进安宁疗护服务机构整体效能为宗旨、提高安宁疗护工作质量与工作效率为根本目的的一种科学管理方法。现以 2017 年国家卫生和计划生育委员会颁布的《安宁疗护中心基本标准（试行）》、部分省市市场监督管理局发布的《安宁疗护服务规范》的地方标准及 2022 年上海市安宁疗护服务管理中心制定的《上海市社区卫生服务中心安宁疗护工作指引》等为依据，结合安宁疗护服务机构的具体实践和管理，将安宁疗护服务标准化管理分为安宁疗护中心、医院安宁疗护和社区安宁疗护服务三个层面。

一、安宁疗护中心基本标准

（一）床位要求

应根据当地实际需求和资金情况，并兼顾发展等设置床位数，床位总数应在 50 张以上。

（二）科室设置

1. 临床科室　至少设内科、疼痛科、临终关怀科，安宁疗护住院病区应当划分病房、护士站、治疗室、处置室、谈心室（评估室）、关怀室（告别室）、医务人员办公室、配膳室、沐浴室和日常活动场所等功能区域。

2. 医技和相关职能科室　至少设药剂科、医疗质量管理、护理管理、医院感染管理、病案管理部门，医学影像、临床检验及消毒供应服务等，可以由签订协议的其他具备合法资质机构提供。

（三）人员要求

1. 医师　至少有 1 名具有副主任医师以上专业技术职务任职资格的医师；每 10 张床位至少配备 1 名执业医师。根据收治对象的疾病情况，可以聘请相关专科的兼职医师进行定期巡诊，处理各专科医疗问题。

2. 护士　至少配备 1 名具有主管护师以上专业技术职务任职资格的注册护士。每 10 张床至少配备 4 名护士，并按照与护士 1：3 的比例配备护理员。

3. 其他　可以根据实际需要配备适宜的药师、技师、临床营养师、心理咨询（治疗）师、康复治疗师、中医药、行政管理、后勤、医务社会工作者及志愿服务等人员。

（四）建筑要求

1. 建筑设计　布局应当满足消防安全、环境卫生学和无障碍要求。

2. 病房每床设置　净使用面积不少于 5 平方米，每床间距不少于 1.5 米。两人以上房间，每床间应设有帷幕或隔帘，以利于保护患者隐私。每床应配备床旁柜及呼叫装置，并配备床挡和调节高度的装置。

3. 每个病房要求　应设置卫生间，卫生间地面应满足无障碍和防滑的要求。

4. 病区要求　应设有独立洗澡间，配备扶手、紧急呼叫装置。充分考虑临终患者的特殊性，配备相适应的洗澡设施、移动患者设施和防滑倒等安全防护措施。

5. 其他配套设施　应设有室内、室外活动等区域，且应符合无障碍设计要求。患者活动区域和走廊两侧应设扶手，房门应方便轮椅、平车进出；功能检查用房、理疗用房应设无障碍通道。设有关怀室（告别室），考虑民俗和传统文化需要，尊重民族习惯，体现人性、人道和关爱的特点，配备满足家属告别亡者需要的设施。

（五）设备要求

1. 基本设备　至少配备听诊器、血压计、温度计、身高体重测量设备、呼叫装置、给氧装置、电动吸引器或吸痰装置、气垫床或具有防治压疮功能的床垫、治疗车、晨晚间护理车、病历车、药品柜、心电图机、血氧饱和度监测仪、超声雾化机、血糖检测仪、患者转运车等，还可配备相关信息系统，如医嘱处理系统、文书书写系统、信息上报系统等。临床检验、消毒供应与其他合法机构签订相关服务合同，由其他机构提供服务的，可不配备检验和消毒供应设备。

2.病房每床单元基本装备 应当与二级综合医院相同。

3.其他 应当有与开展的诊疗业务相应的其他设备。

二、医院安宁疗护服务基本标准

（一）床位设置

应根据各级医院实际需求和资金情况，并兼顾发展等设置床位数，安宁疗护病房的床位宜在10张或20张以上。

（二）科室设置

同安宁疗护中心。

（三）人员要求

同安宁疗护中心。

（四）建筑要求

1.建筑设计 同安宁疗护中心。

2.病房每床设置 同安宁疗护中心。另，每床需配备床头桌、座椅、陪护床等物品，病房装饰应家庭化，如摆放照片及绿植等。

3.每个病房要求 同安宁疗护中心。

4.病区要求 同安宁疗护中心。

5.其他配套设施 同安宁疗护中心。另可配有折叠椅，以方便家属陪伴和休息。可根据病房实际需要增加配置，如活动室、阅读室、艺术治疗室、卫生教育天地、空中花园等，可利用沙盘游戏、芳香疗法、音乐播放、绘画、许愿树等艺术疗法帮助患者进行心灵的放松；可通过积极乐观的温馨话语、图片、手工艺品、艺术画、国学字画、爱心凳、便民箱、爱心伞、医患心连心园地等各种装饰展示人文关怀和关爱。

（五）设备要求

1.基本设备 同安宁疗护中心。

2.护理信息系统 科室应具有医嘱处理系统、文书书写系统、信息上报系统和不良事件上报系统等。

3.其他设备 如洗头机、一体式洗澡机及吹风机等。

三、社区安宁疗护服务基本标准

（一）安宁疗护服务形式

社区卫生服务中心提供安宁疗护服务的形式为"门诊、住院和居家安宁疗护服务"。社区卫生服务中心内的安宁疗护门诊、住院病房可分别设置，统一管理。设置安宁疗护门诊和病房的标识标牌统一为"安宁疗护"。

（二）安宁疗护服务队伍

在医师、护士参与安宁疗护服务的基础上，鼓励配备心理咨询师、康复治疗师等人员配置，见表 16-1。

表 16-1　安宁疗护服务队伍

类别	人员数量	资质要求
医师	安宁疗护科至少有两名临床类别或中医类别执业医师	应具有两年以上临床工作经历，能独立开展工作
护士	安宁疗护科至少有 4 名注册护士	应具有两年以上临床工作经历，能独立开展工作
护理员	开展住院安宁疗护服务需按规定配备护理员	
其他	根据实际需要配备适宜的临床药师、技师、营养师、心理咨询（治疗）师、康复治疗师、中医药、行政管理、后勤、医务社会工作者及志愿者等人员	

注：从事安宁疗护服务的人员在上岗前需参加安宁疗护岗前培训，且每年参加安宁疗护继续教育培训

（三）安宁疗护病区设置

1. 将安宁疗护病区分区设置　按照独立设置安宁疗护病区与非独立设置安宁疗护病区分别提出分区设置标准，强调功能实现，鼓励相关功能接近的共用场地设施，见表 16-2。

表 16-2　安宁疗护病区设置

独立设置安宁疗护病区	非独立设置安宁疗护病区
环境布局应体现人文关怀理念，至少设置病房、护士站、治疗室、处置室、谈心室（评估室）、家属陪伴室、关怀室、医务人员办公室、配膳室、沐浴室和日常活动场所等三大功能区（即服务区、管理区、生活辅助区）	除病房常规设置外，每病区应至少配备一间关怀室和一间家属陪伴室（可合用）。同时，利用病区现有场所和设备提供安宁疗护病房三大功能区服务

2. 开展门诊、住院或居家安宁疗护服务的社区卫生服务中心　应配备与安宁疗护工作流程、开展业务项目及服务量相适应的设施设备，见表 16-3。

表 16-3　安宁疗护病区设施设备

病区设备	门诊设备	出诊设备
病床、床单元被单被褥、移动紫外线灯、治疗车、病历车、担架车、换药车、床旁洗头器具、心电图机、电脑及打印机、淋浴设备、桌椅、家具等	办公设备：电脑、打印机、诊疗桌椅等；一般诊查设备：体温计、听诊器、血压计、简易血氧饱和仪、血糖仪、读片灯、手电筒、皮尺、诊察床、叩诊锤等，洗手池、空气消毒设备等；应设有隐私保护装置	开展居家安宁疗护服务应当配置适应工作需要的小型、便于携带的诊断、检查、治疗的器材，其中出诊包应包括但不限于听诊器、血压计、体温计、手电筒、压舌板、注射换药器材及与所开展服务项目相关的器材，以及必要的通讯设备。有条件的，可提供整合式的移动检查检测设备

（四）安宁疗护服务环境

开展安宁疗护服务的社区卫生服务中心，应将安宁疗护理念、宣传、服务等充分融合在服务中心的各个环节，营造人文、温暖、友善的机构环境。

（五）安宁疗护实施范围

除社区卫生服务中心外，支持护理院、医养结合机构、社会办医疗机构等参照本标准设置安宁疗护科，开展安宁疗护服务。

（六）其他

1. 应在所在地区卫生健康管理部门行注册登记

2. 应规范化管理　制定安宁疗护管理规章制度、岗位职责和操作规程，明确工作人员岗位职责，落实各项安全管理和医院感染防控措施，保障医疗质量和患者安全。

3. 应确保服务质量　建立安宁疗护质量管理体系，依托市、区安宁疗护服务管理相关职能部门，落实质量控制措施、诊疗护理相关指南和技术操作规程，体现人文关怀。

4. 应妥善管理病案　建立安宁疗护患者登记及医疗文书管理制度，留存符合有关规定的医疗文件。

【知识拓展】

安宁疗护的标准化工作规划

2022年1月国家卫生健康委员会关于印发《"十四五"卫生健康标准化工作规划的通知》国卫法规发〔2022〕2号，提出以标准化为手段提高健康养老服务供给水平，完善老年照护、安宁疗护等老年健康服务标准，健全老年社会支持标准和医养结合标准，夯实老年健康基础标准。

第三节　安宁疗护服务质量管理

安宁疗护服务质量管理是确立安宁疗护服务质量的目标和任务，对服务内容进行分类管理，制定质量标准、控制和评价体系，促进安宁疗护服务工作达到规范化、同质化和标准化。安宁疗护服务质量不仅涉及医疗和护理质量，同时包括对多学科团队对服务对象提供安宁疗护服务的整体质量管理。目前，我国安宁疗护质量管理体系在不断的探索和建设中。

一、安宁疗护服务质量管理概述

（一）安宁疗护服务质量管理概念

安宁疗护服务质量管理是指按照安宁疗护质量形成过程和规律，对构成服务质量的各个要素进行计划、组织、协调和控制，以保证安宁疗护服务质量达到规定的标准和满足服务患者及家属需要的活动过程。

（二）安宁疗护服务质量管理内容

1. 建立质量管理体系　保证质量管理体系运行有效，健全并执行各项规章制度，遵守相关技术规范和标准，落实质量控制措施、诊疗护理相关指南和技术操作规程，体现人文关怀。

2.严格按照诊疗护理操作规范开展相关工作　建立合理、规范的诊疗护理服务流程，实行患者实名制管理。

3.建立日常工作中发现质量问题逐级报告的机制　出现较多或明显的质量问题时，应当及时组织集体分析研究、协调解决。

4.科室负责人直接负责质量管理和控制　定期组织质量评价，及时发现问题，提出整改意见，对评价结果进行分析并提出持续改进措施。

5.按照规定使用和管理医疗设备、医疗耗材、消毒药械和医疗用品等　对医疗设备进行日常维护，保证设备正常运行。

6.建立患者登记及医疗文书管理制度　医疗文书书写及管理应当符合国家有关规定。

7.建立良好的与患者沟通机制　按照规定对患者及家属进行告知，加强沟通，维护患者合法权益，保护患者隐私。

二、安宁疗护服务质量控制

（一）安宁疗护服务质量控制概述

安宁疗护服务质量控制是指为达到安宁疗护服务质量要求所采取质量管理活动，促进安宁疗护服务质量达到规范化和标准化。安宁疗护服务质量反映安宁疗护机构医疗护理水平的高低和机构管理质量的优劣，直接关系到患者的生命与健康，影响患者及家属对安宁疗护工作的满意度，甚至对机构的发展起着至关重要的作用。而安宁疗护质量控制是服务质量管理的保证，加强对服务质量控制，建立并完善质量控制与管理的长效机制，充分发挥质量控制对服务质量的督导作用，是推进质量持续改进和确保诊疗与护理工作顺利进行的重要环节。常用质量控制的方法有PDCA循环法，PDCA循环又名"戴明环"，由美国质量管理专家戴明提出，是全面质量管理所应遵循的科学程序。PDCA循环是能使任何一项活动有效进行的一种合乎逻辑的工作程序，特别是在质量管理中得到了广泛的应用。

（二）安宁疗护服务质量控制的内容

1.建立安宁疗护质量管理体系　是在质量方面指挥和控制组织的管理体系，是组织内部建立的、为实现质量目标所必需的、系统的质量管理模式，是组织的一项战略决策。安宁疗护机构应构建三级质量管理网络，制定科学、规范的质量管理标准，通过组织、培训、指导、检查和考核等一系列质控措施，确保临终患者得到高质量的照护服务。成立医疗机构质量管理委员会，主要包括安宁疗护质量管理工作小组和质量控制小组，安宁疗护质量管理工作小组主要由医务科、护理部、药剂科、医院感染管理办公室、医疗质量管理办公室等职能科室组成，指导和管理质量控制小组工作；安宁疗护质量控制小组由安宁疗护科主任、护士长、照护团队骨干等参与，具体落实质控措施。

2.安宁疗护服务质量控制的主要内容　包括基础质量、环节质量和终末质量三个部分。

（1）基础质量控制的内容　有制订完善管理制度、操作规范、服务流程，加强质控考核，规范医疗行为，执行患者登记及医疗文书管理，落实知情同意告知、查房、死亡病例上报，规范照护团队培训，提高照护专业技能水平等。

（2）环节质量控制的内容　有以医疗照护为主的症状控制质量管理，以护理照护为主舒适照护质量管理，心理支持和人文关怀质量管理等。

（3）终末质量控制的内容　有开展照护团队成员、患者及家属等满意度调查。

三、安宁疗护服务质量评价

（一）安宁疗护服务质量评价概念

安宁疗护服务质量评价是指质量管理者依据质量标准，按照规范化的方法，有计划、有组织地全面评价安宁疗护机构服务过程中各方面的质量，得出相应结论的活动。

（二）安宁疗护服务质量评价内容

1. 评价方式　可采用安宁疗护机构自评、患方评价、上级机构或第三方评价三种方式。

2. 评价的质量标准　可参照相关标准，内容包括：

（1）安宁疗护质量评价指标体系，包括服务质量、服务效果、运行效率和综合满意度。

（2）质量评价方面包括医疗护理和人文关怀服务质量。

（3）安宁疗护质量管理目标。

（4）应有充分证明采用的评价方法可保证安宁疗护质量标准的有效性。

（5）应有工作总结经验及教训。

（6）应有评价工作分析。

（7）质量评价实施程序及相关记录。

3. 质量评价具体内容

（1）安宁疗护机构质量管理评价内容　包括：①安宁疗护机构整体发展及对社会的贡献，同行认知度，社会影响力，安宁疗护技术水平，学术地位等。②机构团队及人才队伍，负责人的号召力和执行力，安宁疗护服务团队人员比例合理性，有人才培养计划，开展姑息治疗技术与方法。③管理效率指标、经济运行和医护质量评价指标。④安宁疗护核心竞争力，有持续改进和改进效果的评价措施，可提供复制经验做法。⑤机构、部门间合作情况，有组织协作能力，开展科教合作。

（2）中心或科主任质量管理及评价内容　包括：①在安宁疗护机构质量管理评价基础上，另附设中心或科主任质量管理目标。②基本目标，中心或科主任负责制。③共性目标，管理创新和科研水平及社会团体任职指标。④中心或科主任管理质量目标实行动态评价。

（3）安宁疗护工作人员评价内容　医护人员是安宁疗护服务的提供者，对其工作业绩及能力评价的内容包括以下几点：①工作业绩，包括工作数量、服务质量、论文、科研成果及获奖等。②工作能力，包括学历、职称、从事安宁疗护岗位时间、经历、继续医学安宁疗护教育培训等。③工作态度，包括患者及其家属满意度、上级及同事满意度、岗位职责履行、医德医风、出勤率等。

4. 质量评价实施

（1）质量评价应由安宁疗护机构或上级部门人员担任。

（2）质量评价人员应具有必需能力、权利和资源，以满足本评价的要求。

（3）明确一名质量主管人员。

（4）实施管理评价。

（5）确保安宁疗护机构所有人员有能力承担质量管理和实践工作。

（6）检查评价的过程，采用自查即自我评价；上级检查，通过现场和面对面交流的方式；通过预定目标的评价；有条件可构建安宁疗护质量管理线上评估系统，评价结果进行分析再制定下一轮质量管理目标。

（7）按照规定报送安宁疗护机构质量评价相关信息。

5. 质量评价分析

（1）安宁疗护质量评价应分析原因，主要包括管理目标分析、质量分析、效果分析、效益分析、人员分析、岗位分析和业务目标分析等。

（2）通过评价分析得到安宁疗护机构质量管理任务、能力素质等信息和依据。

（3）评价可采用综合分析、经济效益分析、科室运行效率效益分析和运营分析等方法。

（4）对安宁疗护工作人员评价采用直接观察常规服务过程和程序。

（5）检查病案和工作记录。

（6）除服务能力外，安宁疗护机构应确保员工对安宁疗护服务的激励富有成效的工作关系。

（7）应尽可能客观地评价安宁疗护机构质量管理对患者及其家属生命质量的提高和对患者家属哀伤辅导的适宜性。

（8）应建立安宁疗护机构质量管理评价的实施方案及程序。

（9）根据评价分析结果制定改进计划。

【思考题】

1. 安宁疗护机构护理管理工作制度有哪些？
2. 安宁疗护患者入院服务流程是什么？
3. 安宁疗护服务质量评价的方式有哪几种？
4. 安宁疗护工作人员质量评价的内容有哪些？

简明疼痛评估量表（BPI）

1. 大多数人一生中都有过疼痛经历（如轻微头痛、扭伤后痛、牙痛）。除这些常见的疼痛外，现在您是否还感到有别的类型的疼痛？（1）是 （2）否

2. 请您在下图中标出您的疼痛部位，并在疼痛最剧烈的部位以"×"标出。

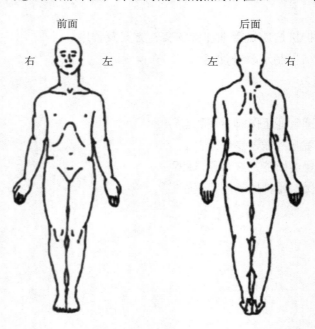

3. 请选择下面的一个数字，以表示过去 24 小时内您疼痛最剧烈的程度。

（不痛）0　1　2　3　4　5　6　7　BPI　10（最剧烈）

4. 请选择下面的一个数字，以表示过去 24 小时内您疼痛最轻微的程度。

（不痛）0　1　2　3　4　5　6　7　8　9　10（最剧烈）

5. 请选择下面的一个数字，以表示过去 24 小时内您疼痛的平均程度。

（不痛）0　1　2　3　4　5　6　7　8　9　10（最剧烈）

6. 请选择下面的一个数字，以表示您目前的疼痛程度。

（不痛）0　1　2　3　4　5　6　7　8　9　10（最剧烈）

7. 您希望接受何种药物或治疗控制您的疼痛？

_____

_____

8. 在过去的 24 小时内，由于药物或治疗的作用，您的疼痛缓解了多少？请选择下面的一个百分数，以表示疼痛缓解的程度。

（无缓解）0　10%　20%　30%　40%　50%　60%　70%　80%　90%　100%（完全缓解）

9. 请选择下面的一个数字，以表示过去 24 小时内疼痛对您的影响。

（1）对日常生活的影响

（无影响）0　1　2　3　4　5　6　7　8　9　10（完全影响）

（2）对情绪的影响

（无影响）0　1　2　3　4　5　6　7　8　9　10（完全影响）

（3）对行走能力的影响

（无影响）0　1　2　3　4　5　6　7　8　9　10（完全影响）

（4）对日常工作的影响（包括外出工作和家务劳动）

（无影响）0　1　2　3　4　5　6　7　8　9　10（完全影响）

（5）对与他人关系的影响

（无影响）0　1　2　3　4　5　6　7　8　9　10（完全影响）

（6）对睡眠的影响

（无影响）0　1　2　3　4　5　6　7　8　9　10（完全影响）

（7）对生活兴趣的影响

（无影响）0　1　2　3　4　5　6　7　8　9　10（完全影响）

附录 2
埃德蒙顿症状评估量表

请圈出最能描述最近 24 小时中您自己的健康状态的数字

无疼痛	0	1	2	3	4	5	6	7	8	9	10	极度疼痛
不疲倦	0	1	2	3	4	5	6	7	8	9	10	极度疲倦
不恶心	0	1	2	3	4	5	6	7	8	9	10	极度恶心
不抑郁	0	1	2	3	4	5	6	7	8	9	10	极度抑郁
不焦虑	0	1	2	3	4	5	6	7	8	9	10	极度焦虑
不瞌睡	0	1	2	3	4	5	6	7	8	9	10	极度瞌睡
食欲极好	0	1	2	3	4	5	6	7	8	9	10	食欲极差
感觉生活质量极佳	0	1	2	3	4	5	6	7	8	9	10	感觉生活质量极差
不瘙痒	0	1	2	3	4	5	6	7	8	9	10	极度瘙痒
无气急	0	1	2	3	4	5	6	7	8	9	10	极度气急
其他问题	0	1	2	3	4	5	6	7	8	9	10	

注：量表采用数字评分法，每个症状的评分范围为 0～10 分。0 分为无症状，10 分表示所能想到的最严重的程度，患者选择 1 个数字表达自己的主观感受，数字越大表示该症状越严重。有学者将描述症状的 1～10 分分为 3 度：轻度、中度、重度。1～3 分为轻度，4～6 分为中度，7～10 分为重度。

姑息治疗与安宁疗护基本药物用法用量及说明

症状 / 适应证	推荐 药物	用法用量	说明
	对乙酰 氨基酚 [a]	成人口服，650mg/ 次，1 次 /4 小时；或口服，1g/ 次，1 次 /6 小时，最大剂量为 2g/ 天	（1）对本品过敏者禁用 （2）肝功能衰竭患者禁用 （3）注意肝脏毒性 （4）不易大量或长期服用，以免引起造血系统及肝肾功能损害
	布洛芬 [a]	口服，400mg，4 次 / 天	（1）对本品过敏者及对阿司匹林过敏的哮喘患者禁用 （2）妊娠晚期及哺乳期妇女禁用 （3）鼻息肉综合征、血管性水肿患者禁用 （4）长期用药时应定期检查血常规及肝肾功能
疼痛	吗啡 [a]	吗啡即释片：成人常用量为口服 5～15mg/ 次，15～60mg/ 天。对于重度癌痛患者，应按时口服，个体化给药，逐渐增量 吗啡缓释片：初次使用宜从每 12 小时服用 10mg 或 20mg 开始，根据镇痛效果随时调整剂量，达到缓解疼痛的目的 硫酸吗啡口服溶液：成人常用量为口服 5～10mg/ 次，1 次 /4 小时，可根据患者情况逐渐增量，一般用量不超过 30mg/ 次，且不超过 0.1g/ 天 盐酸吗啡注射液：①皮下注射：成人常用量为 5～15mg/ 次，10～40mg/ 天；②静脉注射：成人常用量 5～10mg。对于重度癌痛患者，首次剂量范围较大，3～6 次 / 天，以预防癌痛发生并充分缓解癌痛 硫酸吗啡注射液：可皮下注射：成人常用量为 10～30mg，3～4 次 / 天。一般用量不超 100mg/ 天。如长期使用剂量可增加。对身体虚弱或体质量低的患者，初始剂量应适当减少 硫酸吗啡栓：经肛门给药，成人常用量为 10～20mg/ 次，1 次 /4 小时。可根据患者情况逐渐增量，一般用量不超过 30mg/ 次，且不超过 0.1g/ 天	（1）口服为最佳给药途径 （2）缓释制剂必须整片吞服，不可掰开、碾碎或咀嚼 （3）个体用药存在较大差异，应根据疼痛的严重程度、年龄及服用镇痛药史决定调整用药剂量 （4）过量应用可致急性中毒，主要表现为昏迷、针状瞳孔、呼吸浅弱、血压下降、发绀等 （5）禁用于不明原因的疼痛，以防掩盖症状，贻误诊治

症状/适应证	推荐药物	用法用量	说明
疼痛	阿米替林[a]	从小剂量开始滴定，如果能够耐受，每3～5天增加1次剂量，初始剂量为睡前服用12.5mg，以1周为间隔，每周增加25mg至疼痛缓解或产生不能耐受的不良反应，一般不超过75mg/d	（1）常用于缓解神经病理性疼痛 （2）使用期间应监测心电图和肝功能 （3）老年患者应减少用量
发热	对乙酰氨基酚[a]	口服或直肠给药，650～1000mg，1次/4～6小时，口服最大剂量为2g/天，直肠给药最大剂量为1.2g/天	（1）对本品过敏者禁用 （2）肝功能衰竭患者禁用 （3）注意肝脏毒性 （4）不易大量或长期服用，以免引起造血系统及肝肾功能损害
水肿	呋塞米[a]	口服，20～40mg，1次/天，必要时可肌肉注射或静脉注射	（1）对本品及噻嗪类利尿药或其他磺酰胺类药物过敏者禁用 （2）低钾血症、肝性脑病、超量服用洋地黄者禁用 （3）老年患者应用本品时发生低血压、电解质紊乱、血栓形成和肾功能损害的机会增多
瘙痒	地塞米松[ab]	口服，4～8mg/天	（1）地塞米松治疗瘙痒为超说明书用药（超适应证），须在医师指导下合理使用 （2）对本药及基质成分过敏者或对其他糖皮质激素类药物过敏者禁用
乏力	地塞米松[ab]	口服，4mg，2次/天	（1）地塞米松治疗乏力为超说明书用药（超适应证），须在医师指导下合理使用 （2）对本药及基质成分过敏者或对其他糖皮质激素类药物过敏者禁用
恶病质	地塞米松[ab]	口服，4～8mg/天	（1）地塞米松治疗恶病质为超说明书用药（超适应证），须在医师指导下合理使用 （2）对本药及基质成分过敏者或对其他糖皮质激素类药物过敏者禁用
高钙血症	0.9%氯化钠注射液[a]	结合临床实际情况，静脉注射	（1）轻度高钙血症：可进行观察，监测血钙、肾功能、骨密度和尿钙排泄等 （2）中度高钙血症：可采取的治疗措施包括：①静脉滴注0.9%氯化钠溶液扩容；②必要时可用袢利尿药（禁用噻嗪类利尿药） （3）重度高钙血症：即高钙危象，不管有无症状均应紧急处理。治疗方法包括：①扩充血容量（在第一个24小时内静脉滴注补充4～6L 0.9%氯化钠溶液，注意患者有无合并充血性心力衰竭）；②增加钙排泄；③减少骨的重吸收；④治疗原发性疾病；⑤紧急血液透析治疗

续表

症状 / 适应证	推荐 药物	用法用量	说明
呼吸 困难	吗啡 [ab]	（1）对于未使用过阿片类药物的患者，宜从较低的剂量开始。必要时可口服 2.5～10mg/2 小时或静脉注射 1～3mg/2 小时 （2）对于已经使用阿片类药物的患者，可考虑在原有剂量上增加 25%	（1）吗啡治疗呼吸困难为超说明书用药（超适应证），须在医师指导下合理使用 （2）口服为最佳给药途径 （3）缓释制剂必须整片吞服，不可掰开、碾碎或咀嚼 （4）个体用药存在较大差异，应根据疼痛的严重程度、年龄及服用镇痛药史决定调整用药剂量 （5）过量应用可致急性中毒，主要表现为昏迷、针状瞳孔、呼吸浅弱、血压下降、发绀等 （6）禁用于不明原因的疼痛，以防掩盖症状，贻误诊治
呼吸道 分泌物 过多	东莨 菪碱 [b]	丁溴东莨菪碱：皮下注射，20～60mg，1 次 /4 小时	（1）丁溴东莨菪碱治疗呼吸道分泌物过多为超说明书用药（超适应证），须在医师指导下合理使用 （2）青光眼、前列腺肥大所致排尿困难、严重心脏病、器质性幽门狭窄或麻痹性肠梗阻患者禁用
咳嗽 / 咳痰	可待因 [a]	口服，15～30mg，3～4 次 / 天	多痰患者禁用，以防止因抑制咳嗽反射而使痰液阻塞呼吸道，或继发感染而加重病情
	羧甲 司坦 [a]	口服，500mg，3 次 / 天	（1）服用本品时应注意避免同时应用强力镇咳药，以免稀化的痰液堵塞呼吸道 （2）有出血倾向的胃和十二指肠溃疡患者慎用 （3）有慢性肝脏疾病的老年患者应减量
咯血	氨甲 环酸 [a]	即刻口服 1.5g，之后口服 1g/ 次，3 次 / 天。如果 3 天后咯血未缓解，口服增加剂量至 1.5～2.0g/ 次，3 次 / 天。当患者停止咯血的时间达 1 周，可将剂量减少至 0.5g/ 次，3 次 / 天，或酌情停用	（1）由于有血栓形成倾向，尿道手术者禁用；有血栓形成倾向及有心肌梗死倾向者慎用 （2）对癌症出血及大量创伤出血无止血作用 （3）由于本品可导致继发性肾盂和输尿管凝血块阻塞，大量血尿患者禁用或慎用
口干	毛果芸 香碱 [a]	口服，5mg，3 次 / 天	（1）慢性阻塞性肺疾病、哮喘、心脏病、肝肾功能损害、青光眼或肠梗阻患者不宜使用 （2）如果意外出现毛果芸香碱毒性反应，如流涎、出汗、恶心、呕吐、腹泻等，应及时就诊，并及时给予抗胆碱药如阿托品进行对抗治疗
恶心、 呕吐	甲氧氯 普胺 [a]	口服，5～10mg，4 次 / 天，三餐和睡前 30 分钟服用	（1）对普鲁卡因或普鲁卡因胺过敏者禁用 （2）癫痫患者禁用 （3）胃肠道出血、机械性肠梗阻或穿孔患者禁用 （4）嗜铬细胞瘤、进行放疗或化疗的乳腺癌患者禁用 （5）有抗精神病药致迟发性运动功能障碍史者禁用 （6）肝、肾衰竭患者使用本品锥体外系危险性增加，应慎用
	昂丹 司琼 [a]	口服，4mg，1 次 /4 小时，或 8mg，1 次 /8 小时；持续性呕吐，口服，4～8mg，1 次 /6 小时	（1）对本品过敏者禁用 （2）胃肠梗阻患者禁用

续表

症状 / 适应证	推荐 药物	用法用量	说明
厌食	地塞 米松 ab	口服，4 ～ 8mg/ 天	（1）地塞米松治疗厌食为超说明书用药（超适应证），须在医师指导下合理使用 （2）对本药及基质成分过敏者或对其他糖皮质激素类药物过敏者禁用
恶性 肠梗阻	东莨 菪碱 b	丁溴东莨菪碱，肌肉注射、静脉注射或静脉滴注，20 ～ 40mg/ 次，40 ～ 120mg/ 天	（1）丁溴东莨菪碱治疗恶性肠梗阻为超说明书用药（超适应证），须在医师指导下合理使用 （2）青光眼、前列腺肥大所致排尿困难、严重心脏病、器质性幽门狭窄或麻痹性肠梗阻患者禁用 （3）静脉注射速度不宜过快，如出现过敏反应，应及时停药
腹胀	甲氧氯 普胺 a	口服，10mg，3 次 / 天；必要时可肌肉注射或静脉滴注	（1）对普鲁卡因或普鲁卡因胺过敏者禁用 （2）癫痫患者禁用 （3）胃肠道出血、机械性肠梗阻或穿孔患者禁用 （4）嗜铬细胞瘤、进行放疗或化疗的乳腺癌患者禁用 （5）有抗精神病药致迟发性运动功能障碍史者禁用 （6）肝、肾衰竭患者使用本品锥体外系危险性增加，应慎用
腹泻	洛哌 丁胺 a	首次口服 4mg，之后口服 2mg/ 次，最大量不超过 16mg/ 天	（1）肠梗阻、便秘、胃肠胀气、严重脱水、溃疡性结肠炎的急性发作期、广谱抗生素引起伪膜性肠炎的患者禁用 （2）2 岁以下儿童禁用 （3）腹泻患者常发生水和电解质丧失，应适当补充水和电解质
便秘	番泻叶 a	2 ～ 6g，需煎后服下，或开水泡服	（1）孕妇慎用 （2）可能引起腹部痉挛性疼痛，肠梗阻患者禁用
呕血 / 便血	氨甲 环酸 a	静脉滴注，10mg/kg，3 ～ 4 次 / 天，滴注时间约 1 小时，不超过 2g/ 天	（1）由于有血栓形成倾向，尿道手术者禁用。有血栓形成倾向及有心肌梗死倾向者慎用 （2）对癌症出血及大量创伤出血无止血作用 （3）由于本品可导致继发性肾盂和输尿管凝血块阻塞，大量血尿患者禁用或慎用
血尿	酚磺 乙胺	口服，500mg，1 次 / 天	（1）对本品过敏者禁用 （2）慎用于血栓栓塞性疾病或有此病史者、肾功能不全者
睡眠 / 觉醒障碍	唑吡坦 a	睡前口服，5mg	（1）可出现恶心、呕吐、腹痛、腹泻、头晕、停药后失眠、皮疹、瘙痒等不良反应，半夜起床可能出现反应迟钝，摔倒 （2）对本品过敏者、严重呼吸功能不全、睡眠呼吸暂停低通气综合征、严重肝功能不全、肌无力、有强烈自杀倾向和过度酗酒的患者禁用

续表

症状/适应证	推荐药物	用法用量	说明
睡眠/觉醒障碍	哌甲酯[b]	口服，起始剂量 2.5 ~ 20.0mg，2 次/天，第 2 次服用距离睡前 6 小时以上	（1）哌甲酯治疗睡眠/觉醒障碍为超说明书用药（超适应证），须在医师指导下合理使用 （2）对本品过敏、严重焦虑、紧张、激动、过度兴奋、青光眼、有抽动秽语综合征病史者、患结构性心脏病或其他严重心脏病患者禁用
焦虑	劳拉西泮[a]	口服，0.5 ~ 1.0mg，2 次/天	（1）老年患者剂量减半 （2）对本品或其他苯二氮䓬类药物过敏者、严重的呼吸困难者、重症肌无力者、闭角型青光眼者禁用
抑郁	氟西汀[a]	口服，20mg，1 次/天	（1）对氟西汀过敏者、哺乳期妇女及同时服用单胺氧化酶抑制药或匹莫齐特的患者禁用 （2）有癫痫病史、双相情感障碍病史、急性心脏病、有出血倾向者慎用 （3）肝、肾功能损害的患者，剂量应适当减少
谵妄	氟哌啶醇[ab]	口服，0.5 ~ 2.0mg，2 ~ 3 次/天，对于无法口服的患者可以选择静脉或肌肉注射给药途径	（1）氟哌啶醇治疗谵妄为超说明书用药（超适应证），须在医师指导下合理使用 （2）帕金森病、帕金森综合征和任何病因引起的中枢神经抑制状态者禁用 （3）哺乳期妇女禁用 （4）对本品过敏者、心功能不全、骨髓抑制、重症肌无力患者禁用
姑息镇静	咪达唑仑[a]	静脉注射，起始剂量为 0.5 ~ 1.0mg/小时，根据需要可增至 1 ~ 5mg/小时，常用有效剂量为 1 ~ 20mg/小时	（1）长期用于镇静后，患者可发生精神运动障碍，亦可出现肌肉颤动、躯体不能控制的运动或跳动，罕见的兴奋、不能安静等，故不适于精神分裂症或严重抑郁症患者的失眠 （2）慢性阻塞性肺疾病患者，由于呼吸抑制可出现严重的肺功能不足

注：此表仅作为证据罗列，供相关人员参考；为尊重知识产权，引用本目录内容撰写公开出版物，如论文、专著等，以及制作计算机系统、APP 等，请注明出处；[a] 为我国《国家基本药物目录》（2018 年版）收录药物。[b] 为超说明书给药，超说明书药品需满足以下条件之一。

（1）《中华人民共和国药典临床用药须知》（2015 年版）、《新编药物学》（第 18 版）、中华医学会《临床诊疗指南》收录。

（2）国际主流指南或共识收录。

（3）国际主流教科书收录。

（4）SCI 期刊相关专业发表的研究。超说明书用药应满足 5 个条件：①在影响患者生活质量或危及生命的情况下，无合理的可替代药品；②用药目的不是试验研究；③有合理的医学实践证据；④经医院药事管理与药物治疗学委员会及伦理委员会批准；⑤保护患者的知情权。

主要参考书目

[1] 施永兴.临终关怀学概论［M］.2版.上海：复旦大学出版社，2023.

[2] 邸淑珍.临终关怀护理学［M］.北京：中国中医药出版社，2017.

[3] 李义庭，罗冀兰.临终关怀医疗服务体系建设研究［M］.上海：上海交通大学出版社，2018.

[4] 赵可式.安宁伴行［M］.台北：远见天下文化出版股份有限公司，2007.

[5] 宁晓红.临床实践中的缓和医疗［M］.北京：中国协和医科大学出版社，2017.

[6] 赛马会安宁颂.心安家宁系列——安宁概念篇［M］.香港：香港赛马会及香港大学社会科学院，2018.

[7] 王英伟.安宁缓和医疗临床工作指引［M］.财团法人台湾安宁照顾基金会，2010.

[8] 李惠玲，周晓俊.医学人文关怀［M］.北京：北京大学医学出版社，2022.

[9] 郭莉萍.叙事医学［M］.北京：人民卫生出版社，2020.

[10] 周宏珍，杨晓霖.叙事护理与人文素养［M］.湖南：中南大学出版社，2021.

[11] 王明旭，赵明杰.医学伦理学［M］.北京：人民卫生出版社，2018.

[12] 孙静平，杨兴生，秦速励.生命末期关怀和治疗护理实用指导［M］.北京：人民卫生出版社，2017.

[13] 陈小鲁，罗峪平.中国缓和医疗发展蓝皮书2019—2020［M］.北京：中国人口出版社，2021.

[14] 吴欣娟，谌永毅，刘翔宇.安宁疗护专科护理［M］.北京：人民卫生出版社，2020.

[15] Robert Twycross主编，李金祥主译.引领姑息关怀—导航安宁疗护［M］.北京：人民卫生出版社，2017.

[16] 许礼安，黄裕雯，高碧月.安宁缓和疗护［M］.2版.台湾：华杏出版股份有限公司，2018.

[17] 李小寒，尚少梅.基础护理学［M］.北京：人民卫生出版社，2021.

[18] 余德慧.临终心理与陪伴研究［M］.重庆：重庆大学出版社，2016.

[19] 王燕.老年护理学［M］.北京：中国中医药出版社，2021.

[20] 唐丽丽.心理社会肿瘤学［M］.北京：北京大学医学出版社，2022.

[21] 唐丽丽.中国肿瘤心理临床实践指南［M］.北京：人民卫生出版社，2020.

[22] 史柏年.逝者善终 留者善别［M］.北京：北京大学出版社，2017.

[23] 陈劲松.灵性引导生活［M］.北京：国家行政学院出版社，2013.

[24] 孙秋华.中医护理学［M］.5版.北京：人民卫生出版社，2022.

[25] 齐元富，李秀荣.现代中医肿瘤防治学［M］.济南：山东科学技术出版社，2020.

[26] 刘楠，李卡.康复护理学［M］.5版.北京：人民卫生出版社，2022.

[27] 窦祖林.作业治疗学［M］.3版.北京：人民卫生出版社，2018.

[28] 威廉·沃登.王建平，唐苏勤等译.哀伤咨询与哀伤治疗［M］.5版.北京：机械工业出版社，2022.

[29] 罗伯特·奈米尔.重新凝视失落：哀伤治疗技术的衡鉴别与介入［M］.台北：张老师文化事业股份有限公司，2019.

［30］多娜·J.瑞思.安宁疗护社会工作［M］.北京：社会科学文献出版社，2020.

［31］余德惠等.临终心理与陪伴研究［M］.重庆：重庆大学出版社，2016.

［32］肖亚洲，李旭英.安宁疗护病房工作制度与规范［M］.北京：学苑出版社，2021.

［33］内米耶尔（Neimeyer, R. A.）主编，王建平等译.哀伤治疗［M］.北京：机械工业出版社，2015.

全国中医药行业高等教育"十四五"规划教材

全国高等中医药院校规划教材（第十一版）

教材目录

注：凡标☆号者为"核心示范教材"。

（一）中医学类专业

序号	书 名	主 编		主编所在单位	
1	中国医学史	郭宏伟	徐江雁	黑龙江中医药大学	河南中医药大学
2	医古文	王育林	李亚军	北京中医药大学	陕西中医药大学
3	大学语文	黄作阵		北京中医药大学	
4	中医基础理论☆	郑洪新	杨 柱	辽宁中医药大学	贵州中医药大学
5	中医诊断学☆	李灿东	方朝义	福建中医药大学	河北中医药大学
6	中药学☆	钟赣生	杨柏灿	北京中医药大学	上海中医药大学
7	方剂学☆	李 冀	左铮云	黑龙江中医药大学	江西中医药大学
8	内经选读☆	翟双庆	黎敬波	北京中医药大学	广州中医药大学
9	伤寒论选读☆	王庆国	周春祥	北京中医药大学	南京中医药大学
10	金匮要略☆	范永升	姜德友	浙江中医药大学	黑龙江中医药大学
11	温病学☆	谷晓红	马 健	北京中医药大学	南京中医药大学
12	中医内科学☆	吴勉华	石 岩	南京中医药大学	辽宁中医药大学
13	中医外科学☆	陈红风		上海中医药大学	
14	中医妇科学☆	冯晓玲	张婷婷	黑龙江中医药大学	上海中医药大学
15	中医儿科学☆	赵 霞	李新民	南京中医药大学	天津中医药大学
16	中医骨伤科学☆	黄桂成	王拥军	南京中医药大学	上海中医药大学
17	中医眼科学	彭清华		湖南中医药大学	
18	中医耳鼻咽喉科学	刘 蓬		广州中医药大学	
19	中医急诊学☆	刘清泉	方邦江	首都医科大学	上海中医药大学
20	中医各家学说☆	尚 力	戴 铭	上海中医药大学	广西中医药大学
21	针灸学☆	梁繁荣	王 华	成都中医药大学	湖北中医药大学
22	推拿学☆	房 敏	王金贵	上海中医药大学	天津中医药大学
23	中医养生学	马烈光	章德林	成都中医药大学	江西中医药大学
24	中医药膳学	谢梦洲	朱天民	湖南中医药大学	成都中医药大学
25	中医食疗学	施洪飞	方 泓	南京中医药大学	上海中医药大学
26	中医气功学	章文春	魏玉龙	江西中医药大学	北京中医药大学
27	细胞生物学	赵宗江	高碧珍	北京中医药大学	福建中医药大学

序号	书 名	主 编		主编所在单位	
28	人体解剖学	邵水金		上海中医药大学	
29	组织学与胚胎学	周忠光	汪 涛	黑龙江中医药大学	天津中医药大学
30	生物化学	唐炳华		北京中医药大学	
31	生理学	赵铁建	朱大诚	广西中医药大学	江西中医药大学
32	病理学	刘春英	高维娟	辽宁中医药大学	河北中医药大学
33	免疫学基础与病原生物学	袁嘉丽	刘永琦	云南中医药大学	甘肃中医药大学
34	预防医学	史周华		山东中医药大学	
35	药理学	张硕峰	方晓艳	北京中医药大学	河南中医药大学
36	诊断学	詹华奎		成都中医药大学	
37	医学影像学	侯 键	许茂盛	成都中医药大学	浙江中医药大学
38	内科学	潘 涛	戴爱国	南京中医药大学	湖南中医药大学
39	外科学	谢建兴		广州中医药大学	
40	中西医文献检索	林丹红	孙 玲	福建中医药大学	湖北中医药大学
41	中医疫病学	张伯礼	吕文亮	天津中医药大学	湖北中医药大学
42	中医文化学	张其成	臧守虎	北京中医药大学	山东中医药大学
43	中医文献学	陈仁寿	宋咏梅	南京中医药大学	山东中医药大学
44	医学伦理学	崔瑞兰	赵 丽	山东中医药大学	北京中医药大学
45	医学生物学	詹秀琴	许 勇	南京中医药大学	成都中医药大学
46	中医全科医学概论	郭 栋	严小军	山东中医药大学	江西中医药大学
47	卫生统计学	魏高文	徐 刚	湖南中医药大学	江西中医药大学
48	中医老年病学	王 飞	张学智	成都中医药大学	北京大学医学部
49	医学遗传学	赵丕文	卫爱武	北京中医药大学	河南中医药大学
50	针刀医学	郭长青		北京中医药大学	
51	腧穴解剖学	邵水金		上海中医药大学	
52	神经解剖学	孙红梅	申国明	北京中医药大学	安徽中医药大学
53	医学免疫学	高永翔	刘永琦	成都中医药大学	甘肃中医药大学
54	神经定位诊断学	王东岩		黑龙江中医药大学	
55	中医运气学	苏 颖		长春中医药大学	
56	实验动物学	苗明三	王春田	河南中医药大学	辽宁中医药大学
57	中医医案学	姜德友	方祝元	黑龙江中医药大学	南京中医药大学
58	分子生物学	唐炳华	郑晓珂	北京中医药大学	河南中医药大学

（二）针灸推拿学专业

序号	书 名	主 编		主编所在单位	
59	局部解剖学	姜国华	李义凯	黑龙江中医药大学	南方医科大学
60	经络腧穴学☆	沈雪勇	刘存志	上海中医药大学	北京中医药大学
61	刺法灸法学☆	王富春	岳增辉	长春中医药大学	湖南中医药大学
62	针灸治疗学☆	高树中	冀来喜	山东中医药大学	山西中医药大学
63	各家针灸学说	高希言	王 威	河南中医药大学	辽宁中医药大学
64	针灸医籍选读	常小荣	张建斌	湖南中医药大学	南京中医药大学
65	实验针灸学	郭 义		天津中医药大学	

序号	书 名	主 编		主编所在单位	
66	推拿手法学☆	周运峰		河南中医药大学	
67	推拿功法学☆	吕立江		浙江中医药大学	
68	推拿治疗学☆	井夫杰	杨永刚	山东中医药大学	长春中医药大学
69	小儿推拿学	刘明军	邰先桃	长春中医药大学	云南中医药大学

（三）中西医临床医学专业

序号	书 名	主 编		主编所在单位	
70	中外医学史	王振国	徐建云	山东中医药大学	南京中医药大学
71	中西医结合内科学	陈志强	杨文明	河北中医药大学	安徽中医药大学
72	中西医结合外科学	何清湖		湖南中医药大学	
73	中西医结合妇产科学	杜惠兰		河北中医药大学	
74	中西医结合儿科学	王雪峰	郑 健	辽宁中医药大学	福建中医药大学
75	中西医结合骨伤科学	詹红生	刘 军	上海中医药大学	广州中医药大学
76	中西医结合眼科学	段俊国	毕宏生	成都中医药大学	山东中医药大学
77	中西医结合耳鼻咽喉科学	张勤修	陈文勇	成都中医药大学	广州中医药大学
78	中西医结合口腔科学	谭 劲		湖南中医药大学	
79	中药学	周祯祥	吴庆光	湖北中医药大学	广州中医药大学
80	中医基础理论	战丽彬	章文春	辽宁中医药大学	江西中医药大学
81	针灸推拿学	梁繁荣	刘明军	成都中医药大学	长春中医药大学
82	方剂学	李 冀	季旭明	黑龙江中医药大学	浙江中医药大学
83	医学心理学	李光英	张 斌	长春中医药大学	湖南中医药大学
84	中西医结合皮肤性病学	李 斌	陈达灿	上海中医药大学	广州中医药大学
85	诊断学	詹华奎	刘 潜	成都中医药大学	江西中医药大学
86	系统解剖学	武煜明	李新华	云南中医药大学	湖南中医药大学
87	生物化学	施 红	贾连群	福建中医药大学	辽宁中医药大学
88	中西医结合急救医学	方邦江	刘清泉	上海中医药大学	首都医科大学
89	中西医结合肛肠病学	何永恒		湖南中医药大学	
90	生理学	朱大诚	徐 颖	江西中医药大学	上海中医药大学
91	病理学	刘春英	姜希娟	辽宁中医药大学	天津中医药大学
92	中西医结合肿瘤学	程海波	贾立群	南京中医药大学	北京中医药大学
93	中西医结合传染病学	李素云	孙克伟	河南中医药大学	湖南中医药大学

（四）中药学类专业

序号	书 名	主 编		主编所在单位	
94	中医学基础	陈 晶	程海波	黑龙江中医药大学	南京中医药大学
95	高等数学	李秀昌	邵建华	长春中医药大学	上海中医药大学
96	中医药统计学	何 雁		江西中医药大学	
97	物理学	章新友	侯俊玲	江西中医药大学	北京中医药大学
98	无机化学	杨怀霞	吴培云	河南中医药大学	安徽中医药大学
99	有机化学	林 辉		广州中医药大学	
100	分析化学（上）（化学分析）	张 凌		江西中医药大学	

序号	书名	主编		主编所在单位	
101	分析化学（下）（仪器分析）	王淑美		广东药科大学	
102	物理化学	刘雄	王颖莉	甘肃中医药大学	山西中医药大学
103	临床中药学☆	周祯祥	唐德才	湖北中医药大学	南京中医药大学
104	方剂学	贾波	许二平	成都中医药大学	河南中医药大学
105	中药药剂学☆	杨明		江西中医药大学	
106	中药鉴定学☆	康廷国	闫永红	辽宁中医药大学	北京中医药大学
107	中药药理学☆	彭成		成都中医药大学	
108	中药拉丁语	李峰	马琳	山东中医药大学	天津中医药大学
109	药用植物学☆	刘春生	谷巍	北京中医药大学	南京中医药大学
110	中药炮制学☆	钟凌云		江西中医药大学	
111	中药分析学☆	梁生旺	张彤	广东药科大学	上海中医药大学
112	中药化学☆	匡海学	冯卫生	黑龙江中医药大学	河南中医药大学
113	中药制药工程原理与设备	周长征		山东中医药大学	
114	药事管理学☆	刘红宁		江西中医药大学	
115	本草典籍选读	彭代银	陈仁寿	安徽中医药大学	南京中医药大学
116	中药制药分离工程	朱卫丰		江西中医药大学	
117	中药制药设备与车间设计	李正		天津中医药大学	
118	药用植物栽培学	张永清		山东中医药大学	
119	中药资源学	马云桐		成都中医药大学	
120	中药产品与开发	孟宪生		辽宁中医药大学	
121	中药加工与炮制学	王秋红		广东药科大学	
122	人体形态学	武煜明	游言文	云南中医药大学	河南中医药大学
123	生理学基础	于远望		陕西中医药大学	
124	病理学基础	王谦		北京中医药大学	
125	解剖生理学	李新华	于远望	湖南中医药大学	陕西中医药大学
126	微生物学与免疫学	袁嘉丽	刘永琦	云南中医药大学	甘肃中医药大学
127	线性代数	李秀昌		长春中医药大学	
128	中药新药研发学	张永萍	王利胜	贵州中医药大学	广州中医药大学
129	中药安全与合理应用导论	张冰		北京中医药大学	
130	中药商品学	闫永红	蒋桂华	北京中医药大学	成都中医药大学

（五）药学类专业

序号	书名	主编		主编所在单位	
131	药用高分子材料学	刘文		贵州医科大学	
132	中成药学	张金莲	陈军	江西中医药大学	南京中医药大学
133	制药工艺学	王沛	赵鹏	长春中医药大学	陕西中医药大学
134	生物药剂学与药物动力学	龚慕辛	贺福元	首都医科大学	湖南中医药大学
135	生药学	王喜军	陈随清	黑龙江中医药大学	河南中医药大学
136	药学文献检索	章新友	黄必胜	江西中医药大学	湖北中医药大学
137	天然药物化学	邱峰	廖尚高	天津中医药大学	贵州医科大学
138	药物合成反应	李念光	方方	南京中医药大学	安徽中医药大学

序号	书名	主编		主编所在单位	
139	分子生药学	刘春生	袁 媛	北京中医药大学	中国中医科学院
140	药用辅料学	王世宇	关志宇	成都中医药大学	江西中医药大学
141	物理药剂学	吴 清		北京中医药大学	
142	药剂学	李范珠	冯年平	浙江中医药大学	上海中医药大学
143	药物分析	俞 捷	姚卫峰	云南中医药大学	南京中医药大学

（六）护理学专业

序号	书名	主编		主编所在单位	
144	中医护理学基础	徐桂华	胡 慧	南京中医药大学	湖北中医药大学
145	护理学导论	穆 欣	马小琴	黑龙江中医药大学	浙江中医药大学
146	护理学基础	杨巧菊		河南中医药大学	
147	护理专业英语	刘红霞	刘 娅	北京中医药大学	湖北中医药大学
148	护理美学	余雨枫		成都中医药大学	
149	健康评估	阚丽君	张玉芳	黑龙江中医药大学	山东中医药大学
150	护理心理学	郝玉芳		北京中医药大学	
151	护理伦理学	崔瑞兰		山东中医药大学	
152	内科护理学	陈 燕	孙志岭	湖南中医药大学	南京中医药大学
153	外科护理学	陆静波	蔡恩丽	上海中医药大学	云南中医药大学
154	妇产科护理学	冯 进	王丽芹	湖南中医药大学	黑龙江中医药大学
155	儿科护理学	肖洪玲	陈偶英	安徽中医药大学	湖南中医药大学
156	五官科护理学	喻京生		湖南中医药大学	
157	老年护理学	王 燕	高 静	天津中医药大学	成都中医药大学
158	急救护理学	吕 静	卢根娣	长春中医药大学	上海中医药大学
159	康复护理学	陈锦秀	汤继芹	福建中医药大学	山东中医药大学
160	社区护理学	沈翠珍	王诗源	浙江中医药大学	山东中医药大学
161	中医临床护理学	裘秀月	刘建军	浙江中医药大学	江西中医药大学
162	护理管理学	全小明	柏亚妹	广州中医药大学	南京中医药大学
163	医学营养学	聂 宏	李艳玲	黑龙江中医药大学	天津中医药大学
164	安宁疗护	邸淑珍	陆静波	河北中医药大学	上海中医药大学
165	护理健康教育	王 芳		成都中医药大学	
166	护理教育学	聂 宏	杨巧菊	黑龙江中医药大学	河南中医药大学

（七）公共课

序号	书名	主编		主编所在单位	
167	中医学概论	储全根	胡志希	安徽中医药大学	湖南中医药大学
168	传统体育	吴志坤	邵玉萍	上海中医药大学	湖北中医药大学
169	科研思路与方法	刘 涛	商洪才	南京中医药大学	北京中医药大学
170	大学生职业发展规划	石作荣	李 玮	山东中医药大学	北京中医药大学
171	大学计算机基础教程	叶 青		江西中医药大学	
172	大学生就业指导	曹世奎	张光霁	长春中医药大学	浙江中医药大学

序号	书名	主编		主编所在单位	
173	医患沟通技能	王自润	殷越	大同大学	黑龙江中医药大学
174	基础医学概论	刘黎青	朱大诚	山东中医药大学	江西中医药大学
175	国学经典导读	胡真	王明强	湖北中医药大学	南京中医药大学
176	临床医学概论	潘涛	付滨	南京中医药大学	天津中医药大学
177	Visual Basic 程序设计教程	闫朝升	曹慧	黑龙江中医药大学	山东中医药大学
178	SPSS 统计分析教程	刘仁权		北京中医药大学	
179	医学图形图像处理	章新友	孟昭鹏	江西中医药大学	天津中医药大学
180	医药数据库系统原理与应用	杜建强	胡孔法	江西中医药大学	南京中医药大学
181	医药数据管理与可视化分析	马星光		北京中医药大学	
182	中医药统计学与软件应用	史周华	何雁	山东中医药大学	江西中医药大学

（八）中医骨伤科学专业

序号	书名	主编		主编所在单位	
183	中医骨伤科学基础	李楠	李刚	福建中医药大学	山东中医药大学
184	骨伤解剖学	侯德才	姜国华	辽宁中医药大学	黑龙江中医药大学
185	骨伤影像学	栾金红	郭会利	黑龙江中医药大学	河南中医药大学洛阳平乐正骨学院
186	中医正骨学	冷向阳	马勇	长春中医药大学	南京中医药大学
187	中医筋伤学	周红海	于栋	广西中医药大学	北京中医药大学
188	中医骨病学	徐展望	郑福增	山东中医药大学	河南中医药大学
189	创伤急救学	毕荣修	李无阴	山东中医药大学	河南中医药大学洛阳平乐正骨学院
190	骨伤手术学	童培建	曾意荣	浙江中医药大学	广州中医药大学

（九）中医养生学专业

序号	书名	主编		主编所在单位	
191	中医养生文献学	蒋力生	王平	江西中医药大学	湖北中医药大学
192	中医治未病学概论	陈涤平		南京中医药大学	
193	中医饮食养生学	方泓		上海中医药大学	
194	中医养生方法技术学	顾一煌	王金贵	南京中医药大学	天津中医药大学
195	中医养生学导论	马烈光	樊旭	成都中医药大学	辽宁中医药大学
196	中医运动养生学	章文春	邹建卫	江西中医药大学	成都中医药大学

（十）管理学类专业

序号	书名	主编		主编所在单位	
197	卫生法学	田侃	冯秀云	南京中医药大学	山东中医药大学
198	社会医学	王素珍	杨义	江西中医药大学	成都中医药大学
199	管理学基础	徐爱军		南京中医药大学	
200	卫生经济学	陈永成	欧阳静	江西中医药大学	陕西中医药大学
201	医院管理学	王志伟	翟理祥	北京中医药大学	广东药科大学
202	医药人力资源管理	曹世奎		长春中医药大学	
203	公共关系学	关晓光		黑龙江中医药大学	

序号	书 名	主 编	主编所在单位	
204	卫生管理学	乔学斌 王长青	南京中医药大学	南京医科大学
205	管理心理学	刘鲁蓉 曾 智	成都中医药大学	南京中医药大学
206	医药商品学	徐 晶	辽宁中医药大学	

（十一）康复医学类专业

序号	书 名	主 编	主编所在单位	
207	中医康复学	王瑞辉 冯晓东	陕西中医药大学	河南中医药大学
208	康复评定学	张 泓 陶 静	湖南中医药大学	福建中医药大学
209	临床康复学	朱路文 公维军	黑龙江中医药大学	首都医科大学
210	康复医学导论	唐 强 严兴科	黑龙江中医药大学	甘肃中医药大学
211	言语治疗学	汤继芹	山东中医药大学	
212	康复医学	张 宏 苏友新	上海中医药大学	福建中医药大学
213	运动医学	潘华山 王 艳	广东潮州卫生健康职业学院	黑龙江中医药大学
214	作业治疗学	胡 军 艾 坤	上海中医药大学	湖南中医药大学
215	物理治疗学	金荣疆 王 磊	成都中医药大学	南京中医药大学